心脏电生理及射频消融

（第2版）

马长生　赵　学　主编

辽宁科学技术出版社

·沈　阳·

图书在版编目（CIP）数据

心脏电生理及射频消融 / 马长生，赵学主编. —2 版. —沈阳：辽宁科学技术出版社，2013. 7（2025. 1 重印）
ISBN 978-7-5381-8112-8

Ⅰ. 心… Ⅱ. ①马…②赵… Ⅲ.①心脏—电生理学②心律失常—射频—导管治疗 Ⅳ.①R331.3②R541.705

中国版本图书馆 CIP 数据核字（2013）第 142860 号

出版发行：辽宁科学技术出版社
（地址：沈阳市和平区十一纬路 29 号　邮编：110003）
印 刷 者：辽宁鼎籍数码科技有限公司
经 销 者：各地新华书店
幅面尺寸：210mm×285mm
印　　张：15.5
插　　页：4
字　　数：350 千字
出版时间：2008 年 1 月第 1 版　2013 年 7 月第 2 版
印刷时间：2025 年 1 月第 8 次印刷
责任编辑：寿亚荷　陈　刚
封面设计：刘　枫
版式设计：于　浪
责任校对：刘　庶

书　　号：ISBN 978-7-5381-8112-8
定　　价：95.00 元

联系电话：024-23284370　024-23280336
邮购热线：024-23284502
E-mail:dlgzs@mail.lnpgc.com.cn
http://www.lnkj.com.cn

编著者名单 BIANZHUZHEMINGDAN

主　编　马长生　赵　学

副主编　张薇薇　刘兴鹏

编著者（按姓氏笔画排序）

　　　　丁燕生　北京大学第一医院

　　　　马长生　北京安贞医院

　　　　王玉堂　解放军总医院

　　　　王祖禄　沈阳军区总医院

　　　　邓　华　北京惠兰医院

　　　　卢才义　中国人民解放军总医院

　　　　刘少稳　上海复旦大学附属中山医院

　　　　刘兴鹏　北京安贞医院

　　　　刘志刚　上海胸科医院

　　　　孙英贤　中国医科大学附属第二医院

　　　　吴书林　广东省人民医院

　　　　张存泰　武汉同济医院

　　　　张奎俊　中国医学科学院阜外心血管病医院

　　　　张薇薇　辽宁省人民医院

　　　　杨延宗　大连医科大学附属第一医院

　　　　杨新春　北京朝阳医院

　　　　周京敏　上海复旦大学附属中山医院

　　　　郑强荪　第四军医大学唐都医院

　　　　金元哲　中国医科大学附属第四医院

　　　　姚　焰　中国医学科学院阜外心血管病医院

　　　　姜宗来　上海交通大学

　　　　赵　学　上海长征医院

　　　　高连君　大连医科大学附属第一医院

　　　　商丽华　清华大学附属医院

　　　　曹　江　上海长海医院

　　　　董建增　北京安贞医院

　　　　廖德宁　上海长征医院

再版前言 ZAIBANQIANYAN

　　《心脏电生理及射频消融》第 1 版自 2008 年出版以来，一直温馨而忠实地陪伴着我国中青年心脏电生理工作者的快速成长。它的系统性已开启读者全面立体的思维方式；它的实用性已给予读者严谨的工作流程；它的简明性已使得读者拥有了画龙点睛的笔墨。

　　正当该书与一批批中青年心脏电生理工作者一道走进成熟、走出特色、走向创新的同时，新一代对心脏电生理专业感兴趣的后起之秀积极要求该书修订再版，盼望其能够成为自己心脏电生理与射频消融工作室的左膀右臂。

　　近年来，有关室上速、房扑、室早以及特发性室速等的心脏电生理及射频消融技术已成熟至臻，很少有突破性进展，故书中未做太多修订。肺静脉电隔离术对阵发性房颤消融治疗效果的真实世界已见诸报道，在确认肺静脉电隔离术为房颤消融基石的同时，针对肺静脉前庭的消融术式日益受到重视，因此，本次修订增加了阵发性房颤肺静脉前庭放射状线性消融术等内容。由于慢性房颤的复合消融术式各家依然报道不一，尚未形成统一规范，故本次暂不做修订。

　　由于时间仓促，我们的理论及写作能力有限，加之技术经验缺乏统一标准，错误或不当在所难免，敬请读者批评指正，以便进一步改进提高。

北京安贞医院心内科　**马长生**
上海长征医院心内科　**赵　学**

2013 年 6 月

前言 QIANYAN

经导管心律失常射频消融已不知不觉地走过了 20 年的历程，从幼年起步发展到今日的成熟腾飞，历史记录下探索者艰难的脚步，社会受益于挑战者辛勤的汗水。

心脏电生理医师在长期的工作实践中，养成了拼搏进取的非凡气度。特殊的技术需求造就了特殊的人才群体，出色的电生理医师惯于在抽象中挖掘直观，善于用时间定位空间，敢于把二维看成三维，能够把影像看做实体。

近年来，房颤导管消融技术的诞生和发展，再次让心脏电生理的理论和技术产生了飞跃，同时也让心脏电生理医师进一步鼓足了拼搏的勇气，增强了必胜的信心，为心电生理及射频消融技术再树新的里程碑。

如果可用瓜熟蒂落来描述心脏电生理的今天，则更可用光辉灿烂去形容心脏电生理的明天。之所以说今日瓜熟蒂落，是因为射频消融技术在常见室上速、房扑及特发室速等治疗中，成功率在 95%~99% 以上，几乎达到了尽善尽美；之所以说明日光辉灿烂，是因为房颤射频消融已不是天方夜谭，肺静脉前庭隔离术结合左房基质改良在目前可使 75% 以上的阵发性甚或持续性房颤获得治愈，实现节律控制的房颤病例数在国内外呈同步快速增长趋势。进一步改进房颤消融术式，扩大适应证，缩短手术时间，提高成功率，推广新技术，将是心脏电生理工作者明天的努力方向。

然而，我国心脏电生理及射频消融的成熟状态，在一定程度上还限于大城市的大医院，我国房颤消融更限于少数大城市的个别大医院；房颤消融队伍的成长和发展并不像当年开展室上速消融那样风起云涌；房颤发生机制尚未完全阐明，房颤消融技术本身还有待于完善。因此，临床心脏电生理及射频消融在我国还有非常大的发展空间，要把国内平均水平提高到世界先进水平，要走的路还很长很长，需要全面而不懈的努力。

本册《心脏电生理及射频消融》作为《循证心脏介入技术丛书》分册之一，荟萃了我国当代具有一流水平的、而且坚持在一线工作的电生理医师多年积累的经验体会。本书首先概述了心律失常理论、心脏电生理导管室设置，系统介绍了心脏电生理基本操作、心脏电生理检查以及射频消融等内容。深入浅出，图文并茂，简明实用，不但有老技术的回顾总结，而且有新技术的现实写照，适合于中低年资心脏电生理医师或心血管内科医师学习参考。我们真诚地希望本书能为我国进一步提高和普及心脏电生理知识及射频消融技术起到有力的推动作用。

由于时间仓促，理论及写作能力有限，加之技术经验没有统一标准，错误或不当之处在所难免，敬请批评指正。

北京安贞医院心内科　**马长生**
上海长征医院心内科　**赵　学**

2007 年 10 月

目录 MULU

第一章 心律失常基本理论

在神经体液的调节下，心脏在一定频率范围内规律性搏动。正常心脏冲动频率 60～100 次 /min，起源于窦房结，故称窦性心律。窦性冲动传向其周围的心房组织，并沿房间束和结间束激动左右心房，而后达到房室结，再经希氏束、左右束支和蒲肯野纤维网激动心室，产生心室收缩。心律失常是指心脏冲动起源、频率、节律和传导等出现的异常情况。心律失常多发生于器质性心脏病患者，尤其是冠心病、心肌病及心力衰竭。药物作用、电解质紊乱、缺氧、植物神经及内分泌机能失调、心导管和手术器械对心肌的直接刺激等均可触发心律失常。正常人在疲劳、情绪激动、吸烟、过量饮酒或饱餐等情况下，也可发生心律失常。

第一节 心脏电生理应用解剖

一、右心房

右心房位于左心房右前方，居脊柱右缘，呈卵圆形，其大小与形状在收缩期和舒张期有明显差别，长轴呈垂直位。以界嵴和下腔静脉瓣为界，右心房被分为前侧的心房体部和后侧的静脉窦部，心房体部由原始心房衍变而来，静脉窦部由原始静脉窦发育而成。在相当于心房外面的界沟处，有纵行的嵴状隆起即界嵴。心房体部内膜面凸凹不平，布满由界嵴向前发出的梳状肌，延伸入心耳。右心房静脉窦部，内壁光滑，无梳状肌（图 1-1）。

（一）上、下腔静脉

上腔静脉位于上纵隔右侧，侧位观位于气管前方，向下与右心房相连，二者无明显分界。上腔静脉开口于右心房静脉窦部上壁，两者交界处的心外膜下有窦房结。心房肌细胞延伸至腔静脉壁内，构成腔静脉肌袖，其功能类似瓣膜，防止血液倒流。腔静脉肌袖与部分房颤的起源有关。下腔静脉短，过横膈后即汇入右心房。下腔静脉前缘为下腔静脉瓣（欧氏嵴），是构成右房峡部的重要结构，与典型房扑的发生有关（图 1-1）。

（二）界嵴

大部走行于右房游离壁，外膜面为心房界沟，内膜面呈明显肌性隆起，其横部从上腔静脉口前内方起于房间隔，向外横行至上腔静脉口前外方，移行为界嵴垂直部。垂直部垂直向下，于下腔静脉口前外方延续于下腔静脉瓣（欧氏瓣），向内与房间隔相连。当胚胎发育至第 6~8 周时，静脉窦右角连同上下腔静脉与原始心房融合，形成界嵴，并将右心房分为由原始静脉窦成分为主的光滑部和由原始心房部为主的小梁肌部。而处于原始起搏区域的起搏细胞也随着静脉窦移动而

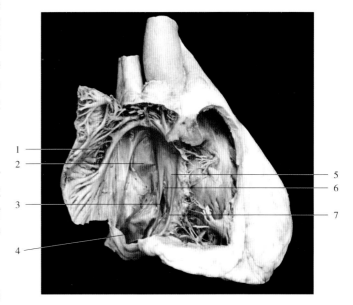

图 1-1 右心房内面观

1. 界嵴 crista terminalis 2. 卵圆窝 fossa ovalis 3. 冠状窦口 orifice of coronary sinus 4. 下腔静脉 inferior vena cava 5. Koch 三角 triangle of Koch 6. Todaro 键 todaro tendon 7. 三尖瓣隔瓣 septal cusp of tricuspid valve

集中分布于右房上部及界嵴上部。界嵴处的心电各向异性传导非常突出。局灶性房性心动过速中 2/3 起源于界嵴，且多位于界嵴上部，故又称界嵴性心动过速（图 1–1）。

（三）冠状静脉窦（CS）

冠状静脉窦走行于心脏左后部的冠状沟内，收集心小静脉、心中静脉、心大静脉、斜行左心房的 Marshall 静脉和左心室后静脉的血液，开口于下腔静脉口内上方与右心房室瓣环之间的冠状窦口（CSO）。冠状窦口下方的半月形冠状窦瓣，常与下腔静脉相延续。冠状窦口直径为 0.5～1.0cm，房室结双径路患者的窦口通常较大。异常增大常常是冠状窦回流血量增加的反映。冠状窦胚胎发育时起源于窦状静脉，在胎儿的发育过程中窦状静脉融进右心房，原始的窦状静脉右角发育成上腔静脉，而窦状静脉的左角发育成冠状窦。儿童冠状窦口位置高，肥胖者冠状窦口位置低，瘦长型患者冠状窦口位置偏高。冠状静脉窦参与后间隔的组成，常常成为房室结折返性心动过速和后间隔心外膜旁道的消融靶点，冠状窦口扩大被认为是慢径产生的病理基础。正位透视冠状窦口在横膈上 2～3cm，于脊柱中线与左缘之间。右前斜 30°透视，冠状窦口在横膈上 2～3cm，脊柱左缘外侧 2～3cm，冠状静脉窦向上与脊柱成角大于 60°（图 1–1）。

（四）Koch 三角

Koch 三角位于冠状窦口、Todaro 腱、三尖瓣隔瓣附着缘之间，三角顶部为希氏束。Todaro 腱是与中央纤维体相连的纤维索，向后向下与下腔静脉瓣延续。中央纤维体是心脏纤维支架的一部分，在右心房，该结构位于膜性房室隔后方和下缘支前下方。房室结位于 Koch 三角心内膜深面。Koch 三角是房室结双径路消融的区域，后位法消融慢径多在 Koch 三角底部或冠状窦口前下部（图 1–2）。

（五）右心耳

右心耳在右心房上部，呈盲囊状突向前方，内有梳状肌，是右心房永久起搏电极安置的部位。正位透视，在右心房顶部水平，右心耳位于 10~1 点钟位（图 1–1）。

（六）右心房峡部

右心房峡部是下腔静脉欧氏嵴、冠状窦口和三尖瓣隔环在右心房后下部形成的一个狭长传导通道，是

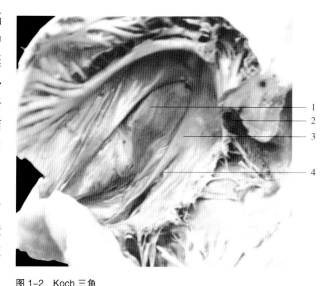

图 1–2 Koch 三角
1. 卵圆窝 fossa ovalis　2. 室间隔膜部　3. Koch 三角 triangle of Koch　4. 三尖瓣隔瓣 septal cusp of tricuspid valve

房扑折返环路的关键部位，并具有慢传导特性。右心房峡部实际上包括三部分：后位峡部（三尖瓣后环—下腔静脉）、间隔峡部（三尖瓣隔环—冠状窦口）和冠状窦口—下腔静脉（图 1–1）。

二、左心房

左心房由左心房窦（固有房腔）和左心耳两部分构成，左心房窦由胚胎期肺静脉共干扩大而成，左心耳由原始左心房发育而来。左心房窦腔面平滑，其后方两侧分别有左上、左下、右上和右下肺静脉开口（图 1–3），二尖瓣环位于左心房前下部。在胸腔内，左心房呈左高右低结构，而且后壁除了肺静脉开口外，无其他特殊结构，因而后壁平坦。左心房体部位于左心室后上方，气管分叉之下，与左主支气管靠近，后邻食管，食管与左心房仅以心包斜窦相隔，食管靠近左侧上下肺静脉开口走行或从左上肺静脉开口斜行至右下肺静脉开口。左房后壁平均厚度为 0.9～7.4mm。因此，左房后壁消融有导致左心房食管漏的可能。左心房在前后位呈横置椭圆形，居中偏左；侧位呈纵置椭圆形，前下方与左心室相续。后前位透视可清晰观察到左心房影下缘，冠状窦电极走行于左侧房室沟，可间接作为左心房下缘的标志（图 1–4）。房室沟影是指右前斜位 45°透视下房室沟位置的透亮带，自左上至右下方向；心影后缘是指右前斜位 45°透视下心房侧心影边缘，相当于心房影边缘。RAO 45°可见冠状窦电极位于房室沟影透亮带内。RAO 45°左心房造影可

见心影后缘即为左心房后缘，左心房前缘即为房室沟，冠状窦电极走行其中。在影像学上，沿身体长轴方向，头侧为高，足侧为低；在右前斜位透视下，房室沟影侧为前，心后缘影侧为后。多排CT可展示左心房及肺静脉的不同体位成像（图1-5）。

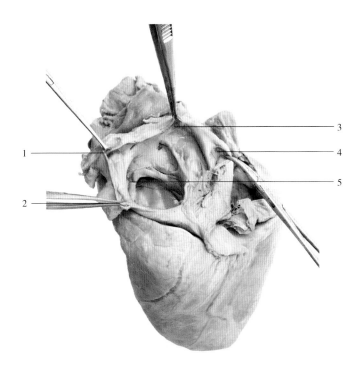

图1-3 左心房肺静脉口

1. 左上肺静脉口 orifice of left superior pulmonary vein

2. 左下肺静脉口 orifice of left inferior pulmonary vein

3. 右上肺静脉口 orifice of right superior pulmonary vein

4. 右下肺静脉口 orifice of right inferior pulmonary vein

5. 左心耳 left auricle

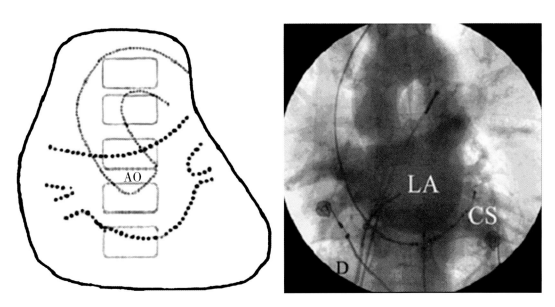

图1-4 确定左心房影下缘（后前位透视）

左图：左心房影示意图；右图：冠状窦电极走行于左侧房室沟，可间接作为左心房下缘的标志；左心房造影可清晰地观察到左心房影像、左心房下缘以及与冠状窦电极的关系。

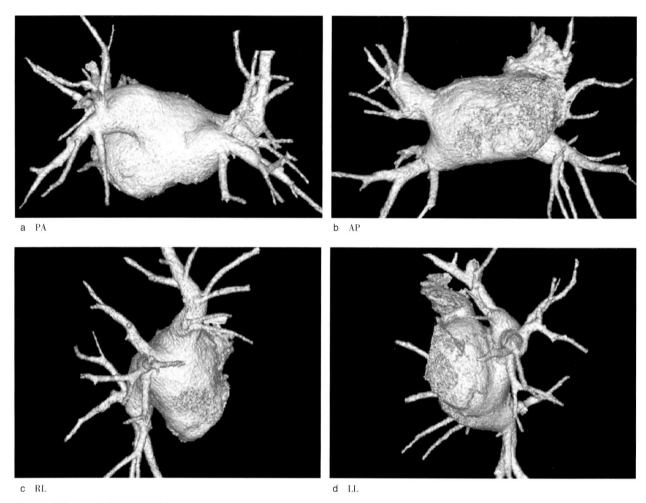

a　PA

b　AP

c　RL

d　LL

图 1-5　多排 CT 肺静脉不同体位展示

PA= 后前位；AP= 前后位；RL= 右侧位；LL= 左侧位

（一）左心耳

左心耳系左心房向右前下方的突出部，心耳形状不规则，外形呈钩状，心耳边缘呈分叶状，通过椭圆形的开口与左房相连，左心耳开口于左上肺静脉开口的前下方（图 1-3，图 1-6），部分患者的左下肺静脉开口与左心耳的入口在同一水平。心耳腔内富含肌小梁，腔面凹凸不平，易致血栓形成。左心耳壁较固有左心房腔壁更薄，容积为 0.7 ~ 19.2ml，开口直径为 5 ~ 40mm，导管在左心耳内移动，易损伤心耳壁，导致心包填塞。左心耳外面上缘对向肺动脉干，冠脉左旋支在左心耳覆盖下行于房室沟内。房颤患者左心耳开口直径及心耳腔增大，且左心耳越大，血栓栓塞事件越多。在 RAO 体位，左肺静脉造影剂逆行进入左心耳，左心耳显影与左上肺静脉走行平行，左心耳位于左上肺静脉和左下肺静脉的左侧。左前斜位透视下左心耳有时与左肺静脉部分或完全重叠，

（二）肺静脉

左、右肺静脉分别在左心房后壁两侧进入左心房，

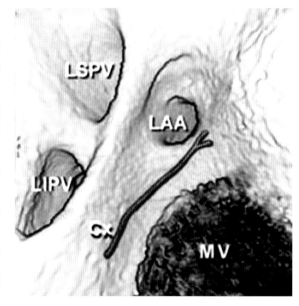

图 1-6　心内膜肺静脉开口形态

多排 CT 重建左心房心内膜肺静脉开口形态，LSPV：左上肺静脉，LIPV：左下肺静脉，LAA：左心耳，MV：二尖瓣口，Cx：左旋支动脉走行投影。

与心房连接处无瓣膜（图1-3，图1-6），但有心肌袖存在。近心房处的肺静脉由纵向、横向以及环形的心肌纤维环绕，可以延伸1~2cm，形成心肌袖，且上肺静脉的括约肌和心肌袖较下肺静脉发育好（图1-7）。肺静脉由内皮层、内皮下层、内结缔组织层、横纹肌层和外结缔组织层构成，其中横纹肌层与左心房心肌连续，呈外层纵行内层环行的走向，随肺静脉腔径的减小，横纹肌逐渐减少（图1-8）。肺静脉存在有窦房结样细胞，并可作为正常心脏的潜在起搏点。肺静脉粗大者易成为房颤的罪犯静脉，上肺静脉心肌袖较下肺静脉发育好，可以解释大多数诱发房颤的早搏来源于上肺静脉。

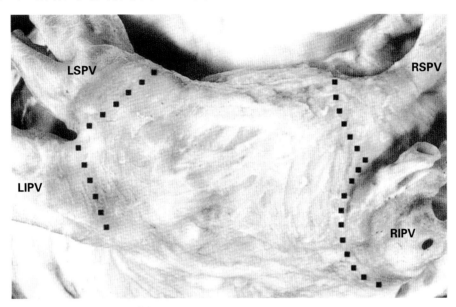

图1-7　人肺静脉心肌袖的大体解剖
图中黑色不连续线所在部位为肺静脉和左心房的交界部位，可见该例的四根肺静脉外均有心肌袖缠绕，其中以左上肺静脉（LSPV）的肌袖最为发达。RIPV为右下肺静脉；LIPV为左下肺静脉（引自Saito T, et al. J Cardiovasc Electrophysiol，2000，11：888）

肺静脉开口和左心房体部之间，类似漏斗样扩张的区域，称为肺静脉前庭（图1-5，图1-6）。其边缘通常距离肺静脉开口处0.5~1.5cm，但左肺静脉前庭的前缘往往与肺静脉开口重叠。传统意义上的左心房后壁实际上包括两侧肺静脉前庭在内，而真正的左心房后壁实际上只是位于两侧肺静脉前庭之间面积很小的一部分心房组织。

约80%的患者有4支肺静脉，其余患者有3支或5支肺静脉，表现为左或右上下肺静脉共干，左侧或右侧3支肺静脉。左肺静脉汇入左心房的位置比右肺静脉相对较高，下肺静脉汇入左心房的位置比上肺静脉相对更偏后。上肺静脉一般与水平面呈45°~60°角汇入左心

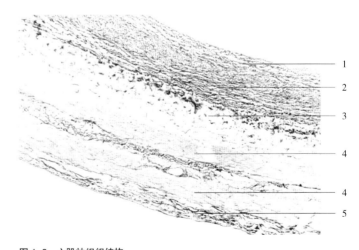

图1-8　心肌袖组织结构
1. 肺静脉内膜　2. 肺静脉中膜　3. 肺静脉外膜　4. 心肌袖（心房肌）
5. 心外膜

房，而下肺静脉一般与水平面呈30°~45°角汇入左心房（图1-7），因此导管在下肺静脉贴靠较难。肺静脉开口大多呈圆形或椭圆形，左肺静脉开口形状更偏于椭圆形，而右肺静脉相对较圆一些。左上肺静脉和左下肺静脉开口的平均距离虽为8.4mm，但距离短者仅3mm。

在LAO 50°时，左肺静脉和左心房的连接面与投照射线相切，能最大限度展示左肺静脉开口和左心房的连接。在RAO 50°时，左肺静脉开口平面垂直于射线走行方向，能最大限度展示左肺静脉开口面。在

RAO 50°时，左心耳可同时显影，位于左肺静脉左侧，与左上肺静脉平行走行。在 LAO 50°时，右肺静脉开口平面几乎与射线走向垂直，可最大限度展示右肺静脉开口。在 RAO 30°时，右肺静脉开口平面与射线平面近似垂直，能最大限度展示右肺静脉开口和左心房的连接。

三、房间隔

房间隔是倾斜的，右心房在隔的右前方，左心房在隔的左后方。房间隔前缘对向升主动脉中央，后缘与房间沟一致。房间隔较薄，卵圆窝处最薄，居右心房左后侧，与额面及矢状面均呈 45°角。右肺静脉与下腔静脉交界沟指示房间隔右侧缘。房间隔呈长方形，高为宽的二倍。卵圆窝在房间隔右侧中下 1/3 偏后方，长轴呈垂直向，直径约 2cm，窝底厚 1mm，左侧面向左心房轻凸。不管左心房大小，只要纵隔不偏，卵圆窝的位置变化不大。取平卧位，足低观，房间隔平面在 1～7 点钟位。卵圆窝在主动脉根部下后方，后靠右心房游离壁，前下与冠状窦口和三尖瓣环后部为邻，三尖瓣环上缘与卵圆窝顶几乎同高（图 1-9）。正位透视，近端希氏束电位记录点相当于三尖

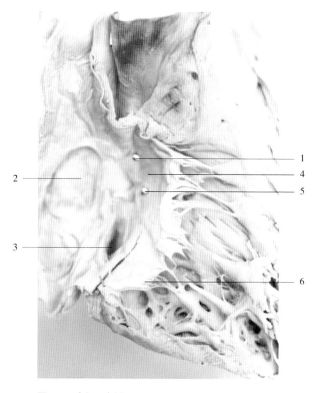

图 1-9 房间隔右侧面
1. 主动脉无冠瓣环最下点投影 2. 卵圆窝 3. 冠状窦口 4. 房室隔右侧面 5. 转折点投影 6. 三尖瓣隔瓣

瓣环上缘水平，冠状窦导管最低点为冠状窦口水平，正常心脏的卵圆窝位于三尖瓣环上缘后方略偏下，在冠状窦口后上方。左心房增大时，卵圆窝变平，甚至凸向右心房，位置下移。主动脉瓣病变时，房间隔变得更垂直，卵圆窝向上向前移位。右心房明显增大时，腔静脉中轴线与房间隔的距离拉大。

四、右心室

右心室腔分为流入道和流出道，在心脏解剖上以圆锥乳头肌为界限，瓣叶侧为右心室流入道，另一侧为右心室流出道，圆锥乳头肌后上方为室上嵴。室上嵴的作用是在心室收缩时，帮助缩窄右房室口，室上嵴肥大可引起漏斗部狭窄。右心室于前后位透视呈圆锥状，下缘为流入道，左缘为室间隔面，右缘为三尖瓣口，顶端流出道呈锥状。侧位右心室位于心影前下方，与右心房有部分重叠。肺动脉干与右心室流出道相续，向上行并分为左右肺动脉。右心室先天发育不良易致室速发生，称致心律失常性右心室先天发育不良，病理特征是心室肌被脂肪纤维组织取代，最长受累部位为心尖部和漏斗部。

（一）三尖瓣环

三尖瓣口呈卵圆形，大小约可容纳三个自身手指尖。三尖瓣分为前瓣、后瓣和隔瓣，分别与前后和隔侧乳头肌相连（图 1-1，图 1-2，图 1-9）。右心房、右心室心肌在三尖瓣环平面对合接触后，又向心房侧折叠，以心室肌为主连于瓣环，瓣下心肌突向室腔，瓣环处心室肌凸向瓣口，瓣上心房肌凹向房腔，因此，右侧旁道消融在室侧难于稳定贴靠在三尖瓣环上，而不得不取房侧消融。三尖瓣环平面向上与脊柱成角约 70°，正位透视三尖瓣位于心影中部，脊柱左缘，最大希氏束电位记录点为三尖瓣环顶部。三尖瓣环最低点与冠状窦在同一平面或略低于冠状窦口。比二尖瓣环成角大 25°。

（二）右心室流出道

右心室腔向右上延伸的流出道部分向上逐渐变细，呈倒置的漏斗形，叫动脉圆锥（图 1-10）。右心室流出道间隔部指邻近左心室流出道和室间隔的右心室流出道部位。在左前斜位透视下，右心室流出道间隔部在心影中央偏左心室流出道侧（脊柱侧）。右心室流出道游离壁部指对向右心室流出道间隔部的右心室

流出道部分，接近心影右缘，背离心影脊柱侧。间隔部与游离壁部影像差别大，但根本区别在于动态操作导管时的判断，导管在右心室流出道内所能到达的最左侧（脊柱侧）即为间隔部，其对侧为游离壁部。右心室流出道起搏的解剖部位是三尖瓣隔瓣与前瓣交界处的瓣环下方，圆锥乳头肌的瓣叶侧心内膜，其后下方为膜部室间隔，此位置可较好地固定在螺旋电极上，不会损伤瓣叶、腱索、乳头肌。右心室流入道间隔部起搏导线固定在膜部室间隔的右前上方，而右心室流出道起搏时电极固定在室上嵴部位。

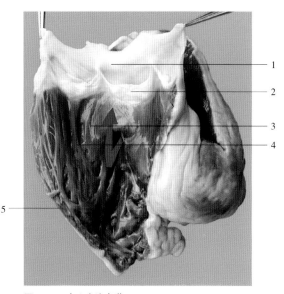

图 1-10 右心室流出道
1. 肺动脉 2. 肺动脉瓣 3. 箭头指示右室流出道 4. 室上嵴 5. 右心室壁

五、左心室

左心室在前后位呈斜置椭圆形，侧位略呈三角形。流出道呈筒状，壁光滑无梳状肌，其上端为主动脉瓣。主动脉瓣叶上方的主动脉壁有三个 Valsalva 窦。左心室位于右心室的左后下方，其壁厚度约为右心室的 2~3 倍。由于室间隔凸向右心室，左心室腔的横切面呈圆形。左心室腔被二尖瓣前叶分为流入道和流出道。左心室乳头肌较右心室者大，前乳头肌起于左心室前壁中部，后乳头肌起于后壁内侧部。

（一）室间隔

室间隔位于左、右心室之间，呈 45° 斜位。室间隔可分为肌部和膜部。肌部构成室间隔的绝大部分，膜部位于室间隔后上部 1.5~2.0cm 直径的卵圆区，由两层心内膜及其间的结缔组织构成，缺乏肌纤维，厚约 1mm。膜部的右侧面被三尖瓣的隔瓣附着缘分上、下两部。上部分隔右心房和左心室。下部分隔左、右心室。室间隔膜部的成因是由于胚胎时期左、右心室相通，在发育过程中室间隔自下向上生长，上缘留有室间孔，出生前室间孔封闭，形成室间隔膜部，而将左、右心室完全分隔。如发育受阻，则形成室间隔缺损。

（二）二尖瓣环

二尖瓣口为左室流入道内口，位于左心室的右后上方。二尖瓣前瓣较大，位于前内侧；后瓣较小，位于后外侧。左心房、左心室心肌分别连于二尖瓣环，瓣上瓣下平滑无折叠，左侧旁道在室侧消融时，导管易于稳定钩挂在二尖瓣环下（图 1-11）。左侧旁道几乎均位于二尖瓣后叶瓣环，二尖瓣前叶瓣环几乎无旁道。

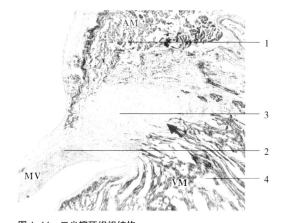

图 1-11 二尖瓣环组织结构
1. 心房肌 2. 二尖瓣 3. 二尖瓣环 4. 心室肌

六、正常心脏 X 线表现

（一）后前位

正常心影约 2/3 位于脊柱中线左侧，1/3 位于右侧，心尖指向左下，心底朝向右后上。心右缘分两段，上段为升主动脉与上腔静脉的合影，青少年主要为上腔静脉，边缘平直，向上延伸至锁骨平面。老年升主动脉凸出于上腔静脉边缘之外，呈弧形。心右缘下段为右心房所构成。上腔静脉与右心房交界处有一明显切迹。右心缘与膈顶相交形成心膈角，深吸气时心膈角内可见一向外下方倾斜的下腔静脉影。心左缘分三段，上段为由主动脉弓组成的主动脉球，中段为肺动脉主干组成的心腰或肺动脉段，下段由左心室构成，左心室在下方形成心尖。左心室与肺动脉之间，由左心耳构成，长约 1.0cm，不能与左心室区分。左心室与肺动脉段的搏动方向相反，两者的交点称为相反搏动点，该点上、下侧心缘呈"翘翘板"样运动。主肺动脉分为左、右肺动脉分支，越出纵隔影后，分别构成两侧肺门。

（二）右前斜位

右前斜 45°时，心影位于胸骨与脊柱之间。心前缘自上而下由主动脉弓、升主动脉、肺动脉、右心室漏斗部、右心室前壁和左心室下端构成。升主动脉前缘平直，弓部则在上方弯向后行。肺动脉段和漏斗部稍为隆起。心尖以上大部分为右心室构成。心前缘与胸壁之间有三角形透明区的心前间隙。心后缘上段为左心房，下段为右心房，两者无清楚分界。心后缘与脊柱之间为较透明的心后间隙。食管在心后间隙通过，钡剂充盈时显影。

（三）左前斜 45°

左前斜 45°时，室间隔平面与 X 线投照方向接近平行，上为前，下为后，以室间隔为界，心影被对称的分为左右两半，右前方一半为右心室，左后方一半为左心室；心前缘上段为右心房，下段为右心室，右心房段主要由右心耳构成，房室分界不清。左前斜 60° 投照时，心前缘主要由右心室构成；左前斜 45°时，则整个心前缘可由右心房构成。右心房影以上为升主动脉，两者相交成钝角。心后缘可分为上下两段，上段由左心房构成，下段则由左心室构成。左心室段的弧度较左心房大，两个不同弧度的交接点，可作为两者的分界。深吸气时，室间沟在左心室段的下端呈一浅切迹。心后下缘与膈形成的心膈角内，可见下腔静脉进入心影内。左肺动脉跨越左主支气管，并向后延伸。左主支气管下方为左心房影。

（四）左侧位

侧位上，可见心影从后上向前下倾斜，心前缘下段为右心室前壁，上段则由右心室漏斗部与肺动脉主干构成。下段与前胸壁紧密相邻，上段心缘逐渐离开胸壁呈一浅弧，向上向后倾斜。再往上为升主动脉前壁，直向上走行。这些结构与前胸壁之间的三角形透亮区，称为心前间隙。心后缘上、中段由左心房构成，下段则由左心室构成，并转向前与膈成锐角相交，下腔静脉常在此角内显影。心后下缘、食管与膈之间的三角形间隙，为心后食管前间隙。

（五）动态心影

心左缘的搏动主要代表左心室搏动。收缩期急剧内收，舒张期逐渐向外扩张。搏动幅度的大小与左心室每次搏动的输出量有关，输出量小则幅度小，输出量大则幅度大。左心室以上，可见主动脉和肺动脉的搏动，方向与左心室的搏动相反。当左心室收缩时，主动脉迅速向外扩张；舒张时，则缓慢内收。主动脉球搏动的幅度与脉压大小有关，脉压大，搏动幅度亦大。肺动脉的搏动与主动脉类似，但较弱。心右缘的搏动代表右心房搏动。右心室增大时，其强有力的心室搏动可以传导至心右缘。深吸气时，膈下降，心影伸长趋向垂位。深呼气时，膈上升，心呈横位。平卧时膈升高，心上移，呈横位心，由于体静脉回流增多，上腔静脉影增宽，心影增大。

第二节　心脏传导系统

一、窦房结

窦房结是心脏正常窦性心律的起搏点，位于上腔静脉和右心耳之间的界沟上端外侧，心外膜下 1 ~ 2mm 处，与内膜之间隔以心房肌，其长轴沿界沟长轴排列，平行于上腔静脉和右心房交界处，从上腔静脉与右心耳嵴相连处向右下后延伸，呈梭形、半月形或马蹄铁形，长为 10 ~ 20mm，宽和厚均为 2 ~ 3mm，可分为头（前部）、体（中间）、尾（后部）三部，由窦房结细胞和纤维基质构成。窦房结细胞包括结细胞（P 细胞或起搏细胞）和过渡细胞（T 细胞）、心房肌细胞和蒲氏纤维。结细胞位于窦房结中央，是窦性冲动的起搏细胞；过渡细胞的作用是将窦性冲动传导到心房肌。窦房结动脉在窦房结中央穿行，来自右冠状动脉者占 55% ~ 60%，来自左冠状动脉回旋支者占 40% ~ 45%。

二、心房传导束

心房传导束包括结间束和房间束。结间束是连接窦房结和房室结的传导束。可分为前、中、后三个结间束。前结间束从窦房结的头部发出，向左前走行，弓状绕过上腔静脉和右心房前壁，在此分为二束纤维：一束继续延入左心房体部和左心耳，成为房间束，即 Bachman 束。Bachman 束是右心房至左心房电传导的主要通路。窦性冲动在心房上部经 Bachman 束进入左心耳，在心房下部经房间隔下部传至左心房后下方，冲动至左肺下静脉附近融合而完成一次左心房的激动。前结间束的另一束弯向后下入房间隔前部，在房间隔内此束在主动脉根部后方斜行下降入房室结后上缘，称为前结间束。中结间束从窦房结尾部发出弓状绕上腔静脉的后方，下行入房间隔后部，然后沿房间隔右侧下降入房室结后上缘，相当于 Weckebach 束。后结间束从窦房结尾部发出后入界嵴，沿界嵴向下至下腔静脉瓣，越过冠状窦口至房室结后上方，然后急转向下入房室结下部，相当于 Thorel 束。

三、房室交界区

房室交界区是心房和心室之间的特殊传导组织，同窦房结相似，也有结细胞、移行细胞、心房肌细胞和蒲肯野纤维四种细胞类型，是心房兴奋传入心室的通道。按结构和功能特征，房室交界区可分为房结区（AN 区或移行细胞区）、结区（N 区或致密结）和结希区（NH 区）。房结区位于心房和结区之间，具有传导性和自律性；结区相当于组织学上的房室结，房室结呈扁椭圆形，大小约为 6mm×3mm×1mm，在房间隔下部右侧面，冠状窦口前方，室间隔膜部的后方，上方为卵圆窝的下缘，下方为三尖瓣环，即位于由冠状窦口、卵圆窝和三尖瓣隔瓣附着处形成的 Koch 三角区，右房心内膜下约 1mm 处。房室结具有传导性，但无自律性，是导致房室传导时间延缓的关键部位；结希区位于结区和希氏束之间，具有传导性和自律性。

房室交界区存在延缓传导、双向传导、递减传导和双径路现象等电生理特性。延缓传导特性能保证房室顺序收缩，为心室充盈提供足够的时间。双向传导指心房到心室及心室到心房的传导。递减传导指随心房率递增，房室交界区传导速度出现递减，甚至出现功能性阻滞。人类心脏 85%～90% 的房室结动脉来源于右冠状动脉，10%～15% 来源于左冠状动脉回旋支。

四、希氏束和束支

希氏束为索状结构，主要由蒲肯野细胞构成，长约 15mm，起自房室结前下缘，穿过中央纤维体，沿室间隔膜部下行，到达肌性室间隔上缘，分为左束支和右束支。右束支细而长，是希氏束的延续，沿肌性室间隔右室侧下行，到右室心尖部和前乳头肌基底部。左束支呈带状，分出后立即横穿室间隔到达室间隔左室侧，又分为左前分支和左后分支，分别进入前后两组乳头肌。希氏束的血供受前降支和后降支冠状动脉同时支配，左右束支和分支大多数也接受左右冠状动脉的双重血供。部分老年人希氏束位置低，可能与心脏转位有关。

五、蒲肯野纤维网

蒲肯野纤维网是左右束支的最后分支，分支多而形成网状，密布于心室内膜下，并垂直向心外膜延伸，与普通心室肌细胞连接。希氏束、束支和蒲肯野纤维网可统称为希蒲系，其作用是将心房传来的兴奋传到心室，且兴奋由心室内膜向心室外膜呈放射状传播。

六、房室旁道

房室结—希氏束—蒲肯野系统是房、室之间传导系统的正路，而 Kent 束、James 束、Mahaim 纤维均属房室旁路纤维。直接连接心房和心室肌的纤维为 Kent 束。后结间束的大部分和前、中结间束的小部分纤维共同绕过房室结主体而止于房室结的下部或房室束，称为 James 束。Mahaim 纤维是右房游离壁与右束支远端之间的连接纤维，途经三尖瓣环。房室旁道的本质是心脏先天性发育异常残留的微细肌桥，在心内膜与心外膜之间，邻近房室环，跨越房室沟，贯通房室肌，呈线状、带状或树状等，与房室环可垂直，可斜交。斜交旁道的心房插入端靠近冠状窦口，心室插入端远离冠状窦口，两者相距可达 2cm。旁道人群发生率为 0.01%～0.03%，其临床意义主要在于构成房室折返性心动过速（AVRT）的折返环路。多数旁道靠近心内膜，极少数旁道走行于心外膜下。

第三节　心电学基本原理

一、心肌细胞膜离子通道

细胞膜由双层磷脂分子组成。心肌细胞在静息状态下，由于肌膜两侧的 Na^+、K^+、Cl^-、Ca^{2+} 等存在着浓度梯度，使肌膜呈极化状态，形成膜内电位比膜外电位低约 90mV 的跨膜电位，称为细胞膜静息电位。在静息期，细胞膜对 K^+ 的通透性高，而对其他离子的通透性很低，因此 K^+ 顺浓度梯度由膜内向膜外扩散所达到的平衡电位，接近细胞膜静息电位。此外，还存在着逆离子浓度梯度的主动转运过程，如 Na^+—K^+ 交换和 Na^+—Ca^{2+} 交换等。离子跨膜运动通过离子通道进行，离子通道的功能由细胞膜上特定的蛋白质分子完成，并对离子流有较高的选择性，基因表达异常导致离子通道蛋白功能异常，可引发某些特殊的心律失常。

（一）Na^+ 通道

Na^+ 通道是一种快通道，它的激活呈电压依赖性，失活呈时间依赖性，激活和失活都很迅速。在心室肌细胞，膜电位从 –90mV 除极到阈电位水平（–70mV）时，Na^+ 通道激活。由快 Na^+ 通道激活促成的具有 0 相快速除极特征的动作电位，称为快反应电位，具有快反应电位的细胞称为快反应细胞。心房肌、心室肌和希蒲系细胞都是快反应细胞。

（二）Ca^{2+} 通道

Ca^{2+} 通道是一种慢通道，既有电压依赖性，又有时间依赖性，激活和失活速度都很慢，激活后对 Ca^{2+} 的通透性也不很高。由慢 Ca^{2+} 通道激活促成的具有 0 相缓慢除极特征的动作电位称为慢反应电位，具有慢反应电位的细胞称为慢反应细胞。窦房结细胞、房室结结区和结希区的细胞都是慢反应细胞。快反应细胞在缺血等病理状态下，可转变为慢反应细胞。Ca^{2+} 通道至少有两种类型，一种是慢失活高阈值双氢吡啶敏感型 Ca^{2+} 通道（L 通道），另一种是快失活低阈值双氢吡啶不敏感型 Ca^{2+} 通道（T 通道）。L 通道控制的 Ca^{2+} 内流在窦房结和房室结细胞产生除极和传播，在心房、心室和希蒲系细胞促成平台，触发肌浆网释放 Ca^{2+}。T 通道可能促成窦房结和希蒲系细胞的 4 相后期的内向离子流。

（三）K^+ 通道

钾通道的种类最多，亦是近年来研究和发展最快的。已经比较肯定的有如下几个钾通道。

内向整流钾电流（I_{K1}）：此种钾通道存在于心房肌、房室结、希蒲系统和心室肌。I_{K1} 的作用是将静息电位维持在 K^+ 平衡电位水平。它又被称为内向整流（inward rectifier）钾电流，即它的出现可中止除极过程。

延迟整流钾电流（I_K）：为电压依赖性钾通道，此电流的激活比较慢，故又被称为延迟整流（delayed rectifier）。它可被分为三个部分，即快速激活电流 I_{Kr}，缓慢激活电流 I_{Ks}，超速激活电流 I_{Kur}。I_K 在平台期被激活，成为缓慢复极（3 相）的主要电流，在 4 相时被缓慢关闭。

瞬时外向钾电流（I_{to}）：亦由 K^+ 携带，其激活及灭活很快。它有多种亚型，分别可由细胞内 Ca^{2+}、电压及神经递质所激活。在整个动作电位复极时所起的作用较为复杂。其分布亦很不一致，主要存在于心外膜，而心内膜下组织却缺如。

二、心肌细胞动作电位

细胞在受刺激时，产生动作电位的能力，称为兴奋性。心肌细胞兴奋一次，即出现一次动作电位。心肌细胞每次动作电位时，跨膜电位的变化过程可分为 5 个时相。

0 相（快速除极）　在正常心房肌、心室肌和蒲肯野纤维，由于 Na^+ 通道激活，Na^+ 快速内流，跨膜电位在 $1\sim2ms$ 内从 $-90mV$ 迅速上升到约 $+30mV$，构成动作电位的上升支。0 相除极最大速率用 V_{max} 表示，是兴奋冲动传导速度的决定因素。正常心房肌、心室肌、心房传导组织和希蒲系细胞，因动作电位幅度和 V_{max} 非常大，被称为快反应细胞；正常窦房结和房室结细胞，因动作电位幅度很小且 V_{max} 很低，被称为慢反应细胞。慢反应细胞动作电位的上升支是由 Ca^{2+} 经慢 Ca^{2+} 通道缓慢内流介导的，而不是快 Na^+ 内流所致。

1 相（早期快速复极）　在 0 相后细胞膜迅速复极，主要是快 Na^+ 通道失活，Na^+ 内流停止。同时伴有暂时性 K^+ 外流，膜电位回落接近 $0mV$。

2 相（平台）　慢 Ca^{2+} 通道激活，Ca^{2+} 缓慢内流（也允许少量 Na^+ 内流），同时还有少量的 K^+ 外流。在平台早期，Ca^{2+} 内流和 K^+ 外流相当，可使膜电位稳定于 $0mV$ 水平达 $100ms$ 以上。随后，Ca^{2+} 内流逐渐减弱，K^+ 外流逐渐增加，膜电位逐渐下降，形成平台晚期。

3 相（终末快速复极）　2 相复极延续成 3 相，二者之间界限不明显，膜内电位由 $0mV$ 左右较快地下降到 $-90mV$，完成复极化过程，耗时 $100\sim150ms$，它是由于 K^+ 的快速外流所引起的。

4 相（静息期或舒张除极）　在心房、房室结、希蒲系和心室肌细胞，静息电位接近 K^+ 的平衡电位，膜电位在整个舒张期保持稳定。在窦房结、房室结的房结区和结希区、心房传导组织和希蒲系细胞，静息膜电位在舒张期不保持恒定，而是自动除极达到阈电位，产生一个自发性动作电位，此特性称为 4 相自动除极（舒张除极），是产生自律性的基础。由慢通道所控制，Ca^{2+} 内流所形成的缓慢 0 相去极化，是窦房结细胞动作电位的特征。

将体表心电图与动作电位各时相对照来看，QRS 波群相当于心室肌动作电位的 0 相和 1 相，ST 段相当于 2 相，T 波相当于 3 相，Q-T 间期相当于动作电位时程。

三、心肌电生理特性

（一）兴奋性

所有心肌细胞都具有兴奋性，兴奋性的产生包括静息电位除极到阈电位水平以及 Na^+ 通道的激活两个环节。静息电位的绝对值增大或阈电位水平升高，则兴奋性降低；反之，兴奋性升高。Na^+ 通道激活后，产生动作电位，细胞出现兴奋；Na^+ 通道失活后，细胞兴奋性丧失。心肌细胞兴奋后不能立即再产生第二次兴奋的特性称为不应性。心肌细胞一次兴奋过程中，由 0 相开始到 3 相膜电位恢复到 $-60mV$ 这一段不能再产生动作电位的时期，称为有效不应期。心肌细胞从膜电位约 $-60mV$ 到复极化基本完成（$-80mV$）这段时间，在高于阈值的强刺激下可产生兴奋，称为相对不应期。心肌细胞复极化过程中，膜电位由 $-80mV$ 恢复到 $-90mV$ 这段时间，低于阈电位的刺激即可引起细胞兴奋，说明兴奋性高于正常，故称为超常期。

（二）自律性

细胞膜 4 相自动除极是自律性细胞产生自动兴奋的条件。窦房结、房室结和希蒲系组织，均有自律性。正常时，窦房结自律性最高，主导心脏跳动，称为正常起搏点。由于窦房结发出的冲动频率较高，直接抑制了其他自律性组织的自律性产生。其他自律性组织虽有自律性，但不能显示出来，故称潜在起搏点。正常心肌收缩细胞无自律性。蒲肯野细胞的自律性源于缓慢恒定的 Na^+ 内流背景上，同时存在着递减的 K^+ 外流。窦房结细胞的自律性源于 Ca^{2+} 内流背景上，同时存在着递减的 K^+ 外流。窦房结细胞 4 相自动除极速率比蒲肯野细胞快得多，故窦房结细胞自律性明显高于蒲肯野细胞。自律性的高低一般取决于三个因素，即舒张期自动除极速率、最大舒张电位和阈电位。当舒张期自动除极速率加快、最大舒张电位降低、阈电位下降，则自律性增高；反之，自律性降低。其中以舒张期自动除极速率最为重要。凡是能使 Ca^{2+} 或 Na^+ 内流加速或使 K^+ 外流减慢，均可增高自律性；反之，使自律性降低。

（三）传导性

窦房结的起搏冲动以很快的速度，通过心脏传导系统传播到心房肌和心室肌。冲动传导速度在蒲肯野纤维最快（4m/s），在房室交界区的结区传导速度最低（0.02m/s），在心房肌为 0.4m/s，在心室肌为 1m/s。因房室结传导缓慢所产生的房室传导延搁，为心室舒张充盈赢得了时间，并保证了房室顺序收缩。影响传导性的主要因素是 0 相除极速率，其速率越大则传导越快。

第四节　心律失常发生机制

一、冲动形成异常

异常冲动的形成，可源于自律性细胞，如正常窦房结起搏点的冲动发放频率过快、过缓或不齐；潜在起搏点的冲动发放频率不适当加快，夺获窦性心律；或窦性节律过缓时，下位潜在起搏点引发逸搏心律。此外，非自律性细胞，如心房肌或心室肌细胞，在病理状态下，如缺血、缺氧、炎症、中毒、电解质紊乱和儿茶酚胺增多等，也可出现自律性，形成异位自主节律，如自律性房速和室性并行心律等。

二、冲动传导异常

（一）折返

折返是快速性心律失常最常见的发生机制。折返机制是指当一个激动在传导过程中，抵达局部单向阻滞区时，不能从前方正向通过，从而折向未阻滞的相邻部位继续传导，然后绕到阻滞区的后方，缓慢地逆向传导通过阻滞区，再次激动阻滞区前方。折返形成的基本条件：①心肌组织中，两个或多个相邻部位的传导性和不应期不一致，形成一个冲动传导的闭合环路；②环路的一段因不应期延长而发生单向阻滞；③环路的另一段传导速度缓慢，所需传导时间延长。待冲动通过时，原先的单向阻滞区已有足够的时间脱离不应期，传导功能得到恢复，并可再次被兴奋。若冲动在折返环路内循环往复，就形成折返性心动过速，如心房扑动、房室结折返性心动过速、房室折返性心动过速等。

（二）传导阻滞

冲动传导至某处心肌，恰逢该处生理功能上的不应期，导致传导阻滞，称生理性传导阻滞或功能性传导阻滞。心脏传导系统因病理损害而出现的传导功能障碍，称为病理性传导阻滞。

三、触发活动

触发活动是由一个或多个先行冲动触发的后续起搏活动。触发活动必须依赖于先行的动作电位，是在动作电位复极完成之前或复极完成之后出现的除极活动，因此称为后除极。后除极表现为膜电位的振荡，若能达到阈电位就会触发一次异位激动，该次异位激动又可触发另一次后除极，如此进行下去，就引起一阵异位激动，即心动过速。发生在动作电位 2 相或 3 相的后除极，称为早期后除极（EADs），它的发生与动作电位复极时程延长有关。发生在动作电位 4 相的后除极，称为延迟后除极（DADs），它的发生与细胞内 Ca^{2+} 超负荷有关。洋地黄中毒性心律失常和尖端扭转型室速的发生机制可能是触发活动。

第五节　心律失常分类及对血流动力学的影响

一、心律失常分类

心律失常分类方法很多，按心律失常起源部位分为窦性、房性、交界性、室性。按心律失常发生机制分为自律性、折返性和触发活动性。按心律失常发作频率分为快速性（包括早搏、心动过速、扑动、颤动）和缓慢性（心动过缓、停搏、传导阻滞）。按病因分为生理性、病理性和特发性。完整的临床诊断应包括心律失常的病因、起源部位、发生机制、发作频率等，如特发性左心室分支折返性室速。

二、心律失常对血流动力学的影响

心律失常都会影响血流动力学，但并非所有心律失常都能造成严重血流动力学障碍。心律失常对血流动力学的影响，取决于心律失常类型、基础心血管功能和全身状况等。心排血量等于每搏量与心率的乘积，成人心率一般为 60～80 次 /min，心排血量为 5L/min 左右。随心率增加，心排血量相应上升。当心率超过 160～180 次 /min 时，由于心室舒张期过短，心室充盈减少，每搏量和心排血量均会下降。若同时伴有心脏节律不齐，则对心排血量的影响更为明显。心率增快既增加心肌氧耗，又会减少冠状动脉灌注。若患者原有器质性心脏疾病，即使心率在 120～140 次 /min，也可诱发心力衰竭、心绞痛甚至休克。在心动过缓时，心脏可以通过提高每搏量来增加心排血量。若心率低于 40 次 /min，则心排血量往往会明显下降，导致头昏、乏力、胸闷、心悸甚至晕厥和抽搐等症状。

若心律失常导致房室收缩失调或左、右心室间收缩不同步，也可导致明显血流动力学障碍。正常心房收缩起着一种辅助泵的作用，可使心室舒张末期容量增加。在休息状态下，通常占心搏量的 5%～15%。心房收缩后，房内压力迅速下降，室内压力增高，房室间压力差促使房室瓣关闭。在某些心律失常，如房颤或房室分离等，由于心房收缩功能的丧失或房室收缩顺序的不同步，影响了房室瓣的正常关闭，会导致心排血量下降。尤其在急性心肌梗死、重症心肌炎等疾病中，血流动力学变化更加明显，心排血量下降幅度可达 30%～40%。此外，束支阻滞、室性心律失常所致双侧心室收缩不同步，也可影响心排血量，但远较房室不同步要小。心室颤动时，心室肌完全丧失协调收缩，心排血量接近于零。因此，心律失常的类型和持续时间的不同，对血流动力学的影响程度也不同。

第六节　心律失常诊断方法

一、病　史

应仔细询问发作时的症状，如心悸、胸闷、气短、乏力、休克、黑矇、晕厥等，以及持续时间、频繁程度和终止因素；发作与饮食、烟酒、药物、情绪、劳累、运动的关系；有无其他激发因素；是否原有器质性心脏病或其他全身性疾患如感染、内分泌功能紊乱、电解质失衡、急性缺氧或二氧化碳潴留等；以往接受治疗的情况与疗效。这些往往都可能提供判断心律失常病因、性质和血流动力学影响的宝贵线索，并成为诊断和治疗时的参考。

二、体格检查

在进行全身性系统检查的同时尤应注意心音、心率、心律、脉搏、颈动脉搏动等变化，先至少摸脉搏与听诊心脏一分钟，以了解其速率和节律，有无短绌脉。室上速发作时心率快而规整，快速房颤常有脉搏短绌。房颤、室性心动过速、Ⅲ度房室传导阻滞时，可出现第一心音强弱不等的现象，主要由于心动周期或房室顺序收缩间距的长短不一致。当心室紧跟于心房之后收缩时，可出现第一音的明显增强，称为大炮音。正常情况下表示心房收缩的第四音不易听到，且出现于舒张期末，后面紧跟第一心音。Ⅲ度房室传导阻滞时，可出现第四心音与第一心音的顺序改变或在一个舒张期听到多个第四音。除心脏听诊外，运动、体位改变、按摩颈动脉窦以观察心率的变化；颈静脉搏动的动态过程、频率、波幅及心率的关系等也能提供某些诊断线索。

三、心电图

心电图是诊断心律失常常用、便捷和重要的无创技术，已普及到基层医院。应常规记录 12 导联心电图，并加长记录 P 波清楚的导联如 Ⅱ 或 V$_1$ 导联。分析 P 波和 QRS 综合波的频率、节律和形态以及 P 波与 QRS 综合波的相互关系；测量 P-R 间期、P 波和 QRS 综合波时限、Q-T 间期等。切记，不但要记录心律失常发作时的心电图，而且还要记录不发作时的窦性心律心电图，以便比较。

四、动态心电图及 Loop 监护仪

采用便携式心电记录器，可连续记录病人 24 小时甚至更长时间的心电信息。记录期间病人日常活动不受限制，要求病人随时记录自觉症状和活动情况，供医师分析参考。然后，将记录器采集的信息输入计算机中，通过专用软件进行全面分析。动态心电图可弥补普通心电图的不足，使间歇发作性心律失常的诊断率得到提高，并可对其发作规律及相关因素进行统计分析。

动态心电图对发作周期超过 24 小时的心律失常，检出率较低。为此，可采用事件记录器或称环电路监测器（Loop Monitor）。该装置可长期佩戴在病人身上，能自动记录心律失常发作的前 30 秒心电图，或当病人有心律失常发作症状时，由病人自己启动记录心电图。通过直接回放打印心电图或通过电话传输到医院，由心电监测中心负责分析记录结果。

五、运动试验

若怀疑心律失常的发作与运动有关，可嘱病人适当运动，以便诱发心律失常，运动同时或运动后立即记录心电图。一般认为，器质性心脏病合并的心律失常，较易被运动诱发，但正常人运动时也可发生室性早搏。将动态心电图和运动试验结合运用，嘱病人做动态心电图时适当运动，更有助于提高心律失常的诊断价值。

六、食道电生理检查

将电极导管插入食道至左心房水平，可记录到左心房电位（A 波）并可经食道对左心房实施电刺激，进行食道电生理检查。食道心电图结合程序刺激可诱发或终止室上性心动过速；更清楚地识别快速性心律失常发作时心房和心室激动的相互关系，鉴别室上速和室速；测定窦房结功能。此外，还有助于某些预激旁道的定位诊断。

七、心率变异性

心率变异性（HRV）是指连续正常 QRS 波群周期之间的差异。通常用时域和频域两项参数来反应 HRV。在指定时间内，对正常 R-R 间期标准差的分析，称时域分析；对连续正常 R-R 间期进行傅里叶转换，得出不同时段的心率功率谱，称频域分析。HRV 可间接反映植物神经活性，HRV 降低是一项心脏猝死高危因素的独立预测指标。

八、心室晚电位

心室晚电位是延迟出现的低振幅碎裂心室电位，位于 QRS 综合波终末部分，代表局部病变心肌的传导减慢和除极延迟。临床上，运用信号平均技术，检测心室晚电位的阳性标准一般包括：滤波后的 QRS 波群时限 $\geq$120ms，滤波后的 QRS 波群终末部 40μV 以下振幅信号持续时间 $\geq$40ms，QRS 波群终末 40ms 向量平方根电压 $\leq$20μV。心室晚电位阳性可作为预测致命性心律失常发作的一项独立危险因素，尤其在心肌梗死病人。但是，心室晚电位阳性者也并非一定会发生致命性心律失常，部分正常人也可检出心室晚电位，故临床意义有一定局限性。

九、心腔内电生理检查

经静脉插入多根电极导管进入心腔，分别至高位右心房、希氏束、右心室、冠状窦等，通过程序电刺激起搏心房或心室，记录比较局部电活动和电传导时间，可以检测房室传导功能和心脏不应期，可以诱发和终止心动过速、标测心动过速折返环路，并可定性定位诊断心律失常、评价药物抗心律失常功效和指导导管射频消融。

第七节　心律失常治疗

心律失常种类繁多，临床意义各不相同。心律失常治疗主要包括去除病因和心律调整两个方面。处理常需结合病因、诱发因素、对血流动力学的影响及各种治疗措施的利弊等进行权衡，周密考虑，分别制订具体方案。近年来，随着对心电生理研究与心脏病理组织学了解的加深，抗心律失常药物新品种的不断涌现，以及电复律、心脏起搏、射频消融和手术等一系列新技术的开展与应用，心律失常治疗虽仍时感棘手，但已取得显著进步。

一、药物治疗

抗心律失常药物仍然是目前治疗心律失常最常用和最主要的手段，具体应用多根据患者全身情况、心律失常类型、药物特性和药代动力学特点及临床经验进行。即使在电生理检查术或射频消融术中，也常常使用抗心律失常药。然而，几乎每种抗心律失常药同时也具有致心律失常作用，应用中必须注意。药物致心律失常作用是指药物诱发或加重心律失常的作用。药物剂量要因人而异，通常推荐的方案仅供开始治疗时参考，要根据治疗反应不断调整，力求在达到满意疗效的同时，又能尽可能避免药物副反应。

（一）药物分类（表 1-1）

Ⅰ类　钠通道阻滞剂：抑制快钠内流，减慢动作电位 0 相除极速度，减慢传导速度。根据对复极的不同影响，又可分为 IA、IB 和 IC 三个亚类。

IA 类　中度减慢 0 相除极速度，延长动作电位时间，如奎尼丁、普鲁卡因酰胺和吡二丙胺等。

IB 类　轻度减慢 0 相除极速度，缩短动作电位时间，如利多卡因、美西律、妥卡因、苯妥英钠和乙吗噻嗪等。

IC 类　明显减慢 0 相除极速度，不改变动作电位时间，如氟卡胺、普罗帕酮等。

表 1-1　抗心律失常药物分类和作用

类别	主要作用	窦率	动作电位时间	传导时间/不应期					心外作用
				心房	房室结	希蒲系	心室	旁道	
IA	钠通道阻滞	0	↑	↑/↑	↑ 0/0	↑/↑	↑/↑	↑/↑	抗迷走神经
IB	钠通道阻滞	0	↓	0/0	0/0	0/0	0/0	0/0	抗迷走神经
IC	钠通道阻滞	0	0	↑/↑↑	0/0	↑/↑↑	↑/↑↑	↑/↑↑	抗迷走神经
Ⅱ	β-受体阻滞	↓	0	↑/0	↑/↑	0/0	0/0	0/0	降血压
Ⅲ	钾通道阻滞	↓	↑	↑↑/↑	↑/↑	↑/↑	↑/↑	↑/↑	抗交感神经
Ⅳ	钙通道阻滞	↓	0	0/0	↑/↑	0/0	0/0	↓/0	扩张冠脉

Ⅱ类　β-受体阻滞剂：阻断 β-肾上腺素能受体，产生全通道阻滞作用，减慢动作电位 4 相坡度，抑制窦房结和异位起搏点细胞的自律性，减慢心率，抑制房室传导。如普萘洛尔、阿替洛尔和美托洛尔等。

Ⅲ类　钾通道阻滞剂：阻滞钾通道，延长动作电位时间及有效不应期，如胺碘酮、索他洛尔和溴苄胺等。

Ⅳ类　钙通道阻滞剂：阻滞慢钙通道，减低慢反应细胞电位 4 相坡度，抑制自律性，同时抑制 0 期除极速度和振幅，延长不应期，抑制房室传导，如维拉帕米、地尔硫䓬等。

（二）常用抗心律失常药物

利多卡因：主要用于急性心肌梗死、心脏术后或洋地黄中毒反应等引起的室性心律失常。静脉注射后 45~90s 即有效，维持 10~20min，首剂常用 50~100mg/kg，以后视病情紧急程度，每 5~10min 可再次静脉注射 50mg，共 3 ~ 4 次，有效后以 1 ~ 3mg/min 滴注维持。可引起嗜睡、定向障碍、视力模糊、躁动、抽搐等。偶可致左心室功能抑制及传导阻滞。

普罗帕酮：对室性与室上性心律失常均有效。静脉注射每次 70mg，稀释后于 5min 内缓慢静脉注射。可有口干、恶心、头痛、眩晕、胃部不适等副反应，尚可引起传导阻滞、窦房结抑制、血压下降和心力衰竭等，目前认为主要用于无器质性心脏病患者的心律失常。

美托洛尔：可用于防止阵发性室上速及减慢房扑与房颤的心室率，也用于室性心律失常，对交感神经兴奋所致者疗效较好。静脉注射为 2.5 ~ 5mg，2 ~ 3min 注完，5min 后可重复，至总量达 10 ~ 15mg。副反应包括显著窦性心动过缓、房室传导阻滞、心力衰竭加重及支气管痉挛，偶见恶心、呕吐、低血糖及体位性低血压等。

胺碘酮：对室性及室上性心律失常均有效，因尚能延长旁路组织的不应期，故适用于预激综合征伴发的各种快速性异位心律的控制。静脉注射用于治疗快速性室性心律失常，剂量为 150mg，10min 缓慢静注，随后 1mg/min，维持 6 小时，随后 18 小时为 0.5mg/min。静脉短期应用无明显副反应，显性预激伴房颤时，应用胺碘酮可阻断旁道前传，而保留逆传功能，既可有效控制心室率，又不影响旁道逆传，可继续进行旁道射频消融。静脉注射过快可致血压下降，应予以注意。

维拉帕米：是终止阵发性室上性心动过速的首选药物之一，静脉注射常能迅即见效，可在 2 ~ 3min 内注入 5mg，如无效，10 ~ 15min 后再重复静注同样剂量。若控制房颤快速心室率，则在冲击量后，继以 0.005mg（kg·min）维持。常见副反应为心动过缓，静脉内给药偶可引起严重低血压、心动过缓，甚至心脏停搏，发生后需即用异丙肾上腺素、钙剂等纠正。

三磷酸腺苷（ATP）：主要用于终止室上性折返性心动过速。作用时间短暂，仅 10 ~ 20s。剂量 0.25 ~ 0.3mg/kg，稀释至 10ml，以最快速度静注。或先用 10mg 静注，无效时，可间隔 2 ~ 3min 后重复静注，每次剂量可增加 3mg，直至见效或总量达 40mg。给药后多在 20 ~ 40s 内心动过速终止。副反应常见面部潮红、恶心、胸闷、头晕和头痛等，尚可诱发支气管哮喘、心绞痛、窦性停搏、房室传导阻滞、室性早搏、室速等瞬间心律失常。有病窦综合征、房室传导阻滞、冠心病或支气管哮喘者禁用。

阿托品：通过减低迷走神经张力，加速窦性心率及房室和房内传导，可用于治疗窦性心动过缓、窦房及房室传导阻滞和窦房结功能低下而出现的异位节律，由于窦性心率增快而使异位搏动得以控制，也可作为电生理检查术中诊断用药，如房室结双径路。可用 0.5 ~ 2mg 皮下或静脉注射。青光眼和前列腺肥大者禁用。

异丙肾上腺素：为 β-肾上腺素能受体兴奋剂，可用来提高窦房结及潜在起搏点的自律性，并可加速房室传导。适用于治疗房室传导阻滞、病窦综合征伴发的缓慢性心律失常。1 ~ 2mg 溶于 5% 葡萄糖水 500ml 内，缓慢静脉滴注。电生理检查术中常用来作为心动过速的诱发药物及用于心动过速消融效果的评价。

二、射频消融

射频消融早已成为房室结折返性心动过速、房室折返性心动过速、局灶性房速、峡部依赖性房扑、特发性室速等快速性心律失常的一线治疗手段，对顽固性室早和不适当窦性心动过速也显出高度的有效性和治愈性。目前，关于射频消融是否成为房颤的一线治疗正在热烈的讨论中。快速性心律失常的射频消融是本书的中心内容，将在以后各章详尽介绍。

射频为 30kHz ~ 300MHz 的高频正弦交流电，其中 300 ~ 1000kHz 被用于临床消融疗法，如此高频可产生热效应，但不激惹心肌兴奋性。导管消融以单极方式发放射频，电流在导管电极远端、心肌组织和背部板状电极之间构成环路。射频通过组织时，能产生阻抗热，阻抗热与电流密度平方成正比。导管电极与心肌组织界面的电流密度最大，故阻抗热最高；背部电极接触面积大，电流密度低，阻抗热极微。在导管与组织界面产生阻抗热的范围虽 <1mm²，但通过传导扩散可达组织深层 4mm。阻抗热经与心腔血液对流，组织传导热与心外膜冠脉血液对流均可散失。因此，心内膜下 2 ~ 3mm 处损伤范围较心内膜表

面大。

热损伤被认为是射频消融致组织损伤的主要机制。射频发放时，电极－组织界面温度在 10 秒内可迅速上升并达稳定，组织损伤范围在 30～40 秒可达稳定。热损伤范围与功率、导管电极半径和界面温度均成正比。射频消融时，有效功率为 10～50W，大头导管电极长度为 4mm，界面理想温度为 60～70℃。放电功率相等时，4mm 大头电极损伤范围是 2mm 大头电极的 2 倍，8mm 大头电极是 4mm 大头电极的 4 倍，12mm 大头电极却小于 8mm 电极；若在电极－组织界面维持 80℃的稳态温度，4mm 大头电极需 16W，8mm 大头电极需 47W，12mm 大头电极需 61W，电极越长对流热散失越多。

心肌组织温度＞46℃时，将出现脱水和蛋白变性；≥50℃时将出现不可逆损伤－凝固性坏死。电极与组织界面温度≥100℃时，将使血浆蛋白变性，并黏附于电极表面形成碳化绝缘层，致阻抗迅速显著升高，热传导减少，深部组织温度下降。射频发射 10 秒后，若阻抗下降 5～10Ω，则示阻抗热向组织深部传导良好；若阻抗下降过多，则示导管电极接触不良，继续放电将招至阻抗迅速显著升高。

射频热损伤可影响心肌细胞电生理特性。温度≥45℃时，可致静息膜电位显著去极化，动作电位上升速率呈温度依赖性增加，动作电位幅度和时间呈温度依赖性下降和缩短；温度在 48℃时，细胞兴奋性呈可逆性丧失；温度＞45℃时，可致异常自律性产生，此可能是消融房室结慢径时，出现交界性心律的机制。

消融后几小时，心内膜损伤灶呈苍白色，中心部稍凹陷，表面附有纤维蛋白物，偶有出血或血栓。在界面温度≥100℃或阻抗突然升高的消融靶点，心内膜常焦化、破损并附有血栓。4～5 天后，显微病理见损伤灶界限分明，中心区凝固坏死，周边出血伴炎细胞浸润。2 个月后，损伤区缩小，瘢痕形成。

三、心脏起搏

人工心脏起搏是由起搏器（脉冲发生器）发放一定形式的脉冲电流，通过起搏电极传到心肌，局部心肌被兴奋并向周围传导，最终使整个心室或心脏兴奋收缩，从而代替心脏自身起搏点，维持有效心搏。若心肌已丧失兴奋－收缩特性，则起搏无效。人工心脏起搏系统由起搏器、导管电极和电池组成，具有起搏和感知两项基本功能。起搏器主要用于治疗缓慢性心律失常，也用于抑制快速性心律失常，还用于治疗与左、右心室收缩不同步相关的心力衰竭。人工心脏起搏有临时起搏和永久起搏之分，前者使用体外起搏器，后者使用埋藏式起搏器。起搏器的发展方向是①长寿命，目前一般可达 10 年；②小体积，目前一般重 20～30g；③生理性，保证完善的房室同步、心室的正常收缩顺序和频率应答。

四、体外电复律

应用高压脉冲电流，在瞬间使全部心肌同时除极，消除异位兴奋灶，打断心律失常折返环路，待自律性最高的窦房结最先恢复兴奋，发放冲动控制心脏，维持窦性心律。实行 R 波同步放电，使电脉冲落入 R 波降支或 R 波起始后 30ms，即心室肌绝对不应期，称同步电复律，用于室颤、室扑以外的各种快速性心律失常的电复律。在心动周期的任何时间随机放电称非同步电复律，只用于室颤和室扑的电复律。

室颤、室扑及有明显血流动力学障碍的室速首选电复律；血流动力学稳定的室速可首选药疗或消融，必要时考虑实施电复律。电生理检查过程中发生房颤，可等待其自行转复，必要时实施电复律。房扑、房颤或室上速伴快速心室率，药疗无效，不能急诊实施消融治疗者，可选电复律。

（一）同步电复律

患者平卧于木板床上，心电监护，于 5 分钟以上缓慢静注安定 15～30mg，使患者达嗜睡状态。机内试放电，检查同步功能。给电极板上均匀涂上导电胶，两个电极板按标记分别放于心尖部和右胸第二、三肋间，两电极板之间距离 10cm 以上，稍用力保持与皮肤密切接触。室上性心动过速或房扑首选 100J，心房颤动首选 150~200J，室性心动过速首选 200J。行 R 波同步触发放电，放电后立即描记心电图。若无效则递增 50J 重复放电，一般不宜＞300J。安置起搏器患者电复律时，电极板宜分别放于心尖部和左肩胛下区，尽可能选择较小能量。

（二）非同步电复律

属紧急电复律，为室颤室扑的首选治疗。无须麻醉，不做同步测试，宜争分夺秒。开启除颤器，放置电复律电极板，首选能量 200J，触发放电。无效则以 50J 递增，重复放电或联用抗心律失常药后再放电。

五、心内电复律

房颤的体内电复律治疗由于电极更接近心房肌，故理论上转复成功率更高，而所需能量低。体内转复前的准备工作与体外电复律相似。手术不需全身麻醉，必要时可给予镇静药物，复律前通常在 X 线引导下，将三根临时导管插入静脉系统。两根表面积大的导管用于放电，第三根导管用于 R 波感知和同步，以及放电后的临时起搏。术中第一根复律导管常放置于冠状静脉窦远端，第二根复律导管最好放置于右心耳或右房侧壁。复律导管连接于体外双向除颤仪。第三根双极导管置于右心室心尖部，其近端与体外起搏器相连。左房放电导管除可置于冠状静脉窦远端外，还可置于左肺动脉或通过未闭的卵圆孔置于左房。体内电复律转复房颤主要用于以下几种情况：①体外电复律失败的房颤病人；②对于全身麻醉有禁忌或者危险的病人，例如合并有严重阻塞性肺部疾患的病人；③电生理检查或消融过程中发生的房颤；④疑有房室传导阻滞且需要除颤者，因为该类病人复律前应插入临时起搏电极。一般情况下，体内电复律选择 6~10J 的能量，绝大多数房颤可转为窦律，阵发性房颤的转复成功率为 92%~100%，持续性房颤为70%~100%。体内电复律并发症少见，多与插入和操作导管有关。其他并发症还包括除颤仪同步不良或应用抗凝剂导致出现并发症等。

六、外科手术

外科手术治疗快速性心律失常不是一线治疗。射频消融难以成功的顽固性房室折返性心动过速且怀疑心外膜旁道者，可考虑外科手术。风湿性心脏病伴永久性房颤，在接受外科换瓣手术时，可同时做左房迷宫手术或肺静脉隔离术，以求去除房颤。陈旧性心肌梗死合并室壁瘤及多源恶性心律失常，可切除室壁瘤以消除心律失常的病理基础。

（赵　学　姜宗来　张存泰）

第二章　心脏电生理导管室

第一节　导管室的设置

一、器械准备室

一般要求面积在 8 ~ 12m²，设洗手池、导管冲洗池、导管冲洗专用龙头等，供术者洗手消毒、护士整理手术器械和导管等物品时使用。

二、更衣间

要求面积在 10m² 左右，配衣柜、卫生间、淋浴间等。

三、控制室

要求面积为 10 ~ 15m²，以铅玻璃与操作室分开，用于放射技术员操纵 X 线机，心内科医师操纵电生理记录仪和录像设备等。

四、操作室

面积 60m² 或更大，内设 X 线影像系统、心电及压力监测仪、导管存放柜、急救设备和药品。

五、X 线机变压器室

放置 X 线机、变压器、电源系统。

六、其　他

有条件的单位可根据情况设置相应医生办公室、技师和护士办公室、会诊讨论室、学术交流室、工作人员配餐室等，还可在隔离区外设置会客室、病人家属接待室等。大型导管中心还应根据情况设置手术病人周转恢复室。

第二节　导管室人员

临床心脏电生理检查和射频消融治疗术是一项借助于心脏导管进行的专业性很强的有创伤性检查和治疗技术，必须在导管室内进行无菌操作。不仅要将电极导管置入人体内，而且还要结合病人的临床表现，根据病人的不同临床需要，进行心脏电生理检查（在不同的房室腔内给予电刺激），记录心电图和心脏内电信号（心内电图），对上述电信号进行分析，得出结论，经过这些环节对病人做出心脏电生理诊断，确定下一步的治疗措施。因此，临床电生理检查及射频消融术不仅需要相应的心脏导管操作设备，还需要经过专业培训并具有实践经验的医生、护士和技术人员。

一、人员组成

心律失常的电生理检查和射频消融术需要由有经验的心脏电生理医师 1 ~ 2 名、电生理技师 1 名和护士 1～2 名配合完成。必要时还需要麻醉师和放射线技术员。协助手术的医师、技术员和护士也必须掌握临床心脏电生理学理论并具备一定的实践经验，能够正确识别心律失常，掌握心肺复苏术、心脏起搏技术和抗心律失常药物的临床应用。总之，小组成员必须由受过专业训练、具有献身精神的优秀工作人员组成。

二、技能与职责

（一）医生

术者应是从事多年临床心电生理学工作的专业医师，同时具有较高的心脏病学、心脏电生理学和心脏导管操作技术，能够对术中出现的问题及时地加以解决和处理。与其配合的助手也应该具有一定的临床心脏病学、心脏电生理学和心脏导管操作技术以及处理并发症的能力。

术者具体的技能和职责要求是：对电生理检查和射频消融术的成功与否和病人的安危负主要责任。因此，术者需要具有多年的心脏内科临床工作经验，专门从事心脏电生理学专业；具有临床电生理和心律失常诊疗知识，能够独立完成各种心导管术和电生理检查操作；熟悉心脏电生理学基本诊疗原则和各种抗心律失常药物的使用，能熟练应用心脏电生理检查的方法、步骤以及导管消融技术的操作；能够指导助手进行导管操作和电生理检查工作，具有敏锐的观察力和快速判断、应变能力，能在检查过程中对各种结果及时做出准确解释和对策，使检查能够达到预期目的；能在检查过程中发现新线索、新情况，及时修正检查方案；并及时发现和处理各种并发症。

助手负责放置和操作各种心导管和电极导管，进行常规的程序刺激和初步的心内膜标测，协助术者处理术中的各种情况。

（二）护士

准备无菌手术台，准备和提供术中应用的物品和器械；手术后打扫手术台和手术间，使物品存放有序，以备下次使用；熟悉导管室内各种器械和设备的型号、存放位置、功能；术中电除颤和配合医生心肺复苏；按照医生的医嘱进行术中用药；负责病人进入导管室、术中和离开导管室期间的心电和血压监护；解除病人的紧张和恐惧情绪。

（三）技术员

具备一定的心脏电生理诊疗知识和操作技术，了解体表心电图和心内电图的意义；熟悉电生理操作规程；熟悉并能操作各种电生理记录仪、刺激仪和消融仪；了解各种标测导管和消融导管的厂家和型号；按照医生的指令进行各种仪器操作；术中进行心电检测，记录资料；负责各种仪器设备的保存和定期养护，了解术前设备的工作状态是否完好。

（四）放射科技术员

负责操作 X 线机；术前检查机器，保证术中 X 线机处于正常工作状态；术中配合术者操作 X 线机透视和拍摄；负责 X 线机的检修。

（五）麻醉师

一般不需要。在对儿童或者不能配合手术的病人进行手术操作时提供专业麻醉。术中监测病人的生命体征，保证麻醉病人安全。

第三节　导管室设备

一、X 线影像设备

心脏导管室 X 线影像设备是进行心脏电生理检查和治疗的必备设备之一。虽然心脏电生理诊疗操作对 X 线设备的要求不像冠状动脉造影和支架置入术那么高，但还是要求配备可转动的 C 型臂心血管造影机，带有影像增强器及电视监视设备，能够实时显示、冻结、回放 X 线影像和进行不同体位透视。此外，最好还应该具备辐射防护设施，以保证手术中病人和工作人员的 X 线照射量能够控制在安全范围。心电生理介入操作所要求的透视条件一般在 50～60kV。

二、心脏程控刺激仪

为了明确心律失常的机制以及进行消融定位，必须有心脏程控刺激仪，用于在心腔特定部位发放电脉冲刺激。心脏程控刺激仪的功能有：S_1S_1 起搏刺激；S_1S_1 定时刺激；S_1S_1 定数刺激；与 S_1 同步的早搏刺激，或者简称为 S_1S_2 刺激，每隔 4～8 个心动周期自动增减 5～20ms 扫描；与 P 波或者 R 波同步的程控早搏刺激，简称 PS_2 同步或者 RS 触发。

程控刺激仪的电源应采用带隔离输出的直流电或者 12V 以下的干电池。心内刺激发放的脉冲宽度为 0.1～2.0ms，脉冲幅度为 0～20mV。

三、多导生理记录仪

多导生理记录仪是心脏电生理检查的必备仪器。普通的室上性心动过速需要 8～16 道记录；心房颤动的射频消融至少需要 16 道记录。目前已有厂家生产出 96 道或更多道的记录仪。多导生理记录仪至少需同步记录 12 导联体表心电图和多道的心腔内心电图，应该有冻结、储存、回放、调整幅度、调整速度和记录等功能。用来记录心内电图的放大器必须具有可调节增益以及高通和低通滤波的性能，当放大倍数为最大时，等效输入噪声小于 $10\mu A$。心腔内信号经过放大器增益调节和高频（30Hz 或者 40Hz）及低频（400Hz 或者 500Hz）滤过后，可显示出良好的图形。多导生理记录仪有进口和国产的多种品牌，用户可根据具体经济条件和需要选择。上海莱恩生物医学科技有限公司（LIONMEDTM）CathlabTM-9000 新型数字化心脏导管工作站，以新一代数字化技术全面继承传统多道电生理记录系统的功能特点，创造性地将心脏电生理记录系统、血流动力学监测系统、程控刺激系统、导管室管理系统完美整合于一体，并可融合三维导航标测系统、射频消融治疗系统等相关介入诊疗设备的图像参数，开创了功能完备、优化高效的工作流程，为临床开展心脏导管介入诊疗技术提供了综合性的解决方案（图 2-1）。

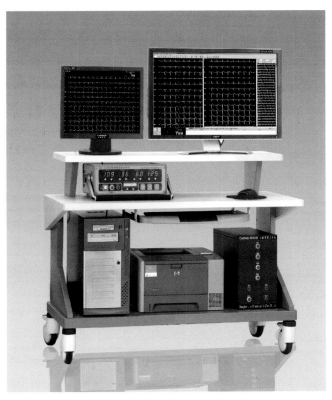

图 2-1　（LIONMEDTM）CathlabTM-9000 新型数字化心脏导管工作站

近年来，在电生理标测技术方面不断推出新的标测系统，以 Carto（Johnson& Johnson Co.）、EnSite3000、Local Lissa（Medtronic Co.）为主要代表。

四、电极导管

电极导管是电生理检查中的重要工具，用于记录心腔内各部位的心电信息。电极导管是由聚乙烯或者聚氨酯等制成的塑料导管，其种类和型号有多种，一般用 F 编号来表示导管的粗细，F 编号越大，其直径越大。成年人常规用 5～7F 的电极导管。导管上的电极一般由白金（铂）制成，电极间距为 5mm 或者 10mm，电极数目为 2～20 个。

（一）标测电极导管

常用的标测电极导管有 2，4，10 极；也有 20 极和环状 10 极电极。特殊用途的网状电极可多达 64～128 个。

2 极电极导管多用于术中心室或者心房起搏。记录希氏束常采用顶端呈 J 形或者 C 形的小弯 4 极电极导管；记录心室和心脏起搏一般采用大弯 4 极电极导管，电极导管长度有 105cm、120cm、125cm 等规格；记录冠状静脉窦电位一般用 10 极电极导管，电极间距为 5mm 或者 10mm；20 极电极导管（又称 Halo 电极导管）多用于右心房房性心动过速的标测或者峡部依赖性心房扑动的标测。10 极环状电极（LASSO，A-Focus 电极导管）常用于肺静脉电隔离术治疗心房纤颤的肺静脉电位的标测。非接触型电极导管则为 Ensite3000 非接触标测系统专用标测导管，在 9F 导管上设有一个可充满 7.5ml 液体的球囊，其外面有 64 个网状电极由绝缘的金属线编织而成，常用于室性心动过速、房性心动过速、非典型房扑、心房纤颤等疑难心律失常的射频消融。

（二）消融电极导管

消融电极导管是射频消融术必备的器械之一。具有记录心电信号及发放射频电流的功能。一般采用 7F 或者 8F 的 4 极电极导管，电极间距为 5mm，导管顶端电极长度分别为 4mm、6mm 和 8mm。该电极导管通过导管尾端的把柄在体外可进行操控，以标测局部电活动及定位消融靶点。

冷盐水灌注消融导管在进行消融时由于电极与心肌界面的温度降低，使得消融能量能够到达较深部组织，适合于器质性心动过速和某些疑难心律失常的消融治疗。还有一些其他能量的射频消融导管，如激光消融、冰冻消融、超声消融、微波消融导管等，但多处于临床试验和研究阶段，目前尚未在临床普及应用。

五、消融仪

消融仪是一种能量发生器，能够产生高频交流电能和检测组织凝固过程中的各种相关参数，是心律失常射频消融疗法的关键设备之一，各项技术指标要符合要求。包括输出频率以 350～1000kHz 为宜，输出波形为连续未调制的正弦波，输出功率在 0～60W 范围内可调，具有阻抗监测功能，能连续、定时的显示阻抗变化，能够预先设置消融时间，准确地自动停止发放射频。

六、除颤仪

心脏直流电除颤仪是导管室做介入性操作必备的抢救设备之一。在进行手术操作前必须置于能迅速投入使用的有利位置，并检查使各项功能处于良好状态。它可以在短时间内发放高电压、弱电流的直流电，使心肌细胞在同一时间内除极，造成瞬间的心脏停搏，然后恢复有序的心脏跳动。常用于手术时出现心室颤动的抢救。

七、防护设备

心脏导管室的放射线防护设施包括整体防护和个人防护两部分。整体防护是指放置 X 线机的房间墙体、天花板和门内应镶有铅板，操作室和控制间内应有铅玻璃分开。在球管和操作工作人员之间可隔一扇活动铅玻璃屏和铅帘作局部屏蔽。个人防护是指在进行手术操作时的个人防护。X 线穿透人体组织时，一方面可以形成影像，同时对人体被照射部位也能造成损害。人体的生殖腺和造血系统对放射线最敏感，其次为甲状腺、眼和骨骼系统。儿童和青少年比成年人和老年人敏感。因此，导管室操作人员必须穿好铅衣，佩戴铅围领和防护眼镜。应该选择胸前和背后都有防护的铅衣。铅衣长度要过膝。一般是铅当量越大，防护越好。目前所用铅衣的铅当量主要有 0.35 和 0.5 两种规格。

1953 年，中华放射学会建议，对人体最大的允许辐射剂量为：全身照射量不得超过 0.3 γ / 周（空气量），对生殖腺、骨髓等造血系统等敏感部位，应少于 0.3 γ / 周。照射局部如手前臂、脚可达全身照射量的五倍。

1956 年 4 月，国际放射线防护委员会又提出了补充意见：20 岁以下不宜从事放射线工作，20 ~ 30 岁者最大允许量不得超过 0.1 γ / 周，30 岁以上者不得超过 0.3 γ / 周。成年人接受 0.1 γ / 周的 X 线照射是安全的。

八、救护设备及抢救药品

救护设备是介入手术出现意外情况时的重要保障。必须保持这些抢救设备处于能随时工作和性能良好的状态。通常应包括电除颤器、人工心脏起搏装置、供氧设备、简易人工呼吸器、心包穿刺器械、气管插管器械、气管切开器械、吸引器和开胸手术器械。

导管室内的常规药品和抢救用药包括：利多卡因、5% ~ 10% 的葡萄糖注射液、生理盐水、肝素、阿托品、酚妥拉明、硝普钠、肾上腺素、去甲肾上腺素、异丙基肾上腺素、西地兰、麻黄碱、间羟胺、多巴胺、多巴酚丁胺、氨茶碱、硝酸甘油片、硝酸甘油注射液、可拉明、度冷丁、吗啡、安定、异丙嗪、氯丙嗪、苯海拉明、地塞米松、氢化可的松、苯妥英钠、心律平、胺碘酮、三磷酸腺苷（ATP）、维拉帕米、心得安、鱼精蛋白及呼吸兴奋剂等。

第四节　导管室工作程序

一、术前准备

术前了解病情，明确检查目的和步骤，向病人做术前交代，指导病人如何配合；停用抗心律失常药物 5 个半衰期以上，一般停药 3 ~ 7 天。通常要求停用抗凝药物，如果一定需要使用，可用低分子肝素；术前禁食或者少饮食。建立静脉输液通路，术区处理皮肤；术前 30 分钟给予镇静剂肌肉注射，儿童和不配合者进行静脉给药麻醉；检查各种设备是否处于正常工作状态，抢救药品是否备齐。

二、手术过程

（一）建立血管通路
插管部位消毒，铺巾，局部麻醉，大血管穿刺，建立血管通路。
（二）置入电极导管
根据做诊疗的目的将导管置入不同的心腔内。通常做射频消融术前首先进行电生理检查，标准电生理检查是将标测电极导管分别置入冠状静脉窦、右心室、右心房和希氏束。
（三）电生理检查
对心律失常的病因和发生机制进行诊断。详见有关章节。
（四）射频消融
发现心律失常的病因和机制后，置入消融电极导管对消融靶点进行详细标测，发现理想靶点后立即放电消融。详见相关章节。

三、术后处理

电生理检查术或者导管射频消融术结束后，观察 10～30 分钟，在此期间与病人交流，了解病人的感受；观察心电和血压的变化；透视心影大小与术前比较有无变化，或者有无心包外亮带区（心包积液的特征改变）；将电极导管撤出体外；拔出动静脉鞘管，局部按压止血，消毒包扎；由医务人员将病人送回有心电和血压监测的病室内，监测 12～24 小时直至能够下床活动；观察术区有无出血并需要及时给予处理；为了防止术后静脉血栓形成和出现肺栓塞，在病情允许的情况下给予低分子肝素；由术者和助手完成术后记录和手术报告。

（张薇薇　卢才义）

第三章　心脏电生理基本操作

第一节　外周血管穿刺技术

一、Seldinger 血管穿刺技术

（一）器械准备

10ml 注射器，7 号注射针头，18 号薄壁穿刺针，直径 0.813～0.889mm（0.032～0.035in）长度 40～45cm 软头 J 型导引钢丝，长度 12～14cm 外鞘管，长度 18～20cm 扩张管，血管钳和小尖手术刀片。外鞘管和扩张管通常有 5～9F 可选，两者必须匹配；动脉外鞘管尾端活瓣可防止血液倒流，尾部侧孔经硅胶管与三通相连，用于冲洗、抽血、测压、注药和输液等。穿刺器械使用前，需经肝素盐水冲洗，将扩张管插入外鞘管内至嵌顿位置。

（二）操作程序

选定穿刺点：穿刺点选择是穿刺成功的关键，依被穿刺的具体血管而定。

局麻：用 1% 的普鲁卡因或 1% 的利多卡因在穿刺点注一皮丘，再沿穿刺针拟进针方向浸润麻醉。注意在抽吸无回血时方可注射麻药，一般用药 2～3ml。

穿刺血管：在选定的穿刺点进针，针头斜面通常向上，进针方向通常与血管走向保持 45°，进针深度依被穿刺的血管部位和患者胖瘦而定。可先用麻药针试穿刺，确定血管深度和进针方向后，再用穿刺针穿刺。若进针深度已超过被穿刺血管的估测深度仍不见回血，则缓慢退针观察。若仍无回血，则退针至皮下，调整方向后再进针 2～3 次。若仍不成功，则拔出穿刺针，用肝素盐水冲洗后再穿刺。若见鲜红色血液连续喷出，则标志穿刺针进入动脉；若见暗红色血液连续溢出，则标志穿刺针进入静脉。若欲穿刺静脉却误穿动脉，则立即退针，局部压迫 3～5 分钟再行穿刺；若欲穿刺动脉却误穿静脉，退针后最好压迫 1 分钟。若回血通畅，可用左手固定穿刺针，也可减少进针角度 10°～15° 并轻轻前送 0.5cm 再固定穿刺针。

导入导引钢丝：必须对穿刺的正确性有把握，才可导入导引钢丝。钢丝软头在前，经穿刺针尾孔送入，送入时应无阻力，送入长度通常约 20cm，拔出穿刺针，拭净钢丝血迹。若遇阻力，应立即退出钢丝观察回血，切勿用力再插。轻轻调整穿刺针深度或角度，若回血通畅则再次送入钢丝，若回血不畅则拔出穿刺针，局部压迫 1～2 分钟。若送入钢丝有阻力，退出钢丝也有阻力，则将穿刺针和钢丝一并退出。

导入扩张管和外鞘管：左手食、中或无名指压迫穿刺点上方，右手拔出穿刺针。用手术刀片在穿刺点作一 3mm 长皮肤切口，用血管钳沿导引钢丝分离皮下组织。沿导引钢丝插入扩张管和外鞘管至血管腔内。注意钢丝必须露出鞘管尾端才可向前推进鞘管。若推送进入血管时有较大阻力，但外撤导引钢丝无阻力，则仍可轻轻顺时针方向旋转连续送入，注意扩张管必须与外鞘管保持紧密嵌合，保证扩张管与外鞘管远端之间无缝隙。一并退出导引钢丝和扩张管，保留外鞘管在血管内，从尾部三通抽弃 2～3ml 血液，注入肝素盐水约 10ml。

二、颈内静脉穿刺

常选右颈内静脉，病人仰卧去枕，头尽量左转，经锁骨内侧段上缘之上 3cm 作水平线，其与胸锁乳突肌锁骨头前缘交点即为穿刺点。也可在锁骨内侧段上缘，胸锁乳突肌锁骨头及胸骨头构成的三角形中点为

穿刺点。若解剖标志不清，嘱患者在保持头左转时轻轻上抬，以便判定。穿刺程序按 Seldinger 法进行。穿刺针尾端接 10ml 注射器，针头斜面朝上，与颈部皮肤呈 30° 向胸锁乳突肌锁骨头附着处中点或锁骨中线与第四肋间交点进针，在男性可直接朝乳头方向进针。进针前用手触摸颈动脉，确保穿刺针在动脉外侧行进。进针深度一般 <5cm，体瘦者多在 2cm 左右，边进针边回抽或边退针边回抽，若通畅地抽到暗红色静脉血，则移去注射器，依次导入导引钢丝、扩张管和外鞘管。

三、锁骨下静脉穿刺

左、右锁骨下静脉均可选用，做电生理检查常选左侧。患者仰卧去枕，平静呼吸，适当抬高穿刺侧肩胛或压低肩关节有利于穿刺成功。取锁骨中点锁骨下缘下 1cm 处为穿刺点，肥胖者穿刺点可下移 1~2cm。穿刺点偏外易误穿锁骨下动脉，偏内不易导入鞘管。按 Seldinger 法进行。穿刺针接 10ml 注射器，针头斜面朝向足侧，穿刺针与皮肤呈 10°~30°角，针尖指向胸骨上窝与环状软骨之间。进针时针尖先抵向锁骨，然后回撤，再抬高针尾，紧贴锁骨下缘负压进针，深度一般为 4~5cm。若通畅抽出暗红色静脉血，则移去注射器，导入导引钢丝。若抽出鲜红色动脉血或移去注射器后有血液喷出（无静脉压升高证据），则立即拔出穿刺针，局部压迫 5 分钟。若进针时回抽出气体，表明刺伤肺尖引起气胸，应立即撤针，胸部透视观察。导入钢丝后必须透视确认导引钢丝进入右房或下腔静脉，方可导入扩张管和外鞘管。若确认钢丝进入主动脉或左心室，可轻轻拔出导引钢丝，局部压迫 5 分钟。若扩张管误入锁骨下动脉，不可立即撤出，应将鞘管留置在动脉内，并缝在皮肤上，等待胸外科医师处理。

四、股静脉穿刺

左、右侧股静脉均可选用，常选右侧。左手食、中及无名指并拢，指尖成一直线，在腹股沟韧带中部下方 2~3cm 处，触摸股动脉搏动，确定股动脉走行。以股动脉内侧 0.5cm 处与腹股沟皮折线的交点为穿刺点。按 Seldinger 法进行。右手持穿刺针，针尖朝脐侧，针头斜面向上，针体与皮肤呈 30°~45° 角，沿股动脉走行进针，一般进针深度 2~5cm。若进针易抵向骨骼，则应缩小进针角度并注意进针方向。肥胖者的穿刺点宜下移 1~2cm。若在同一股静脉拟导入两根鞘管，则第二穿刺点可选在第一穿刺点下方 1cm 处；若拟导入三根鞘管，则第二、第三穿刺点可选在第一穿刺点下方 1cm 左右各旁开 0.5cm 处，待三根导引钢丝都分别进入股静脉后，再分别导入鞘管。

五、股动脉穿刺

左、右侧股动脉都可选用，常选右侧。左手食、中及无名指并拢，指尖成一直线，在腹股沟韧带中部下方 2~3cm 处，触摸股动脉搏动，确定股动脉走行。以股动脉与腹股沟皮折交点为穿刺点，按 Seldinger 法进行。先在穿刺点作 3mm 皮肤切口，左手轻压固定股动脉，右手持穿刺针，针头斜面向上，与皮肤呈 45° 角进针，针尖抵到动脉壁时，针柄会出现搏动感，针尖穿入股动脉时有落空感，随后见鲜红色动脉血喷出。若进针力度较大，可迅速穿透股动脉后壁，缓慢退针时才见回血。

第二节 房间隔穿刺技术

房间隔穿刺在导管消融中可用于左侧旁路穿间隔途径消融、心房颤动消融、左心房房性心动过速消融以及左房心房扑动消融，而且是与左心室有关心律失常消融的替代途径和必要补充。

一、房间隔穿刺定位

在心内电生理检查时，正位透视，近端希氏束电位记录点相当于三尖瓣环上缘水平，冠状静脉窦导管最低点为冠状静脉窦口水平，正常心脏的卵圆窝位于三尖瓣环上缘后方略偏下，在冠状静脉窦口后上方。故穿刺点在脊柱中点至右缘之间，在三尖瓣环上缘偏下 1cm 或在冠状静脉窦口偏上 1cm 处。

二、穿刺前准备

　　一般准备：正侧位胸片，注意观察心房边缘，升主动脉大小和走行，胸廓脊柱形态以及肺血管情况。心脏超声测定主动脉和心腔内径，房间隔方向、偏斜、膨出和厚度，最好采用食道超声明确左心房内有无血栓。

　　器械准备：血管穿刺器械同 Seldinger 血管穿刺。房间隔穿刺针常用 Brockenbrough 穿刺针，其尖端由 18G 变细为 21G，穿刺阻力及损伤小，针尾箭头状方向指示器指示针尖方向，成人一般用 18G 71cm 的前端弧形穿刺针，巨大右心房者也可用直形穿刺针。小儿用 19G 56cm 的穿刺针。房间隔穿刺套管常用 Mullins 鞘管，其由外套管和扩张管组成，前端呈 1/3 至半圆形弯曲，无侧孔，外套管尾端有止血活瓣及带三通的侧管。成人一般用 8F 67cm 的 Mullins 套管，小儿用 6F 或 7F 52cm 的 Mullins 套管；同样可选用 Swartz 鞘管；导丝一般用 0.813mm（0.032in）或 0.889mm（0.035in）长度 145cm 弹性导丝；造影剂。

三、穿刺操作（图 3-1）

（一）导入穿刺针至上腔静脉

　　患者仰卧，以 Seldinger 法穿刺右股静脉，将 0.813mm（0.032in）导引钢丝送至上腔静脉，沿导引钢丝

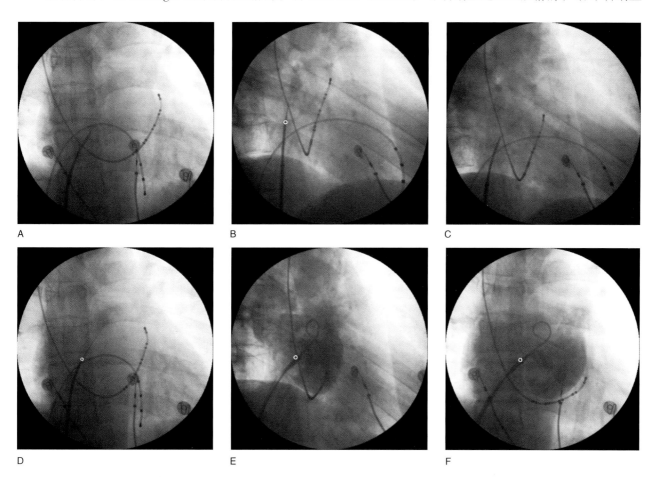

A

B

C

D

E

F

图 3-1　阵发性心房颤动肺静脉电隔离术（男，31 岁，左心房内径正常）

A. 后前位透视：成功穿刺部位（穿刺进针前）

B. 右前斜位 45°透视：成功穿刺部位（穿刺进针前）

C. 右前斜位 45°透视：再次证实针尖已在左心房

D. 后前位透视：显示针尖已穿过房间隔

E. 右前斜位 45°左心房造影：最大限度展示房间隔平面，可见穿刺部位在房间隔前后方向的中点

F. 后前位左心房造影：显示穿刺点高度在房间隔上下方向的中点

注：图中白圈所示为穿刺部位

将 Mullins 鞘管或 Swartz 鞘管送至上腔静脉，套管头端指向左侧，退出导引钢丝。给 Brockenbrough 穿刺针腔充满 1000U/ml 的肝素盐水，在后前位透视下经鞘管插入房间隔穿刺针，针尖指向 12 点位置（上方）推进，送达上腔静脉，但穿刺针需在鞘管头端内侧约 0.5cm 处。若推送过程有阻力，应将穿刺针稍回撤并稍微改变方向后再推送。

（二）回撤穿刺针至卵圆窝

用肝素盐水冲洗穿刺针，针尾连接造影剂注射器。也可通过三通连接测压系统，监测上腔静脉压力。在压力、X 线透视、心电监测或压力监测下，一边顺时针方向旋转穿刺针和鞘管，一边同步回撤，先沿脊柱中右 1/3 缓慢下移至右心房并趋进预定穿刺点，至穿刺针尾端方向指示器指向 5 点钟位（左后 45°），到卵圆窝时影像上可见穿刺针尖端向左突然移位（落入感），这就是初步定位的穿刺点。在后前位透视下，可沿头足方向适当调整穿刺点的高度。若套管顶在卵圆窝，则轻轻推进套管有阻力，且套管尾部有心搏感。在右前斜位 45°透视下，适当旋转穿刺针鞘，使穿刺针及鞘管头端影像伸直，此时鞘管尖的位置即是穿刺点的准确位置，这说明鞘管头端指向左后 45°方向，即垂直于房间隔，并且在房间隔中央，沿该方向穿刺可避免穿刺点过于偏前（主动脉根部）和过于偏后（右心房后壁）而导致心脏穿孔或穿入主动脉，而后前位不能准确判断穿刺点的前后位置。后前位透视下认为理想的穿刺点，在右前斜位 45°透视下，可能明显偏离房间隔，因此右前斜 45°是房间隔穿刺点准确定位不可替代的体位。

（三）穿刺房间隔

确定穿刺点及穿刺方向后，右前斜位透视，嘱患者平静呼吸避免咳嗽，左手使穿刺鞘管轻轻抵向房间隔并与患者大腿固定，右手推进穿刺针 0.5～1cm，固定穿刺针，自穿刺针腔注入造影剂。若见造影剂呈线状喷出，并迅速向心尖侧弥散消失，则穿刺成功。也可测压进一步证实，显示左心房压力曲线，压力值高于右心房，回抽出鲜红色血液。若见造影剂滞留于穿刺针局部或压力突降甚至消失，则示穿入心包腔，应立即退针至穿刺鞘管内观察。若无心包填塞征象，可轻轻旋转穿刺鞘管和穿刺针，重新定位定向，再次试穿。若见造影剂向主动脉弓方向弥散或显示主动脉压力曲线，应立即退针至穿刺鞘管内观察，若无异常情况，可下移穿刺点 1cm，重新定位定向，再次穿刺。

一针穿刺失败后重新定位穿刺点的几种操作方法：①微调穿刺点：将穿刺针撤入鞘管内，在右前斜位 45°透视确保前段伸直前提下，适当旋转鞘管，适当调整穿刺点位置并再次穿刺，仍失败者需将鞘管送至上腔静脉重新按原方法定位。②导丝引导下将鞘管送至上腔静脉：将鞘管撤至右心房下部并撤出穿刺针，经鞘管送入导丝至上腔静脉。③直接将鞘管和穿刺针送至上腔静脉：将鞘管撤至右心房中部，保证穿刺针头端撤至鞘管内，同步旋转鞘管和穿刺针，使方向指示器指向 12 点方向（胸骨方向），然后边左右摆动鞘管和穿刺针，边推注造影剂，边向上腔静脉方向推送，以避免或及时发现鞘管刺入心房壁。

（四）导入穿刺鞘管至左心房

一旦证实穿刺针进入左心房，则边注射造影剂边同步缩短距离（约 1cm）推送穿刺针和内外鞘管。

固定穿刺针，边注射造影剂边同步缩短距离（约 1cm）推送内外鞘管。固定扩张管，边注射造影剂边轻轻推送外鞘管 1～2cm。造影剂喷射束在左心房后壁散开，任何时候穿刺鞘管远端与左心房后壁的距离都应 >1cm，以防左心房后壁穿孔。左手固定外鞘管于患者大腿上，一并退出穿刺针和扩张管。经穿刺鞘管注入肝素 5000U，完成房间隔穿刺。对房间隔较厚或穿刺点未在膜部者，穿刺针通过房间隔后鞘管会遇较大阻力，此时应避免盲目用力推送，即使用力推送也应避免鞘管通过后惯性前进。

四、并发症

通过房间隔鞘管在左心房内操作电生理导管过程中，应注意在每次更换电生理导管时，要先回抽鞘管内血液并用盐水冲鞘管。从鞘管内撤换电生理导管时不宜速度过快，以免负压进气。经鞘管送入电生理导管时，要尽早透视，以免穿破左心房，因经鞘管送导管时力量易传导至头端，尤其是进入左心耳时更易穿出。

（一）心包填塞

发生率约为 3%。若单纯穿刺针进入心包腔，应立即撤出未送入的 Mullins 套管，一般不会引起心包填塞。若有心包积液征象，应终止房间隔穿刺操作，密切观察。若有心包填塞症状，则行心包穿刺引流，并准备开胸手术。

（二）栓塞

导管和针腔存有气泡和血块，左心房存在附壁血栓或肝素使用不足，是导致栓塞的根源，术中操作应注意避免。

第三节　心导管基本放置技术

一、右心导管术

（一）适应证

心内电生理检查导管的放置，人工心脏起搏电极的放置，右心房、右心室血流动力学监测导管的放置，右心系统射频消融导管的操作，右心房、右心室造影导管的放置等，都以右心导管技术为基本技术。

（二）术前准备

Seldinger 血管穿刺器械，依手术目的选择所用导管，带端孔或侧孔的普通右心导管用于测压、采血作血氧分析，猪尾导管用于右心房、右心室造影，电极导管用于心脏起搏或电生理检查，Swanganz 导管用于血流动力学监测。软头长直导丝。肝素盐水冲洗穿刺器械、导管及导丝。

（三）操作程序

静脉穿刺：按 Seldinger 法穿刺股静脉或颈内静脉或锁骨下静脉。

心导管导入右心房：以股静脉途径插入普通右心导管为例。将心导管腔充满肝素盐水，从外鞘管插入股静脉，正位透视，沿股静脉—髂静脉—下腔静脉，向右心房推送。若导管走行一旦偏离此路径或推送有阻力，则应立即回撤再前送，或后撤同时稍加旋转再前送。

心导管导入右心室：导管进入右心房后，旋转导管指向左前侧，约在膈上 3cm 处前送即进入右心室。若前送导管打弯，也可顺时针方向或逆时针方向轻轻旋转导管，同时前送，便可进入右心室。若前送导管易向上走而不易向左前下进入右心室，可撤出导管，加大其头端弯度，重新送入。还可大幅度推进导管，使其顶端抵住心房壁，形成一个弧度或圆圈，而后旋转导管使其远端指向左前下（三尖瓣口），轻轻回撤导管即可弹入右心室。调整右心室导管至距脊柱左缘 4～5cm 且邻近膈肌平面的位置即达右心室心尖部。

心导管导入肺动脉：从右心室心尖部回撤心导管至距脊柱左缘 1cm 处，顺时针方向旋转导管使顶端向上向后，再向前推送，即可进入右心室流出道。深吸气时前送导管有助于进入右心室流出道。继续前送可通过肺动脉瓣进入肺总动脉，若使导管远端指向左或右再推送，则可进入左或右肺动脉。

根据检查目的，在心腔内不同部位可进行测压、采血做血氧分析、右心房或右心室造影等。

拔除外鞘管：术毕，撤出右心导管，左手食、中二指放于穿刺点上方不加压，右手迅速拔出外鞘管，待见血液外溢，即用左手压迫股静脉，5 分钟后若无出血则用无菌纱布覆盖加压包扎。

（四）并发症

右心导管术安全性较大，但导管通过流入或流出道时可产生室早、室速，暂停操作或后撤导管，多能自行消失。静脉炎、静脉血栓、肺栓塞或导管打结断裂均少见。

二、左心导管术

（一）适应证

在心脏电生理术中，主要用于左侧旁道和左心室室速的射频消融。

（二）术前准备

同右心导管术，导管选择依检查项目而定。

（三）操作程序

股动脉穿刺：按 Seldinger 法进行。多数学者主张穿刺成功后，从侧管注入肝素 3000～5000U，随后操作时间每过 1 小时追加肝素 1000U。

导管导入升主动脉：以猪尾导管为例，要事先把长 145cm 导引钢丝插入导管内，使导丝软头与导管头端平齐，一并经外鞘管送入股动脉。正位或右前斜位 30°透视，先送入导丝 10～20cm，再同步推送导管与导丝，导丝至升主动脉根部时固定导丝，推进导管通过主动脉弓进入升主动脉，撤出导丝。在动脉血连续喷出时，尾端通过三通接 20ml 注射器，回抽动脉血并注入肝素盐水冲洗导管。

导管导入左心室：在主动脉根部顺时针方向旋转导管同时前送即可进入左心室。也可在导管和导丝到达主动脉根部时，先将导丝推入左心室，再沿导丝推送导管至左心室。撤出导丝，调整猪尾导管位置使之游离于左心室腔中，回抽血液 5ml 弃去，注入 10ml 肝素盐水冲洗导管，连接三通测压系统，确认无气泡后，监测压力。

拔除外鞘管：术毕，直接将猪尾导管轻轻撤出左室，并继续撤至体外。左手食、中二指用力压迫在腹股沟韧带与穿刺点之间处，右手迅速撤出外鞘管。压迫力度以能感觉到股动脉搏动，穿刺孔不出血，足背动脉存在搏动为宜。压迫 20～30 分钟后，若去除压迫局部无出血或血肿形成，则以纱布覆盖，绷带加压包扎。下肢在伸直位至少 6 小时，24 小时去除加压包扎。

（四）并发症

左心导管术时，导管刺激心室壁可引起室性心律失常。推送导管遇阻力时，仍强行推送易引起动脉撕裂或夹层形成，拔管时压迫不好易出现股动脉血肿，术中损伤股动脉或刺激股动脉长时间痉挛或肝素使用不足，易致动脉内血栓形成。只要按正规操作，以上并发症大多可避免。

第四节　常用标测电极放置技术

一、冠状静脉窦电极

（一）放置方法

用于记录冠状静脉窦电图，选用 6F 4 极、6 极或 10 极，极距为 10mm、5mm 或 2mm 的电极导管，顶端约 10cm 呈自然弧形，在顶端 1cm 处沿弧向进一步弯曲塑形。正位或右前斜位透视，经右颈内静脉或左锁骨下静脉送至中位右心房（MRA），调整导管指向左侧，再逆时针方向旋转指向左后同时向冠状静脉窦口（CSo）方向前送。正位透视 CSo 在膈上 2～3cm 处，脊柱中线与左缘之间。右前斜 30°透视 CSo 在膈上 2～3cm 处，脊柱左缘外侧 2～3cm 处。若前送出现室早或正位观指向左前下，或右前斜位观向上与脊柱成角约＞60°，提示导管进入右心室，应回撤至 MRA，适当增加逆时针方向旋转力，重复前送。若导管顶端呈较大幅度跳动且前送受阻，示抵在三尖瓣环，应轻轻回撤调整张力，增加逆时针方向旋转力同时前送。若前送无阻力，导管指向左上，但运动幅度很小，且正位时向上与脊柱成角约＜30°，右前斜位时与脊柱近于平行，示导管在右心房内打弯或进入右心室流出道，此时可因对右心室的机械性刺激出现室性早搏，应回撤重新调送。若多次插送易进右心室或下腔静脉，示导管塑形弧度不够或逆时针方向旋转不够，应校正后再插送。技术熟练者，操作 15 分钟不能到位，可做冠脉造影，观察 CSo 有无畸形。

（二）到位标志

走行：导管在 CSo 打弯，向左后上走行，正位观向上与脊柱成角约 70°，右前斜位观向上与脊柱成角约 45°，左前斜 30°见导管近水平走行进入脊柱影。

运动：导管随心动周期呈均一大幅度上下摆动，位移≥1.5cm。

CS 电图：将电极导管尾端各极与多导记录仪连接，若为 4 极导管则以 1～2 极为 CS 远端电极（CSd），2～3 极为 CS 中部电极（CSm），3～4 极为 CS 近端电极（CSp）。应均示大 A 小 V 波，A 波时相在 P 波终末，V 波与 QRS 波同相。若导管进入冠状静脉窦内 1～3cm 继续向前推送受阻，示进入分支，应适当回撤，尝试施加顺时针方向力前送或施加逆时针方向力前送。冠状静脉窦近端电极常规放于 CSo 即右前斜位观导管最低点。因标测左前侧旁道需再前送导管时，推送力度和幅度均应适当，不可粗暴，以免冠状静脉窦穿孔引起心包填塞。

二、右室电极

(一) 放置方法

用于心室刺激和记录右心室电图。选用 6F 4 极，极距为 10mm 的电极导管，顶端 10cm 呈自然弧形。经右股静脉送入，操作同右心导管术。

(二) 到位标志

走行：右心室起搏电极应置于右心室心尖部。正位观导管指向左下，于膈上 2~3cm 处，近心尖影左缘内侧，右前斜位观导管弧形跨度充分展开，而左前斜位观导管指向前下方，头端长度缩短。

右心室电图：导管尾端 1、2 电极与多导记录仪连接，显示大 V 波，图形稳定，与体表 QRS 波同相。

体表心电图：右心室起搏时，呈左束支阻滞图形。

张力：导管张力适当，弯曲自然，不促发室早。

三、希氏束电极

(一) 放置方法

用于记录希氏束电图（HBE）。选用 6F 4 极，极距 5mm 或 10mm 电极导管，顶端 10cm 呈自然弧形，弧度略小于右心室电极导管。经右股静脉送入，操作同右心导管术，跨三尖瓣达右心室心尖部，导管尾端电极与多导记录仪连接，以 1~2 极为远端 HBE（HBEd），2~3 极为近端 HBE（HBEp）。缓慢回撤导管至脊柱左缘，同时观察 HBEp，若显示大 V 波，则回撤导管；若显示大 A 小 V 波，则推送导管；若显示大 A 大 V 波，则稳定导管，在 A 与 V 波之间寻找双相或三相高频 H 波。若无 H 波，可轻轻顺时针方向旋转导管，并保持顺时针方向力量，或再谨慎回撤 0.5~1cm，或再送入右心室心尖部并保持顺时针方向旋转力回撤，或撤回右心房重新进右室调整。经股静脉放置希氏束导管失败，可经左锁骨下静脉送入，在右心房内打弯呈 "6" 字形，使弯曲的头端靠近三尖瓣口侧，再后撤导管，待顶端贴在三尖瓣环上缘即可记录 HBE。经股动脉逆行将电极导管送到主动脉根部无冠瓣处也可记录 HBE。

(二) 到位标志

希氏束电位是指希氏束近端电位，图形标志是大 A 大 V 且 A、V 波振幅相当时的稳定明显 H 波。若随 H 波增大，A 波却明显缩小，则不是理想 HBE。

四、高位右心房电极

(一) 放置方法

用于心房刺激及记录高位右心房电图。选用 6F 4 极，极距 1cm 电极导管，顶端 10cm 的自然弧度应略小于希氏束电极导管。经股静脉送至右心房与上腔静脉交界处，贴近心房外侧壁。

(二) 到位标志

走行：正位观电极导管在脊柱右侧指向右上，紧贴右心房外侧壁。

右心房电图：导管尾端 1~2 极与多导记录仪连接，显示大 A 波，与体表心电图 P 波起点同相。

（赵　学　周京敏）

第四章 心脏电生理检查

第一节 电生理刺激技术

电生理刺激技术用于心律失常的电生理诊断。在完成导管放置后，连接导管尾端与电生理记录仪。先开刺激器，再连接刺激输出。采用双极刺激形式，以阴极作刺激电极，刺激脉宽 1 ~ 2ms，刺激强度为舒张阈值的 2 倍。以自身心动周期减 200ms 为刺激周期，刺激强度从 0.5mA 或 0.5V 逐渐上调，以产生 1 : 1 起搏夺获的最低刺激强度为舒张阈值。若心室起搏阈值 ≥ 2mA 或 2V，应调整电极导管位置，重新测定。一般先行心室刺激，然后行心房刺激，以免引起房颤，影响进一步检查与消融。

一、S_1S_1 法

（一）S_1S_1 分级递增

为心脏电生理检查常规采用的 S_1S_1 刺激方式。以自身 R-R 间期减 50 ~ 200ms 为初始起搏 S_1S_1 周期，按需掌握起搏时间，一般每次起搏 5 ~ 10 秒，每次递减 10 ~ 50ms。设定频率慢时，起搏时间可长，起搏周期递减幅度可大；设定频率快时，起搏时间宜短，周期递减幅度宜小；两次起搏间隔为 20 ~ 30 秒，直到 2 : 1 房室（AV）或室房（VA）阻滞，或诱发临床心动过速。常用于测定房室或室房传导功能，诱发心动过速等。常用刺激方案的 S_1S_1 周期（ms）及对应频率（次 /min）如下：

周 期（ms）	600	550	500	450	400	350	320	300	280	270	260	250
次 /min	100	109	120	133	150	171	187	200	214	222	230	240

（二）S_1S_1 连续递增

在冠状静脉窦口或高位右心房从 S_1S_1 低频，比如从 600ms 开始，缓慢连续递增起搏频率（递减 S_1S_1 间期），同时观察心内记录导联上刺激波、A 波及 V 波的相互关系。若有房室结折返性心动过速或房室折返性心动过速的病理基础，随着 S_1S_1 间期的递减，则可见刺激波后面的 A 波逐渐向前一个刺激周期产生的 V 波靠拢，并持续保持 A/V1 : 1 传导，最终达到 V、A 融合，此时若停止刺激，很可能表现为已诱发室上性心动过速。消融术后，进行电生理评价时，若房室结折返性心动过速或房室折返性心动过速的病理基础已经被成功消除，随着 S_1S_1 间期的递减，在较低频率刺激时，刺激波后面的 A 波逐渐向前一个刺激周期产生的 V 波靠拢，保持 A/V1 : 1 传导，但是，在较高频率刺激时，会出现 AV 间期的 Ⅱ 度文氏型阻滞，不能实现 V、A 融合，不能诱发心动过速。因此，该法可用于评价室上速的消融效果。

（三）超速抑制

常规用于终止各种折返性心动过速。初始 S_1S_1 周期为自身 R-R 间期减去 30ms，刺激时间为 5 ~ 30 秒，三次无效则递减 10ms 重复刺激，以此类推，直到终止心动过速。通常心房刺激最短 S_1S_1 间期不宜 < 200ms，心室刺激最短 S_1S_1 间期不宜 < 250ms。

（四）猝发脉冲

在心房刺激时，用于终止室上速、诱发或终止房扑、诱发房颤等。设置 S_1S_1 周期 300 ~ 150ms，或取心动过速频率的 140%，定数发放 1 组 8 ~ 10 个脉冲刺激。在心室刺激时，用于终止或诱发室性或室上性心动过速，但心室起搏周期不能小于 200ms，以免诱发室颤。

二、S₁S₂法

为心脏电生理检查常规采用的程控期前刺激方式，在连续 8 个 S_1S_1 基础刺激后，发放 1 个早搏刺激。程序设置：S_1S_1 周期为自身 R-R 间期减 100～200ms，初始 S_1S_2 联律间期为 S_1S_1 周期减 10～50ms。当 S_1S_2 间期 >400ms 时，常每次递减 20ms，当 S_1S_2 间期≤400ms 时，常每次递减 10ms，甚至 5ms。S_2 后至少停 4 秒再开始下次 S_1S_2 刺激。刺激终点为诱发临床心动过速或达到刺激部位有效不应期。必要时基础刺激宜采用三个 S_1S_1 周期，如 600ms、500ms 和 400ms，以调整房室结不应期或增加诱发心动过速的机会。S_1S_2 法用于房室传导功能测定（递减传导或非递减传导）、心脏不应期测定、房室结双径路检出或诱发心动过速。

三、S₁S₂S₃法

若 S_1S_2 法未能诱发复制出临床心动过速，可采用此法。S_1S_1 间期设置同 S_1S_2 法，设置 $S_1S_2=S_2S_3=$ 刺激部位有效不应期 +50ms。保持 S_1S_1、S_1S_2 不变，递减 S_2S_3，每次 10ms，至诱发临床心动过速或 S_3 不应。在前次刺激程序设置的基础上，将 S_1S_2 和 S_2S_3 设定值递减 10ms，保持 S_1S_1、S_1S_2 不变，递减 S_2S_3，每次 10ms，至诱发临床心动过速或 S_3 不应。依次重复，周而复始，直至诱发临床心动过速或 S_3 到达刺激部位不应期。

四、RS₂法

RS_2 法即 R 波同步 S_2 刺激，可在窦律基础上进行，也可在心动过速时进行。将同步感知导线负、正极分别与心室电极导管 1、2 极连接，调节 RS_2 同步感知达到 1∶1 的 RS_2 同步状态。设置 RS_2 初始联律间期为自身 R-R 间期减 50～200ms，RS_2 分频为 2∶1 或 4∶1 或 8∶1，每次递减 5～10ms。扫描终点按需掌握，至诱发临床心动过速，或越过希氏束不应期，或抵达 T 波降支。心动过速发作时，若 RS_2 刺激可使 A 波提前，则可证实房室旁道存在（图 4-1）。

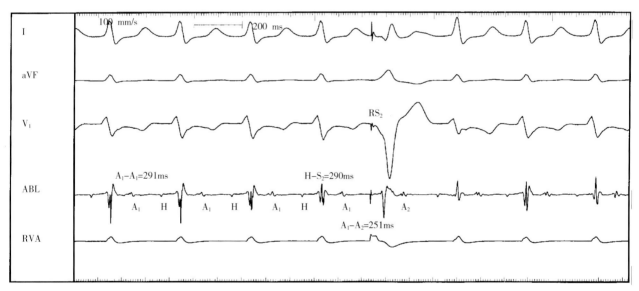

图 4-1　右前间隔旁道合并顺向型房室折返性心动过速

心动过速时 $A_1-A_1=291$ms，由于心内记录 VA 之间有平台期，故在希氏束不应期内做 RS_2 刺激，RS_2 刺激前后的 $A_1-A_2=251$ms，因此，RS_2 使心房波提前 40ms，证实为房室旁道，排除房速。

第二节　心脏电生理评价

一、窦房结恢复时间（SNRT）

测定 SNRT 时，常按频率递增模式在高位右心房进行刺激，起始刺激频率比自身心率快 10~20 次/min，每次刺激 1 分钟，停止刺激后观察自身心率 1 分钟，测量并记录最后一个刺激信号到第一个恢复的窦性 P 波的间期，以此作为 SNRT1。然后递增刺激频率 10 次/min，重复上述刺激程序，测量并记录 SNRT2。当随着刺激频率递增而出现房室结文氏传导阻滞时，则终止刺激方案。从每次测定的 SNRT 中，找出最长的 SNRT，作为最后诊断的 SNRT。正常人 SNRT<1500ms，若 SNRT>1600ms 则为可疑病窦综合征，若 SNRT>2000ms，则确诊病窦综合征。若刺激停止，交界性心律首先出现，则以窦结恢复时间代替 SNRT。若第一个恢复的窦性周期后，还有更长的 PP 间期，则按最长的 P-P 间期为 SNRT。校正的 SNRT（cSNRT）有助于排除基本窦性周期的影响，计算方法为 cSNRT=SNRT- 窦性周期，正常值 <550ms。

二、房室传导功能

正常房室交界区具有双向房室传导功能。房室交界区的传导延缓功能，是保证房室序贯收缩的必要条件。正常 1:1 房室传导频率 >150 次/min。Ⅰ度或Ⅱ度Ⅰ型房室传导阻滞最常发生在房室结，Ⅱ度Ⅱ型房室传导阻滞最常发生在希氏束。2:1 房室传导阻滞可发生在房室结或希氏束。在 2:1 房室传导阻滞时，若体表心电图 PR 间期≤160ms，提示阻滞部位在希蒲系。若阿托品、异丙肾上腺素或运动能改善房室传导，则提示阻滞部位在房室结。

（一）房室结前传

正常房室传导经房室结和希氏束来实现，AH 间期代表心房到希氏束的传导间期，HV 间期代表希氏束到心室的传导间期。AH 间期受迷走神经影响较大，随心房 S_1S_1 起搏频率的增加，AH 间期逐渐延长，通常称为文氏现象。在一定联律间期范围内，S_1S_2 扫描时，S_2 不能夺获心室，而比之更早或更晚的 S_2 联律间期却能够下传心室，这种现象称为裂隙现象。裂隙现象可发生在房室结前传，也可发生在房室结逆传。在房室结双径路患者，AH 传导从快径转至慢径时，出现 AH 间期突然延长 >50ms。HV 间期则通常比较稳定，正常值为 35~55ms。HV 间期延长提示希蒲系阻滞，若 HV 间期 >100ms，则为高危房室阻滞病人。

（二）房室结逆传

心室刺激或室性早搏可经房室交界区逆传心房。一部分正常人无房室逆传功能，S_1S_1 刺激心室时，表现为室房分离。在房室结双径路患者，若刺激心室，HA 传导从快径转至慢径时，出现 HA 间期突然延长 >50ms，称为逆向型双径路。裂隙现象可发生在房室结前传，也可发生在房室结逆传。

三、不应期

不应期的定义如下：在 S_1S_2 刺激时，引起传导延迟的最长 S_1S_2 间期值，称为相对不应期。在 S_1S_2 刺激时，刺激冲动不能通过某一组织的最长 S_1S_2 间期值，称为有效不应期。在 S_1S_2 刺激时，局部组织可连续传导的最小间期值，称为功能不应期。通常以 S_1 代表基础刺激信号，A_1 代表基础刺激的心房波，H_1 代表基础刺激的希氏束波，V_1 代表基础刺激的心室波；S_2 代表期前刺激信号，A_2 代表期前刺激时的心房波，H_2 代表期前刺激时的希氏束波，V_2 代表期前刺激时的心室波。

（一）前向不应期

前向不应期的测定均在心房 S_1S_2 刺激时进行。不能引起心房反应的最长 S_1S_2 间期，为心房有效不应期。希氏束电图上，不能传导到希氏束的最长 A_1A_2 间期，为房室结有效不应期。不能引起心室反应的最长 H_1H_2 间期，为希蒲系有效不应期。不能引起心室反应的最长 S_1S_2 间期，为房室传导系统有效不应期。由任何 S_1S_2 间期引起的最短 A_1A_2 间期，称为心房功能不应期。由任何 A_1A_2 间期引起的最短 H_1H_2 间期，称为房室结功能不应期。由任何 H_1H_2 间期引起的最短 V_1V_2 间期，称为希蒲系功能不应期。由任何 S_1S_2 间期引起的最短 V_1V_2 间期，称为房室传导系统功能不应期。S_2A_2 间期超过 S_1A_1 间期时的最长 S_1S_2 间期，为心房相对不应期。A_2H_2 间期超过 A_1H_1 间期时的最长 A_1A_2 间期，为房室结相对不应期。H_2V_2 间期超过 H_1V_1 间期或引起差传性 QRS 波时的最长 H_1H_2 间期，为希蒲系相对不应期。

（二）逆向不应期

逆向不应期的测定均在心室 S_1S_2 刺激时进行。不能引起心室反应的最长 S_1S_2 间期，为心室有效不应期。H_2 不能逆传到心房的最长 S_1H_2 或 H_1H_2 间期，为房室结逆传有效不应期。S_2 或 V_2 在希氏束以下阻滞时的最长 S_1S_2 或 V_1V_2 间期，为希蒲系有效不应期（仅当逆向阻滞发生前记录到 H_2 时，才可测出）。H_2 不能传导到心房的最长 S_1H_2 或 H_1H_2 间期，称为房室结逆传有效不应期。不能传导到心房的最长 S_1S_2 间期，为室房传导系统有效不应期。由任何 S_1S_2 间期引起的最短 V_1V_2 间期，称为心室功能不应期。由任何 V_1V_2 间期引起的最短 S_1H_2 或 H_1H_2 间期，称为希蒲系逆传功能不应期。由任何 H_1H_2 间期引起的最短 A_1A_2 间期，称为房室结逆传功能不应期。由任何 S_1S_2 间期引起的最短 A_1A_2 间期，称为房室传导系统逆传功能不应期。S_2V_2 间期超过 S_1V_1 间期时的最长 S_1S_2 间期，为心室相对不应期。S_1A_2 超过 S_1A_1 间期时的最长 S_1S_2 间期，为房室传导系统逆传相对不应期。

第三节　诊断性药物试验

一、阿托品试验

该药抑制迷走神经，提高窦性心律，加快房室传导，促进慢径前传和快径逆传。常用于病窦综合征诊断，房室传导阻滞定性定位诊断和室上速诱发。禁用于青光眼和前列腺肥大，慎用于冠心病。用法：阿托品 0.04mg/kg，最大量 ≤2mg，静注。应在给药后 30 分钟内观察心率、房室传导或进行电生理检查。

二、异丙肾上腺素试验

该药兴奋交感神经，提高窦性心律，缩短心房、房室结和心室有效不应期，促进房室传导和心律失常诱发，常用于病窦综合征诊断，室上速、室速诱发及消融疗效判定。慎用于高血压病和冠心病。用法：异丙肾上腺素 1mg/500ml，静滴，1ml/min，至提高窦率 20%～30% 或达 120～140 次 /min。药效可维持 10～15 分钟，应在此期间进行电生理检查，可重复滴注维持心率。若开始静滴速度过快，则易于诱发迷走反射。

三、ATP 试验

ATP 可兴奋腺苷受体，兴奋迷走神经，抑制房室结传导，用于终止室上速和鉴定隐匿旁道。用法：ATP 0.25～0.3mg/kg，稀释至 5～10ml，以最快速度静注。在心室 S_1S_1 500～400ms 持续起搏时（须见 VA1：1 逆传），快速静注 ATP，若见 VA 逆传递减后完全阻滞，则可排除隐匿旁道的存在。若 VA 无递减且始终保持 1：1 逆传，则可能存在隐匿旁道。

第四节　心内电图

一、电图记录

（一）双极电图

双极电图为心内电生理检查的常规接线方式，用于记录两个电极对之间的局部电活动。以 4 极电极导管为例，导管尾端 1（D）、2、3 和 4 极分别与记录系统输入端 1（D）、2、3 和 4 孔插接。通过记录系统设置

1-2、2-3、3-4 配对，分别显示三个双极电图导联。

（二）单极电图

单极电图用于记录探查电极所在位点的局部电活动，有助于精细定位和判断总体除极方向，仅在必要时采用。如以消融导管远端电极 1（D）为探查电极，将一根普通标测电极置于下腔静脉做无关电极，分别与电生理记录仪输入端对应插接，即可显示消融导管远端单极电图。位于最早激动点的单极电图显示一个深置的负向波。

（三）导联排序

多道电生理记录仪的导联常规自上而下的排序为体表心电图 Ⅰ、Ⅱ、aVF 和 V₁ 导联，高位右心房（HRA）、希氏束近端（HBEp）、希氏束远端（HBEd）、冠状静脉窦口（CSo）、冠状静脉窦近端（CSp）、冠状静脉窦中段（CSm）、冠状静脉窦远端（CSd）、右心室心尖部（RVA）和消融标测电图（ABL）。进行电生理诊断，要求标测电极尽可能齐全，消融治疗时可去除不必要的标测电极，使多道电生理记录仪显示屏清晰易辨。

二、参数选择

双极电图滤波为 $40 \sim 500Hz$，单极电图滤波为 $0.5 \sim 1000Hz$。振幅为激动波最大向上到最大向下的波折幅度，通常定标 10mm/mV，定标过大基线不稳，相邻导联重叠。定标过小不便观察，丢失信号，测量不准，故提倡按需调定。常规显示速度为 100mm/s，术前以 25mm/s 的速度记录 12 导联体表心电图。低频 S_1S_1 刺激用 50mm/s 的速度记录，高频 S_1S_1 刺激用 100mm/s 或 200mm/s 的速度记录。心动过速发作时，以 25mm/s 的速度常规记录 12 导联体表心电图，记录 100mm/s 或 200mm/s 心内电图。观察消融靶点，判断 A 波融合程度用 100mm/s 或 200mm/s 的速度记录，消融放电观察用 25mm/s 或 50mm/s 的速度记录。手术结束时，最好再以 25mm/s 的速度记录 12 导联体表心电图。

三、心房电图

通过心房电极导管记录。双极心房电图示心房除极波（A 波）高大呈多相型。窦律单极心房电图在 HRA 呈负向，在低位右心房（LRA）呈正相。左心房单极电图（冠状静脉窦电图）A 波多呈正负双相，少数呈正相。右侧旁道三尖瓣环心房侧标测消融靶点时，常见 A、V 相等；左侧旁道二尖瓣环心室侧标测则呈小 A 大 V；无 A 波时，则记录电极不在瓣环。通过比较各导联 A 波起始点可测出心房激动顺序，窦律时，HRA 激动最早，正常心房顺向激动顺序为 HRA→MRA→HBE、CSo→CSm→CSd；正常心房逆向激动顺序为 HBE 或 CSo→MRA→HRA，且 CSo→CSm→CSd，但三者相差甚微（图 4-2）。

四、希氏束电图

希氏束电图（HBE）通过希氏束电极导管记录，由 A 波、希氏束波（H 波）和心室波（V 波）组成（图 4-2）。A 波代表低位右心房电位（LRA），A 波起点为基线最早波折点。H 波是一快速转折的双相或三相波，正常时限 $10 \sim 20ms$，位于 A 波与 V 波之间，H 波起点为基线最早波折点。标准 H 波指希氏束近端电位，确认标准 H 波的依据：①伴随大 A 大 V 波；②HV 间期不小于 35ms，若 HV 间期≤30ms，则该 H 波实为右束支电位；③AH 间期随心房起搏频率增加而延长；④与主动脉无冠窦记录的 H 波一致；⑤希氏束起搏时，12 导联心电图 QRS-T 与窦律时一致。通常据①、②即可确认 H 波。V 波代表心室激动，V 波起点为基线最早波折点。AH 间期为 HBE 上 A 波起点到 H 波起点的时距，代表房室结传导时间，正常值为 $50 \sim 120ms$，植物神经张力变化可使其有 20ms 波动。若 H 波时限＞30ms，则示希氏束内阻滞，可见 H 波分裂，则出现 H 波，H-H 间期代表希氏束传导延迟时间。HV 间期为 H 波起点到最早心室激动点的时距，正常值为 $35 \sim 55ms$，此值稳定可靠，代表希蒲系传导时间。最早心室激动点通常为体表心电图最早的 QRS 波起点。心房 S_1S_1 递增或 S_1S_2 程控刺激时，若经房室结下传，则 AH 呈文氏延长，即递减传导，HV 间期保持恒定；AH 延长提示房室结不全阻滞；H 波和 V 波同时消失，提示房室结完全阻滞；HV 延长或 H 波存在 V 波消失，提示希蒲系阻滞。心房 S_1S_1 刺激时，正常房室结传导（AH 传导）2：1 文氏点≥150 次 /min。若 AH 传导 2：1 文氏点＜130 次 /min，则为房室结传导低下。心房 S_1S_2 刺激负扫至 H 和 V 波脱落即达房室结有效不应期，正常值为 230～430ms。心室刺激时，正常 H 波可在 V 波前或 V 波中。VA 间期指最早心室激动点至 HBE 之 A 波起点的时距。正常顺向心室激动经房室结传导，以 HBE 之 V 波领先，称中心性顺向心室激动顺序。正常逆向心房激动经房室结传导，以 HBE 或冠状静脉窦电图之 A 波领先，称中心性逆向心房激动顺序。否则，称偏心性激动顺序，提示旁道传导。

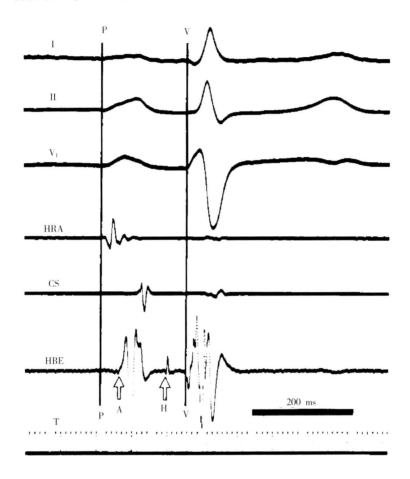

图 4-2　心内电图
垂线 P 和 V 分别为心房和心室最早激动点，HBE 导联上空心箭头 A 示右心房起点，H 示希氏束电位起点。HRA：高位右心房，CS：冠状静脉窦，HBE：希氏束电图（引自 Josephon ME.Clinical Cardiac Electrophysiology）

五、心室电图

心室电图通过心室电极导管记录，心室激动波称 V 波，与心房电图 A 波比较，V 波频响高，振幅大，位相多，时限＜110ms。V 波出现时相与体表心电图 QRS 波一致，心尖部心室电图呈大 V 波（图 4-2），房室瓣环下心室电图呈大 V 波小 A 波，正常顺向心室激动顺序为 HBEp→HBEm→HBEd→右束支电位→右心室心尖部，且 HBE 早于 CS。在左心室，室间隔中下部为第一最早激动点，游离壁上基底面为第二最早激动点，心尖激动较晚，下后壁基底部激动最晚。

六、冠状静脉窦电图

冠状静脉窦电图（CS）最好采用 10 极冠状静脉窦电极导管记录，反映左心房下部及左心室基底部电位。因冠状静脉窦走行偏于心房侧故呈大 A 小 V 波（图 4-2），若电极进入心室静脉，则 A 波变小或消失，

V 波增大。冠状静脉窦电极及冠状静脉窦电图是左侧房室旁道的定位参照物或路标。冠状静脉窦电图 A、V 波稳定清晰，若只需大致判定 AV 或 VA 传导情况如 AV 递减传导，AV 阻滞或 VA 分离，则冠状静脉窦电图较 HBE 更直观。冠状静脉窦电图通常采用双极电图记录，有时也采用单极电图记录，或单双极同时记录。

（赵　学　廖德宁）

第五章　房室结折返性心动过速射频消融

房室结指心房肌与希氏束之间的特化组织纤维复合体，呈扁椭圆形，大小约 4mm×7mm，以矢状位处于 Koch 三角前侧，二尖瓣环与三尖瓣环之间的房室隔内，其右房面位于三尖瓣隔瓣与冠状窦口之间的心内膜下约 1mm 处。房室结主要由细长形过渡细胞组织交织排列，这样的结构特点使房室结传导易于发生纵向分离，传统观点认为房室结折返性心动过速（AVNRT）是由房室结内功能性纵向分离，所形成的双径路之间的折返。现代电生理标测与射频消融实践均证实典型（慢快型）AVNRT 的折返环不是局限在房室结内，而是由房室结、心房与房室结之间位于不同部位的两条径路（快径路和慢径路）及这两条径路之间的心房组织构成。经快径路逆行传导时，最早心房激动点在 Tadaro（TT）腱心房侧希氏束后下区域，经慢径路逆行传导时最早心房（慢径）激动点，在房室结下 Koch 三角及三尖瓣环与冠状静脉窦口之间（图 5-1）。快径纤维传导快，不应期较长；慢径纤维传导慢，不应期短。因快、慢径纤维解剖变异较大，故一些人无双径路现象，而另一些人却可表现出多径路电生理特征。AVNRT 的折返环路可通过上传共径和下传共径分别连接心房和心室，但前传的快、慢径不一定与逆传的快、慢径相同。房室结的结构特点为选择性射频消融慢径治疗 AVNRT 提供了解剖学基础。

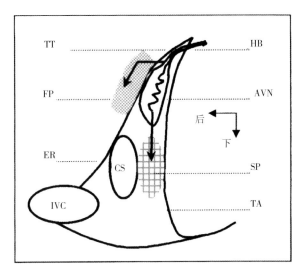

图 5-1　房室结快径和慢径逆传模式图

房室结快径出口（FP）在希氏束（HB）后下区域（点状区域），慢径出口（SP）在房室结（AVN）下 Koch 三角及三尖瓣环（TA）与冠状静脉窦口（CS）之间区域（网状区域），两者之间可有交叉。ER：eustachian ridge，TT：Tadaro 腱，TA：三尖瓣环，IVC：下腔静脉口。

适应证：

1. 明确适应证

AVNRT 反复发作，症状明显，药物治疗无效或不能耐受药物治疗，或不愿长期药物治疗。

2. 相对适应证

①有心动过速病史，电生理检查证实 AVNRT 或导管消融其他心律失常时发现 AVNRT。②临床怀疑 AVNRT，电生理检查发现房室结双径路现象伴心房回波，但未能诱发 AVNRT。

3. 非适应证

①临床明确诊断 AVNRT，药物控制良好，病人能耐受 AVNRT 发作，不愿接受消融治疗。②心内或经食道电生理检查发现房室结双径路现象，但不能诱发 AVNRT，且无临床 AVNRT 发作史。

第一节　电生理诊断

一、体表心电图

窦律时心电图正常，AVNRT 发作时，为规则窄 QRS，合并束支阻滞和差传时为规则宽 QRS。比较窦律心电图与 AVNRT 心电图，有助于临床初步诊断。

（一）慢快型 AVNRT

又称普通型 AVNRT 或典型 AVNRT，慢径前传，快径逆传，约占 AVNRT 的 90%。逆 P 常完全融于 QRS 中，有时位于 QRS 终末部致 Ⅱ、Ⅲ、aVF 导联出现假 s 波及 V_1 导联出现假 r 波（图 5-2），偶在 QRS 前，但 P′–R<100ms，形成假 q 波。

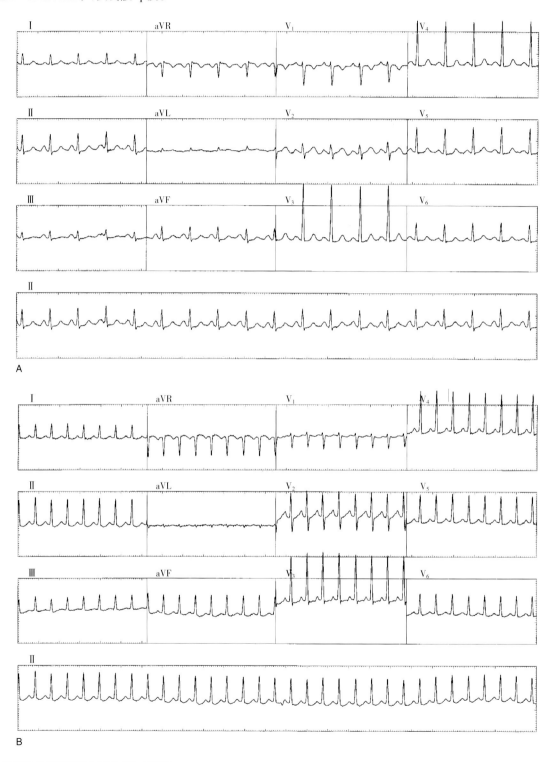

图 5-2　慢快型 AVNRT 体表心电图（男，26 岁）

A. 窦性心律 12 导联体表心电图。B. 典型 AVNRT 的 12 导联体表心电图，QRS 之外无逆行 P 波（V_2、V_3 导联 T 波升支不确定是否有 P 波），V_1 导联有假 r 波，Ⅱ、Ⅲ、aVF 导联窦性心律时原有的 s 波消失（和假 s 波意义相同）。除此之外，QRS 形态与窦性心律相比无差别，因此典型 AVNRT 可能性大。

（二）快慢型 AVNRT

属非普通型，快径前传，慢径逆传，约占 AVNRT 的 10%。逆 P 出现晚，与 T 波融合或在 T 波后，Ⅱ、Ⅲ、aVF 导联逆 P 向下，P'-R<R-P'（图 5-3）。P 波与 QRS 波的关系与房性心动过速和慢旁路参与的 AVRT 相似。

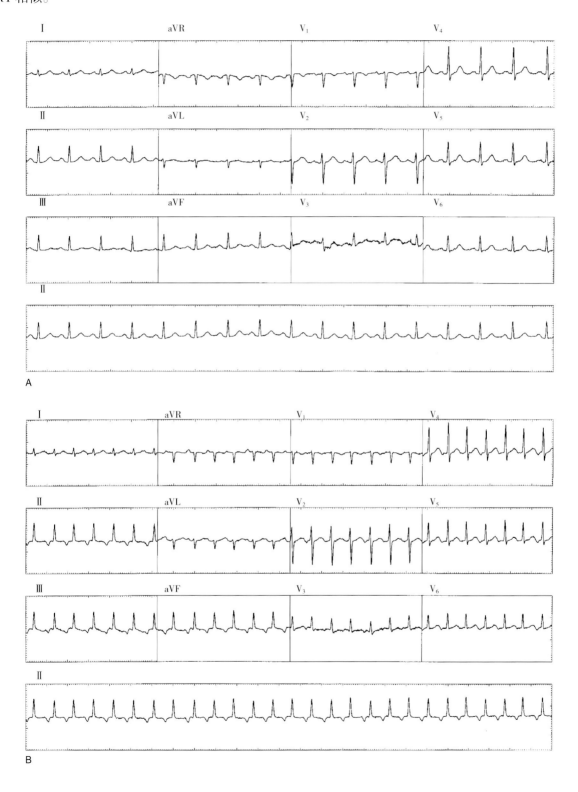

图 5-3 快慢型 AVNRT（女，42 岁）

A. 窦性心律 12 导联体表心电图。B. 心动过速 12 导联体表心电图，RP>PR，Ⅱ、Ⅲ、aVF 导联 P 波倒置，aVL 导联 P 波直立，符合快慢型 AVNRT。

（三）慢慢型

罕见，两条分离的慢径构成前传支和逆传支，逆 P 在 ST 段内，P'-R≥R-P'（图 5-4）。

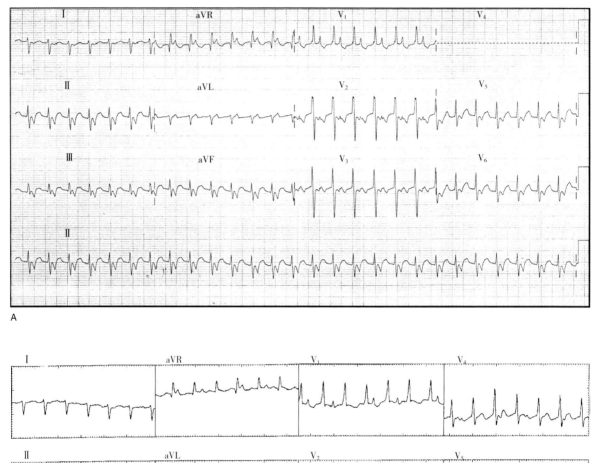

A

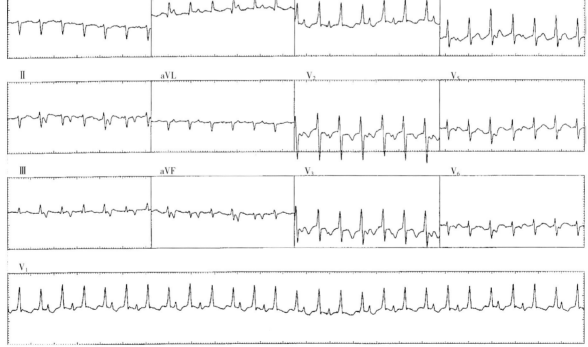

B

图 5-4　慢慢型房室结折返性心动过速、心房侧文氏阻滞（女，11 岁）

A. 慢慢型 AVNRT12 导联体表心电图：心动过速周长 370ms，P 波形态与逆钟向大折返性房扑的锯齿波相似，Ⅱ、Ⅲ、aVF 导联深倒置，V₁ 导联直立，RP<PR，符合慢慢型 AVNRT 心电图特点。但是仅根据此心电图不能完全排除峡部起源房速。

B. 慢慢型 AVNRT 伴心房侧文氏阻滞 12 导联体表心电图：A 所示心动过速在希氏束与冠状静脉窦口中下 1/3 交界处消融后心动过速仍可诱发，心动过速周长不变，仍为 370ms，但是出现心房侧文氏传导阻滞，P 波形态不变，该特征可排除 AVRT 和房速，唯一可能的诊断是慢慢型 AVNRT。

二、心内电生理检查

(一) 导管放置

经右颈内静脉或左锁骨下静脉穿刺放置冠状窦电极，经右股静脉两次穿刺分别放置右室心尖部电极和高右房电极，经左股静脉穿刺放置希氏束电极。记录双极心内电图。滤波频率为 40～400Hz。

(二) 心室刺激

1. S_1S_1 分级递增

可见下列四种反应之一。

①只见快径逆传：此反应发生率较低，VA 无递减传导，HA 间期总是 ≤150ms，直至 2∶1VA 阻滞，最短 1∶1VA 传导周期 ≥220ms。可见于普通型 AVNRT。

②快径逆传转慢径逆传：此反应较常见，较长周期的 S_1S_1 经快径逆传，VA 呈递减传导。S_1S_1 递减至某一临界值时，快径阻滞，慢径开始逆传，VA 间期突然跳跃延长 ≥50ms。S_1S_1 周期继续递减，VA 仍呈递减传导，直到 2∶1VA 阻滞。

③只见慢径逆传：此反应较少见，最短 HA 间期 >150ms，VA 呈递减传导。见于非普通型 AVNRT。当给予异丙肾改善快径传导后，可诱发普通型 AVNRT。

④无 VA 逆传：此反应较少见，S_1S_1 频率比自身心率快 10～20 次/min 时，仍见 VA 分离。但给异丙肾后，出现 VA 递减传导，还可诱发 AVNRT。

2. S_1S_2 程控

可见下列三种反应之一。

①VA 递减传导：随 S_1S_2 联律间期缩短，VA 间期逐渐延长，由希蒲系传导延迟所致。

②逆向型双径路：当 S_1S_2 联律间期在某一临界值再缩短 10ms 时，VA 间期（严格讲为 HA 间期）突然跳跃延长 ≥50ms，由快径逆传转慢径逆传所致。当右束支阻滞时，心室刺激经左束支激动希氏束并逆传心房，也可致 VA 间期（实为 VH 间期）突然延长。

③VA 阻滞：若 S_1S_2 间期 <1/2S_1S_1 间期时，即出现 VA 阻滞，阻滞常在希蒲系。若开始检查就无 VA 传导，则 VA 阻滞发生于房室结。

(三) 心房刺激

1. S_1S_1 分级递增

可见下列三种反应之一。

①AH 递减传导：AH 呈递减传导，直至 AV 文氏阻滞或 2∶1 阻滞。

②AH 跳跃：AH 递减传导中，伴突然延长 ≥50ms，常诱发 AVNRT。

③AH 长短交替：在某一 S_1S_1 周期，AH 间期长短交替，差值 ≥50ms。

2. S_1S_2 程控

一般刺激高右房，也可刺激冠状窦近端，可见下列四种反应之一。

①前向性双径路：占 AVNRT 的 70%。当 S_1S_2 在某一临界值再缩短 10ms 时，AV 间期（严格讲为 AH 间期）突然跳跃延长 ≥50ms。示 AH 传导由快径转为慢径，此时常诱发慢—快型 AVNRT（图 5-5），或出现心房回波，后者指 S_2 后出现两个 A 波，第二个 A 波由快径折返逆传心房所致。有跳跃无 AVNRT 时，则缩短 S_1S_1 周期后再做 S_1S_2 扫描，以延长房室结不应期，易诱发 AVNRT。

②只见慢径前传：最短 AH>200ms，AV 呈持续递减传导，直至 AV 阻滞，可诱发 AVNRT。说明快径 ERP 明显长于慢径。

③只见快径前传：AV 呈持续递减传导，但最长 AH<200ms，直至 AV 阻滞，不诱发 AVNRT。说明快径 ERP 很短。

④快慢径同传：AH 由短到长，呈持续递减传导，无双径路跳跃现象，直至 AV 阻滞，可诱发 AVNRT。若慢径前传延缓程度不足以使快径逆传恢复，则不诱发 AVNRT。若激动经快、慢径下传心室的

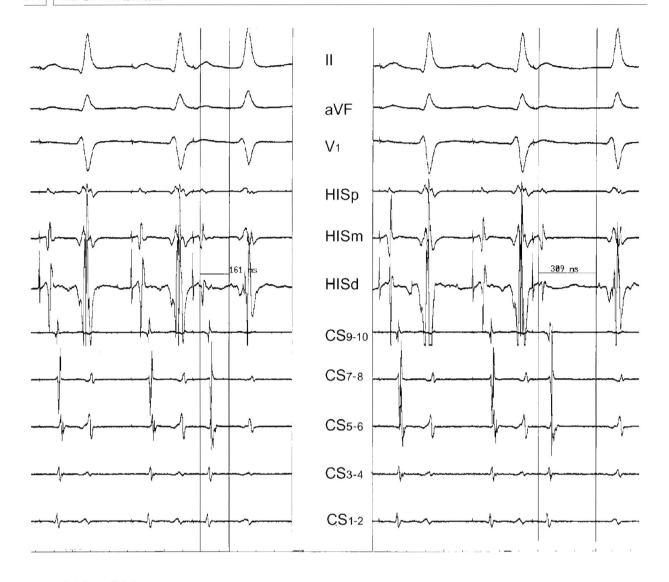

图 5-5　房室结跳跃性前传

自上至下依次为体表心电图 II、aVF、V₁ 导联和希氏束近中远（HISp、HISm、HISd）、冠状静脉窦由近至远（CS₉₋₁₀～CS₁₋₂）的心内记录。左图为心房 S_1S_1/S_1S_2：500/330ms 刺激，AH 间期＝161ms；右图为心房 S_1S_1/S_1S_2：500/320ms 刺激时房室结跳跃性前传，AH 间期＝309ms。

时间差大于心室不应期，则可引起双重心室反应。

（四）房室折返性心动过速的诱发

多数经心房 S_1S_1 和 / 或 S_1S_2 刺激可诱发心动过速。当 S_1S_2 刺激不能诱发时，采用 $S_1S_2S_3$ 刺激进行诱发。少部分经心室刺激可诱发心动过速，如慢慢型 AVNRT。以上刺激均不能诱发心动过速时，应用异丙肾上腺素有助于诱发。尽管如此，仍有部分病例不能诱发心动过速。

三、电生理特征

如果拟诊房室结双径路，常规心电生理检查未诱发 AVNRT，则应进行异丙肾激发试验，并重复心内电生理检查。如果仍不能诱发 AVNRT，则进行阿托品激发试验。还可施于心房 $S_1S_2S_3$ 程控刺激。消融前最好能诱发 AVNRT，以便判断消融效果。

（一）慢快型 AVNRT

慢快型 AVNRT 折返环路流程图（图 5-6，图 5-7）。慢快型 AVNRT 易被心房刺激诱发，发作电生理特征（图 5-8）：HBE 示 V 前有 H 波，AV 紧靠，A 在 V 前或与 V 融合或在 V 后，VA 间期≤70ms。

AH/HA≥3，HV=35～55ms。冠状窦电图示 A 与 V 较近，CSp、CSm 和 CSd 三者之 A 或 V 波排列几乎呈一条垂线。逆 A 在 HBE 领先于 CSp 和 HRA，少数也可 CSp 领先，故称中心型传导。偶见 AV 或 VA2：1 传导。伴束支阻滞或室内阻滞时，AA 间期和 HH 间期不变。

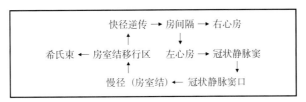

图 5-6　慢快型 AVNRT 折返环路流程图

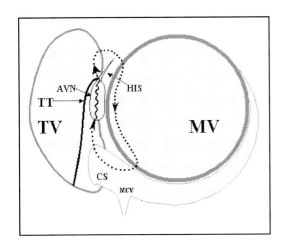

图 5-7　**慢快型 AVNRT 折返环路模式图**
图中实环线（→）代表上图所示慢快型 AVNRT 折返环路，激动顺序依次是：快径→房间隔→左心房→左房后间隔→冠状静脉窦→低位右房间隔（Koch 三角）→慢径（房室结）→回到快径，因此在低位右房间隔消融可成功阻断或改良慢径路。少部分慢快型 AVNRT 慢径同时起自左后间隔（粗虚线）或冠状静脉窦口上缘（细虚线），因此需在这两个部位消融。MV：二尖瓣环；TV：三尖瓣环；HIS：希氏束；AVN：房室结；CS：冠状静脉窦；TT：Tadaro 腱；MCV：心中静脉。

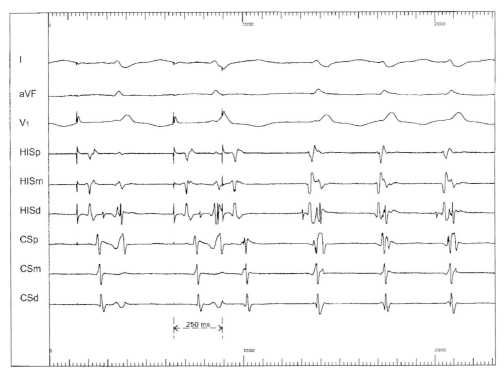

图 5-8　**慢快型 AVNRT 发作电生理特征**
心动过速记录　自上至下依次为体表 I、aVF、V₁ 导联和希氏束电极近中远（HISp、HISm、HISd）及冠状静脉窦近中远（CSp、CSm、CSd）的心内记录。S₁S₂：500/250ms 心房刺激房室结跳跃性传导后诱发心动过速，HV 间期=60ms，VA 间期=-10ms，希氏束部位逆行心房激动最早，为典型 AVNRT。

（二）快慢型 AVNRT

属非典型 AVNRT，占 AVNRT 的 10%，被认为是由快径前传和慢径逆传折返形成。心房、心室刺激均可诱发。心动过速时，最早逆传心房激动点在三尖瓣环与冠状静脉窦口之间或冠状静脉窦口内（图 5-9），网状区域，即逆 A 在 CSp 领先于 HBE 和 HRA。HBE 示 A、H 和 V 波出现顺序同窦律且互不融合，AV<VA，AH<HA，AH 间期 30～185ms（中位数 80ms），HA 间期在 135～435ms（中位数 260ms），HV=35～55ms。冠状窦电图示 A 与 V 较远，CSp、CSm 和 CSd 的 A 或 V 波排列几乎呈一条垂线。有人认为，HA 越短，心房最早逆向激动点越靠近希氏束，反之越靠近冠状窦。心动过速时，心室早搏刺激至少使希氏束激动提前 >30～60ms 时，才能逆行夺获心房并重整心动过速，说明快慢型 AVNRT 下部有较长的共同通路。

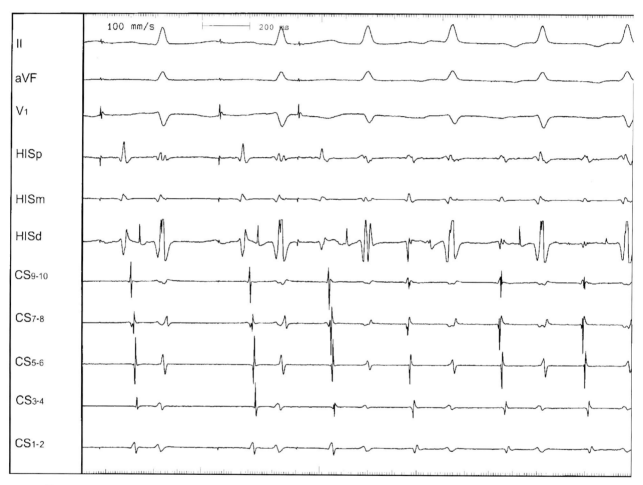

图 5-9　快慢型 AVNRT

心动过速记录：心动过速周长 365ms，RP>PR，HA 间期=270ms，AH 间期=95ms，类似快慢型AVNRT，但是希氏束部位与冠状静脉窦近端的心房激动均为最早，不很符合快慢型 AVNRT，可能与冠状静脉窦电极位置过深有关。

（三）慢慢型 AVNRT

HBE 示 V 前有 H 波，VA>60ms，AV≥VA，AH≈HA，HV=35～55ms。冠状窦电图示 A 与 V 有距离，CSp、CSm 和 CSd 的 A 或 V 波排列几乎呈一条垂线。

心房程序刺激诱发心动过速前，房室结多有跳跃性传导，并且常常有一次以上的跳跃，说明有多条慢径路。心动过速时最早逆传心房激动点在三尖瓣环与冠状静脉窦口之间或冠状静脉窦口内，早于希氏束部位心房激动 30～60ms（图 5-10），这是与慢快型 AVNRT 不同之处。慢径前传使 AH 间期与慢快型 AVNRT 相似（平均 240ms），HA 间期在 -30～260ms（中位数 120ms）。短 HA 间期的慢慢型 AVNRT 与慢快型 AVNRT 相似，P 波与 QRS 波融合，以前这种慢慢型 AVNRT 多诊断为"慢快型 AVNRT"，并且也有学者认为这种"慢慢型 AVNRT"就是慢快型 AVNRT，只不过是后者快径出口在典型慢径出口位置；相对长的 HA 间期时 P 波与 QRS 波的关系与 AVRT 相似，应鉴别诊断。

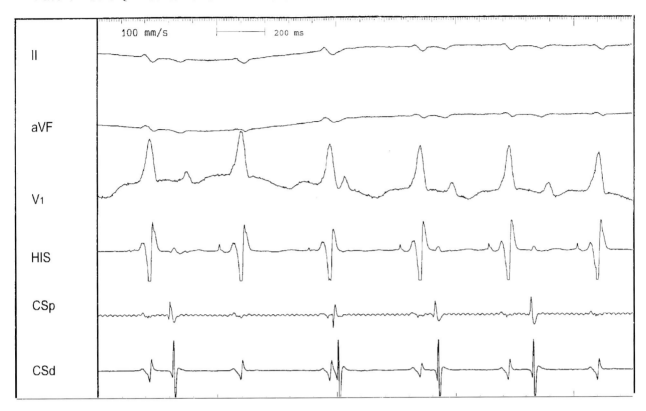

图 5-10 慢慢型 AVNRT 伴心房侧文氏阻滞心内记录

为图所示心动过速的心内记录，自上而下依次为体表心电图 II、aVF、V₁ 导联和希氏束（HIS）、冠状静脉窦近端（CSp）、冠状静脉窦远端（CSd）的心内记录。冠状静脉窦远端逆行心房激动最早，符合慢慢型 AVNRT 心房激动顺序。在冠状静脉窦口附近消融后心动过速不能诱发，消融成功。

短 HA 间期的慢慢型 AVNRT 与慢快型 AVNRT 的鉴别：①心动过速时最早逆行心房激动点位置不同；②慢慢型 AVNRT 时心室早搏刺激至少使希氏束激动提前 >30～60ms 时才能逆行夺获心房并重整心动过速；而慢快型 AVNRT 时心室早搏刺激只要使希氏束激动提前，就能逆行夺获心房并重整心动过速；③慢慢型 AVNRT 时的 HA 间期明显短于同频率心室起搏时的 HA 间期（平均 30ms），而慢快型 AVNRT 时的 HA 间期略长于同频率心室起搏时的 HA 间期。第②、③点说明慢慢型 AVNRT 下部有较长的共同通路。

（四）复合型

6% 的 AVNRT 有多种类型，射频消融难度大。房室结前传 3 条径路以上者，心动过速周期长，房室结逆传差，则复合 AVNRT 发生率高。10% 可诱发出 2：1 阻滞。

四、诊断标准

基本条件：体表心电图或心内电生理检查证实有室上性心动过速。

（一）普通型 AVNRT

1. 普通型 AVNRT 诊断标准

具备以下两条且排除 AVRT 和房内折返性心动过速，即可确诊。①A-H 跳跃。②VA 递减传导。③心动过速或心房回波时，希氏束逆 A 波领先，HBE 上 VA 间期在 -42～70ms。④心动过速时，V 前有 H 波，HV=35～55ms。

2. 顺向型房室折返性心动过速（AVRT）排除标准

一项符合即可排除。①心房激动同时或提前于心室激动。②心动过速发作期，行心室 RS_2 刺激，当 S_2 落于希氏束前传有效不应期时，则不能逆传夺获心房。

3. 房内折返性心动过速排除标准

①心房逆传顺序在心动过速和心室 S_1S_1 起搏时相同。②心动过速时，行心房 PS_2 刺激，尽管 PS_2 间期在较大范围内变化，但回归周期的 HA 保持恒定。

（二）非普通型 AVNRT

1. 非普通型 AVNRT 诊断标准

具备①、②、③三项或①、②、④三项且排除慢旁道即可确诊。①V–A 递减传导。②心动过速或心房回波时，不符合普通型 AVNRT 标准。③房室结前传 AH 阻滞后，心动过速自然终止。④心动过速与心室 S_1S_1 起搏时的心房逆传顺序相同。

2. 慢旁道 AVRT 排除标准

一项符合即可排除。①心动过速发作期，行心室 RS_2 刺激，S_2 落在希氏束前传有效不应期时，则不能逆传夺获心房。②比心动过速周期短至少 40ms 的短阵心室刺激，不能改变心动过速周期，即不能拖带。③尽管有 2∶1 或更高度 AV 阻滞，但心动过速仍存。

此外，若室上性心动过速发作期，存在 HA 逆传阻滞，则排除 AVNRT，考虑房室结下折返或非折返性心动过速。

第二节　心内膜标测定位

一、解剖定位

慢径消融适用于不同类型的 AVNRT，是 AVNRT 的主要消融方法。在右房间隔部，从冠状窦口到希氏束，即从 Koch 三角底部到顶部，将三尖瓣隔环等分为后间隔区（P 区），中间隔区（M 区）和前间隔区（A 区），每一间隔区再等分二段即 P_1、P_2、M_1、M_2、A_1 和 A_2 区（图 5-11）。消融部位在 Koch 三角内，常选三尖瓣隔环心房侧 P_1、P_2、M_1 或 M_2 区，即 RAO 30° 投照希氏束与冠状静脉窦口中点偏下，部分病人位于冠状静脉窦下方（10%~15%）或在左后间隔部（1%）。合并永存左上腔静脉畸形时靶点位于巨大冠状静脉窦口的上后缘，目的在于消融慢径。但是，P 区和 M 区存在快径的可能性分别为 10% 和 30%。在慢慢型 AVNRT，除消融慢径外，有时还需自三尖瓣环至冠状静脉窦口之间划线消融。

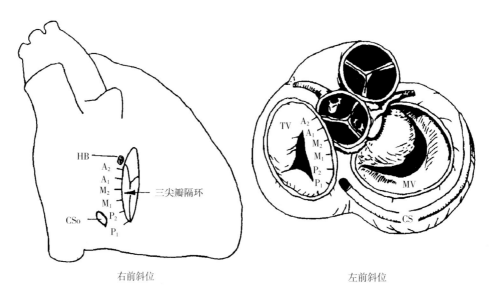

右前斜位　　　　　　　　　　　　　左前斜位

图 5-11　房室结消融的解剖和影像定位

TV 示三尖瓣、MV 示二尖瓣、HB 示希氏束、CS 示冠状窦（摘自 Zipes DP. Catheter Ablation of Arrhythmias）

二、影像定位

取右前斜位30°，或投照角度以右室心尖部导管电极达到最大伸展为宜。左前斜位透视对判断消融电极是否贴靠间隔帮助大，尤其是在放电过程中持续左前斜位下透视有助于保持消融电极恒定贴靠于有效靶点（图5-12），消融导管呈一垂线，头端弯度几乎消失。若消融导管有明显弯度，背向脊柱，则提示偏向心室腔；若消融导管有明显弯度，指向脊柱侧，则提示已进入冠状静脉窦。冠状窦电极最低点指示后间隔，希氏束电极记录部位指示前间隔，在二者之间按解剖定位法目测分区。正位透视分区方法基本同右前斜位。

P_1区：冠状窦口前下方，距窦口约1cm范围内。

P_2区：冠状窦口前上方，距窦口约1cm范围内。

M_1区和M_2区：冠状窦口与希氏束记录电极之间的中1/3区，约1cm范围内。

A_1区和A_2区：希氏束记录电极下后方，约1cm范围内。

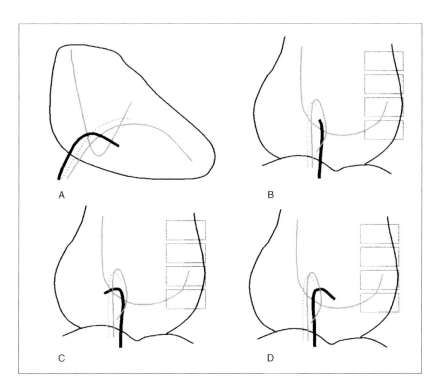

图5-12 左前斜位在AVNRT中的意义

（A）RAO 30° 大头"贴靠于"希氏束与冠状静脉窦口中下1/3交点处，但是电极位置有三种可能，见LAO 45° 分别是贴靠于间隔（B）偏向心室腔（C）进入冠状静脉窦（D）。

三、消融导管操作

（一）导管操作

从右股静脉撤出高右房电极，送入8F中弯加硬大头电极或7F中弯（加硬或不加硬）大头电极至右室，保留其他心内导管电极。若想撤除希氏束电极，必须先以肋骨作参照物，牢记希氏束位点。回撤并轻轻顺时针方向旋转消融导管至记录到清晰的希氏束远端电位或近端右束支电位。消融电极头端缓慢充分弯曲至略大于90°，然后在保持消融标测电图A、V波同现，最好在小A大V的过程中，缓慢回撤导管达P_1区。通过旋转导管调整A、V波比例，顺时针方向旋转A变大而V变小，逆时针方向旋转A变小而V变大，A、V波均小或消失示电极游离于心房或心室或瓣口，应旋转调整至A、V同现，小A大V。导管控制动作包括：打弯、松弯、前送、回撤、顺时针方向旋转和逆时针方向旋转等单一或复合动作，切记要小幅度操作。有理想靶点则试消融，无理想靶点则再在 P₁ 区内调整，寻找新靶点试消融。P₁ 区内至少两个靶点试消融不成功，可考虑略松开导管头端弯度，使之抬高到 P₂ 区，寻找至少两个新靶点，若试消融无效，则进一步松弯以抬高导管头端或轻轻前送导管至 M₁ 区，继而 M₂ 区。偶尔在必要时才至 A₂ 区试消融。消融电极不易稳定到位时，可采用 SR 0 号 Swartz 鞘管支持。

（二）靶点影像

消融导管端电极位于 X 线定位的 P 区或 M 区，与三尖瓣环或希氏束电极同向运动。若导管静止不动或无规则运动，说明与三尖瓣环贴靠不紧，应调整位点。真正理想的靶点应是靶点电图和靶点影像的统一（图 5-13）。

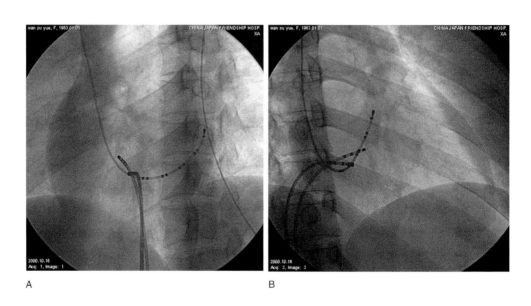

A B

图 5-13 消融影像

A、B 分别为左前斜位、右前斜位 X 线影像，可见冠状静脉窦电极导管、希氏束标测电极导管和标测消融导管。标测消融电极位于希氏束与冠状静脉窦口中下 1/3 交界处。

四、靶点图标测

靶点电图

基本条件：①电图稳定：连续记录 5 个心动周期，A 或 V 的逐波变异 <10%，或主要波形成分持续存在；②无希氏束电位；③A、V 波同现，小 A 大 V。

1. 窦律标测

（1）特征性心房局部电位：A/V 比值为 0.1~0.5，A 波时限≥60ms，A 波低幅多相（≥3）（图 5-14），或呈先低幅低频后高幅高频的"双波"。

（2）慢电位：在 P 区和 M 区标测。①Jackman 氏慢电位：呈尖锐高频波折，类似希氏束电位，在 A 波后 10~40ms。以小 A 大 V 伴最大、最尖且最迟的慢电位点为理想靶点。②Haissaguerre 氏慢电位：为 A 波后的低幅信号，坡度缓慢，呈钝圆形单相波或双相波或驼峰状波。消融后慢电位可消失可变形，但大多数持续存在。正常人也能记录到慢电位。特征性心房局部电位可能亦属慢电位，只是在慢径行程的不同位点被记录。

2. 起搏标测

消融电极置于 P 区，偶尔也置于 M 区，然后行心室 S₁S₁ 刺激或心室 S₁S₂ 刺激。S₁S₁ 刺激的 S₁S₁ 间期以及 S₁S₂ 刺激的 S₁S₂ 间期均应小于快径逆传不应期，以使逆向心房激动经慢径传导。理想靶点条件：①慢径逆传时的最早心房激动点；②慢径逆传时的最大、最尖和最早慢电位点；③窦律时 A/V 比值为 0.1~0.5。

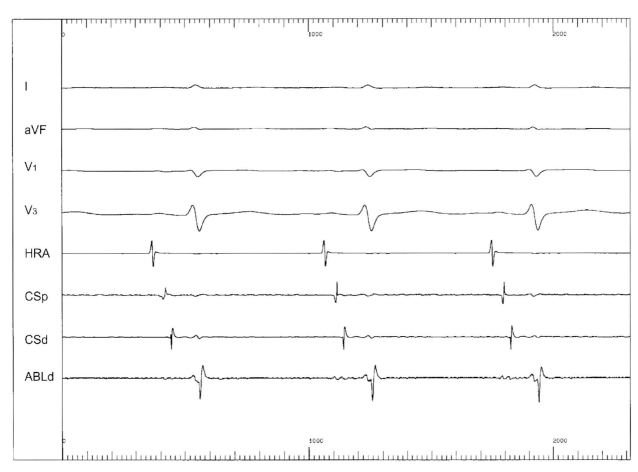

图 5-14 特征性心房局部电位

自上至下依次为体表 I、aVF、V₁、V₃ 导联和高右房（HRA）、冠状静脉窦近端（CSp）、远端（CSd）及标测消融电极（ABLd）的双极心内记录。标测消融电极位于希氏束与冠状窦口中点，局部心内膜图（ABLd）呈碎小 A 波、大 V 波，无希氏束电位。

3. 心动过速标测

快慢型 AVNRT 时，标测方法及理想靶点条件同起搏标测，以慢径逆传时的最早心房激动点为理想靶点。慢快型 AVNRT 时，不提倡消融，应先终止 AVNRT，再做标测；若执意消融，切记 AVNRT 终止时立即停放电，待观察房室传导情况后再做安排。

第三节　放电消融

一、试消融

消融过程中，必须持续 X 线透视。建议采用温度控制消融，预设温度为 55～60℃，在新靶点每次试消融时间为 10～15 秒。非温度控制消融时，根据消融电极贴靠程度选择功率。首次功率取 10W，无反应再取 15W，仍无反应可第三次取 20W 试消，偶在消融电极贴靠不稳时，可增至 25～30W 试消。同一靶点至少两次消融均无反应方可放弃。试消融有效反应包括交界性早搏或频率<120 次/min 的交界性心律。新靶点首次出现有效反应则暂停消融，观察后再巩固消融。冠状静脉窦内消融可导致交界心律，其发生机制不明，不属放电有效指征，应注意鉴别。

二、消融终点

若试消融出现有效反应且上述无危险信号，则按试消融有效功率继续消融。若见交界性早搏或短阵交界心律<5 秒，则连续消融。若见交界心律持续≥5 秒或连续 6～10 个周期应暂停消融，确定恢复窦律后，无危险信号则继续消融。若两次消融均见持续交界心律，尽管频率<120 次 /min，则须将功率减少 5～10W 继续消融。累积消融达 60 秒时，若交界性搏动明显减少，则再增加 5～10W 继续消融。若交界性搏动无明显减少，则同功率继续消融，直至功率 20～30W，个别在 35～40W，累积消融 60～90 秒，其中至少一次连续消融>30 秒；或功率≥20W 时，交界性搏动逐渐减少，直到 30 秒内无交界性搏动。即使试消融出现一次交界心律，则仍应继续放电 30～60 秒。若消融后新出现持续性 I 度或 I 度以上的房室阻滞，则不应继续消融（图 5-15）。若放电过程中交界性心律很快出现，且持续时间长，为保证安全，通常采用暂停放电等待窦律恢复的策略，然而，反复停放电，必然增加放电次数，使总消融时间延长，而每次有效消融时间过短又必然影响消融效果。此时，若采用心房起搏消融，起搏频率 120 次 /min，则可避免反复停放电的操作。为观察交界性心律情况，可间断停起搏，但不停放电，以保证有效的消融时间，必要时可连续放电 3～5 分钟，总消融时间可缩短，并发症可减少（图 5-16）。

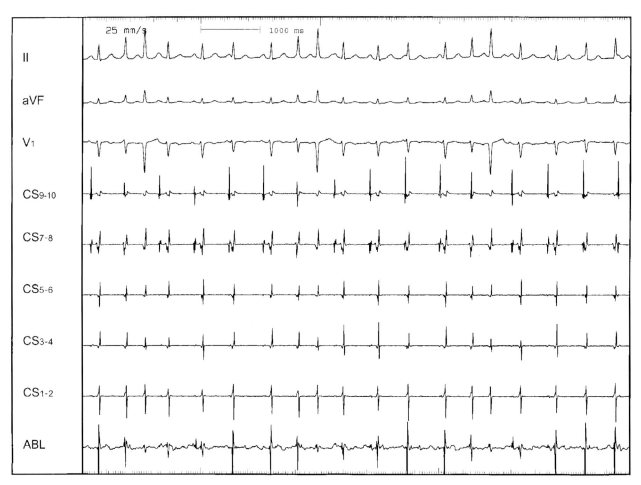

图 5-15 消融放电

消融点自希氏束与冠状静脉窦口中点移至下 1/3 段，放电过程中出现较慢的交界心律，无 VA 阻滞，连续放电 90 秒，消融成功。

三、消融后电生理评价

到达消融终点后，常规进行心室及心房 S_1S_1 和 S_1S_2 刺激。试消融三个靶点后，即使无效也应在心动过速诱发窗口给予刺激，以检查消融效果。选择性慢径消融成功后电生理检查结果：①AH 间期不变；②最短的 1：1VA 逆传周长不变；③1：1AV 前传周长延长；④房室结前传有效不应期延长；⑤房室结前传跳跃现象消失，或跳跃存在不伴或仅伴 1～2 个心房回波（图 5-17）；⑥不能诱发 AVNRT；⑦无 I 度以上的

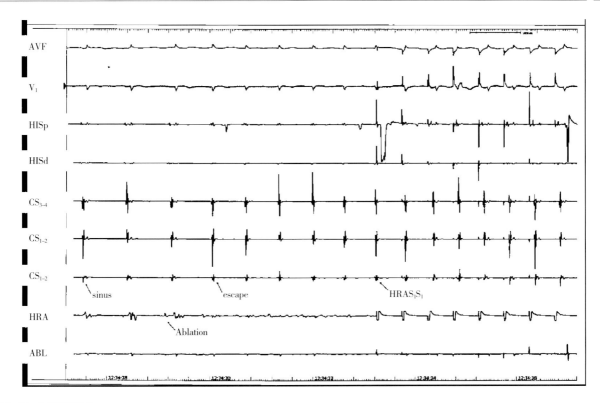

图 5-16　心房起搏放电

第 1~3 个周期为窦律，第 3 个周期开始放电，随之出现交界性心律，第 9 个心搏后给予高位右房起搏，显示房室传导良好，放电仍在进行中。

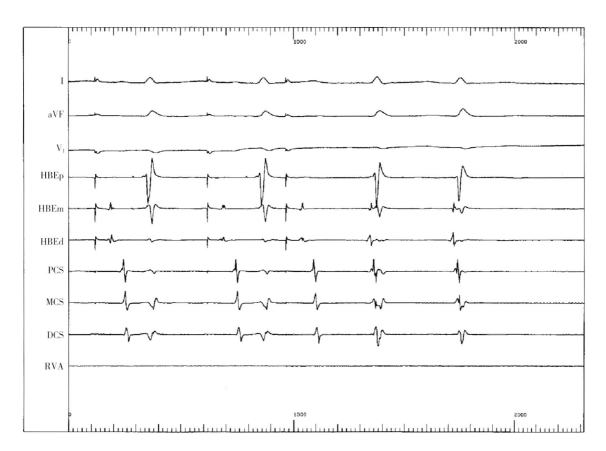

图 5-17　电生理评价消融结果

房室结慢径消融后跳跃存在伴 2 个心房回波，但异丙肾上腺素不能诱发 AVNRT。

房室传导阻滞。消融成功的唯一标准是 AVNRT 不能被诱发。若存在跳跃现象或 1 ~ 2 个心房回波，则必须在异丙肾上腺素激发试验同时进行诱发刺激，仍无 AVNRT 才算成功。若有 A-H 延长提示快径前传受损。

四、Ⅲ度房室传导阻滞的预防

Ⅲ度房室传导阻滞是慢径消融的主要并发症。消融过程中稍有疏忽，即可能发生，所以放电时必须持续 X 线透视，密切观察电生理记录仪视屏，及早发现危险信号或预兆。消融电极向上移位、消融阻抗升高，P-R 间期延长（比基础 P-R 延长≥30%）或 AV 阻滞（图 5-18）、房室分离、交界性心律频率过快（≥150 次 /min）、交界性心律时逆传心房出现阻滞（VA 阻滞）、房早或室早均属危险信号，应立即停消融并移开消融导管另寻靶点。若出现房室分离，在 5 秒内停消融可避免永久Ⅲ度房室传导阻滞。在有效放电部位，若受心脏随呼吸的移动和交界心律的影响，导管可有一定程度的摆动，无须停放电。有人认为，HBE 与 CSp 逆传 A 波起点的时距 Ah -Acs<15ms 时，消融过程易发生 AV 阻滞。交界心律频率过快（图 5-19），提示消融部位邻近快径或希氏束，易发生 VA 阻滞，应立即停止放电，并在偏低部位标测与消融。VA 阻滞（图 5-20）是指交界心律 VA 间期明显延长或 A 波脱落。交界心律是消融有效的表现，是消融慢径时，慢径纤维激动同时沿希氏束下传和经快径逆传所致。VA 阻滞说明消融慢径的同时阻断了快径，因此这种心电表现是发生房室阻滞的前兆，出现 VA 阻滞后应立即停止放电，以避免造成不可逆性损伤。有部分病例，即使消融靶点远离房室结，或在希氏束下方较低的位置，消融也易造成 VA 阻滞。如果在多次放电中反复出现 VA 阻滞，而停止放电后房室传导完全正常，可逐渐延长每次放电时间至消融成功。

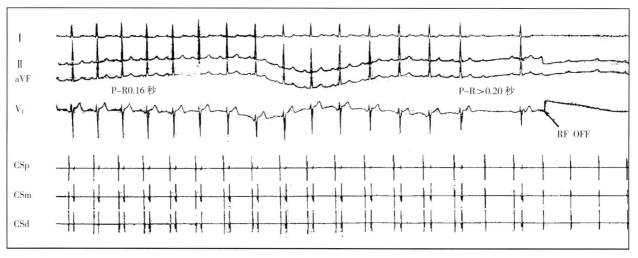

图 5-18 AV 阻滞后发生Ⅲ° AVB

患者女，41 岁，在通常偏低部位消融，放电中 PR 间期由 0.16 秒延长至 0.24 秒，发现Ⅲ度 AVB 后方停止放电，Ⅲ度 AVB 持续 20 秒后消失。

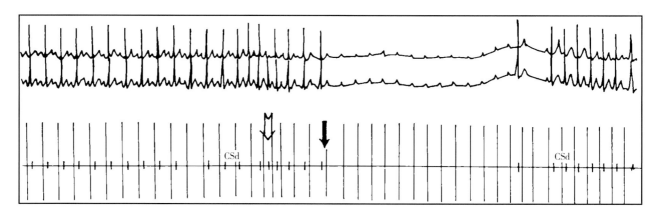

图 5-19 快速交界心律后发生Ⅲ度 AVB

患者女，38 岁，消融部位偏高，带希氏束电位放电，放电过程中突然出现 3 个快速交界律后 1.5 秒停止放电，仍出现了持续 8 秒的Ⅲ度 AVB。

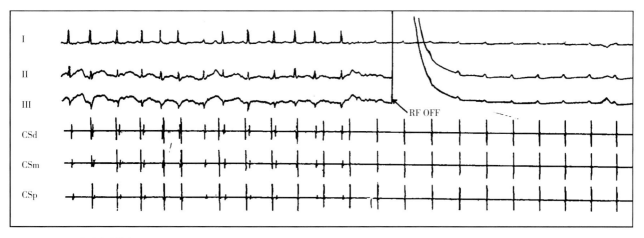

图 5-20　VA 阻滞后发生Ⅲ度 AVB

患者男，65 岁，消融部位偏高，多次消融均有明显的交界变化，但仍能诱发 AVNRT。图中第 7 个 QRS 波群发生 VA 阻滞及 VA 分离，发现Ⅲ度 AVB 后方停止放电（RF OFF），停止放电延迟时间为 4.5 秒。此例患者的Ⅲ度 AVB 未能消失，成为永久性。

五、快径消融

快径消融只用于慢径消融失败病例，但消融快径对快慢型 AVNRT 无效。若技术熟练者反复仔细标测消融慢径，标测试消融时间＞4 小时，或 X 线投照时间＞1 小时，或试消融次数＞30 次，但仍能诱发 AVNRT，则可认为慢径消融失败。建议观察数天，待局部炎症消退后，再行消融快径，因同次术中即消慢径又消快径，可能会增加Ⅲ度 AVB 发生率。将消融导管置于希氏束区，先记录至希氏束电位，回撤导管至 A/V≥1，且 H 波<0.1mV 或无 H 波处，适当顺时针方向旋转导管以求与房间隔稳定接触。若心室 $S_1S_1$400～500ms 起搏时，消融标测电图逆行 A 波等于其至领先于 HBE 的 A 波，则为理想靶点。以消融电极 $S_1S_1$400～500ms 刺激心房，显示 1∶1 完全起搏说明接触良好。注意监视体表心电图 P-R 间期。窦律下试消融，首次功率 10W，时间为 10～15 秒，随后每次递增功率 5～10W，递增时间为 5～10 秒，两次消融间歇均做心室刺激，检验快径逆传是否终断。终断标准是 HBE 的 VA 间期＞60ms。若功率增至 35W，或累积时间达 60 秒，而快径逆传仍存，则重调靶点。消融时，若见加速性交界心律，则以较快心率心房起搏以观察 AV 传导情况。若见 P-R 延长（较基础值增加 30%）、Ⅱ度或Ⅲ度 AV 阻滞、交界性心律≥120 次/min 或阻抗升高，立即停止消融，同时心室起搏观察 VA 传导情况。消融终点是快径逆传完全终断，且不能诱发 AVNRT。快径消融Ⅲ度 AVB 发生率为 10%～19% 或更低，约 13% 的可转为快—慢型 AVNRT，发作持续不止，只有再标慢径继续消融。

（赵　学　刘志刚）

第六章 房室旁道诊断标测概述

旁道的电生理特征为：①传导速度快，无文氏递减传导，呈全和无传导；②80%的旁道可双向传导，15%的仅逆向传导，5%的只顺向传导；③有效不应期长，>270ms 为长不应期旁道，<270ms 为短不应期旁道。短前传不应期旁道合并房颤时易致室颤。能顺向传导且心电图预激波持续存在者称显性旁道。能顺向传导但心电图无预激波者称隐性旁道，房内传导延迟，旁道传导延缓或房室结加速传导是其成因。只能逆传而无顺传者称隐匿性旁道。同一幅心电图存在有和无预激两种图形者称间歇性旁道。AVRT 折返环由房室结、希蒲系、心室肌、旁道和心房肌构成。房室结顺传，旁道逆传构成顺向型 AVRT，占 90%。旁道顺传、房室结逆传或一旁道顺传另一旁道逆传构成逆向型 AVRT，占 10%。此外，旁道患者合并房颤、房扑或房速的几率明显高于正常人。

第一节 旁道解剖定位法则

房室旁道可存在于左、右房室环的任何部位，但主动脉前壁与二尖瓣前叶移行部例外。旁道定位无严格标准，常以房室环作参照物。

一、钟点定位法则

常用于右侧旁道定位，取左前斜位 45° 透视心脏，把充分展开的三尖瓣环想象成一个钟盘（图 6-1），12 点为前壁方向，6 点为后壁方向，9 点为右侧壁方向，3 点为间隔方向。希氏束在 1 点，冠状状窦口在 5 点。左侧旁道消融常取右前斜位，二尖瓣环未展开，故较少用钟点法定位。

二、解剖距离定位

国内认为，右前间隔旁道（RAS）位于希氏束上下 5mm 内，因为在消融成功的靶点图上有可分辨的希氏束电位，故又称希氏束旁道。右中间隔旁道（RMS）位于希氏束下 5mm 至冠状静脉窦口上 5mm 之间，右后间隔旁道（RPS）位于冠状静脉窦口上缘以下至三尖瓣环 6 点钟之间，左后间隔旁道（LPS）位于冠状静脉窦口远侧 1.5cm 内且在左侧消融成功，左后侧旁道（LPL）位于冠状静脉窦口远侧 1.5～3.0cm，左正侧旁道（LL）位于冠状静脉窦口远侧 3.0～

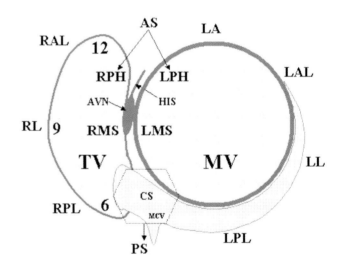

图 6-1 房室旁道定位

左前斜（LAO）45° 投照，将房室环分为间隔部、右侧游离壁、左侧游离壁。间隔部分为前间隔、中间隔、后间隔，前间隔分为右侧希氏束旁（RPH）和左侧希氏束旁（LPH），中间隔分为左中间隔（LMS）和右中间隔（RMS），后间隔（PS）分为右后间隔（RPS）、左后间隔（LPS）和心中静脉（MCV），右侧游离壁自上至下依次分为右前侧壁（RAL）、正右侧壁（RL）、右后侧壁（RPL），左侧游离壁自前至后依次分为正前壁（LA）、左前侧壁（LAL）、正左侧壁（LL）、左后侧壁（LPL）（MV：二尖瓣环；TV：三尖瓣环；HIS：希氏束；AVN：房室结）

5.0cm，左前侧旁道（LAL）位于冠状静脉窦口远侧 5cm 以上，其余大致同 Akhtar 氏分区法。实际上，旁道解剖学定位与电生理学定位不完全对应，解剖学上只有中间隔旁道，电生理学描述的右前间隔在中心纤维体前方，已达右前游离壁，后间隔旁道位于中心纤维体后方，邻近冠状窦，已不属房室间隔部。

第二节　体表心电图诊断

一、预激综合征（WPW）基本概念

（一）预激波（δ波）（图6-2）

体表心电图上，将具有预激特征的QRS综合波起始部40ms规定为δ波。δ波正向用"+"表示，指δ波位于基线以上；δ波负向用"−"表示，指δ波位于基线以下；δ波在等电位线用"±"表示，指无δ波或δ波双相或δ波起始偏离基线且在QRS开始之前又回到基线，然而，同步记录导联的QRS波有明确δ波。正向δ波导联指向旁道对侧，负向δ波导联指向旁道同侧，正负双向δ波导联指向旁道偏侧。

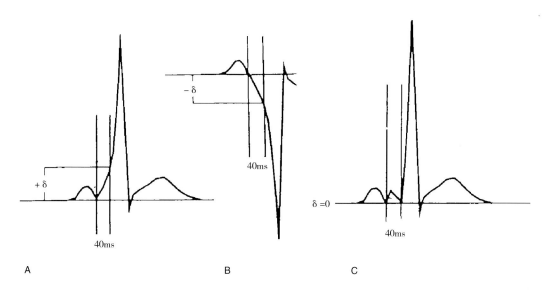

图6-2　δ波极性判断模式图

左：δ波正向用"+"表示；中：δ波负向用"−"表示；右：δ波在等电位线用"±"表示。

（二）预激程度（δ波大小）的影响因素

一般而论，左侧旁道的预激程度小，δ波窄小，QRS波窄，甚至有旁道前传但看不到预激，因旁道离窦房结远。右侧旁道的预激程度大，δ波宽大，QRS波宽，因旁道离窦房结近。房室结传导快/旁道传导慢时预激程度小，反之预激程度大，由于房室结传导受植物神经因素影响大，而旁道传导基本不受植物神经因素影响，因此同一预激综合征患者不同时间的心电图会有区别。使用对房室结有负性传导作用的药物或刺激迷走神经，均可加大预激程度，甚至形成全预激现象（心房激动完全经旁道下传），因此，有助于旁道的定性和定位诊断。

（三）胸前导联QRS波移行

胸前导联QRS波移行概念主要用于右侧显性旁道定位，冠状面上QRS波移行指胸前导联QRS波的R/S振幅比例的变化，以胸前导联QRS波R/S振幅比值=1的导联为移行导联。如果某个导联R/S振幅比值<1，而后面相邻导联R/S振幅比值>1，则判定QRS波移行发生在这两个导联之间。

二、定性诊断

（一）窦性心律时

（1）显性旁道：①短PR：PR间期<120ms。②预激波（δ波）：QRS波起始部粗钝。③宽QRS：QRS时限≥120ms。④继发性ST-T改变。⑤PJ间期<270ms。

（2）隐性旁道：常规心电图正常，若 ATP 试验或食道心房调搏将隐性旁道转为显性旁道则可诊断。

（3）间歇性旁道：同显性旁道，也可用 ATP 试验或食道心房调搏协助诊断。

（4）隐匿性旁道：常规心电图无助诊断。

（二）AVRT 时

1. 顺向型 AVRT

占 AVRT 的 90%，频率范围为 150～280 次/min，RR 间期规则，呈窄 QRS，逆 P 在 QRS 之后，与 QRS 明确分开，RP'>70ms，RP'<P'R。伴束支阻滞时，呈宽 QRS，可有 RR 间期延长。1/3 患者有 QRS 波电压交替。

2. 逆向型 AVRT（图 6-3）

占 AVRT 的 10%，频率范围为 160～250 次/min，RR 间期规则，呈宽 QRS，逆 P 难辨，P'R<RP'，P'R 间期极短。伴束支阻滞时，可有 RR 间期延长。1/3 患者有 QRS 波电压交替。注意与其他宽 QRS 心动过速鉴别。

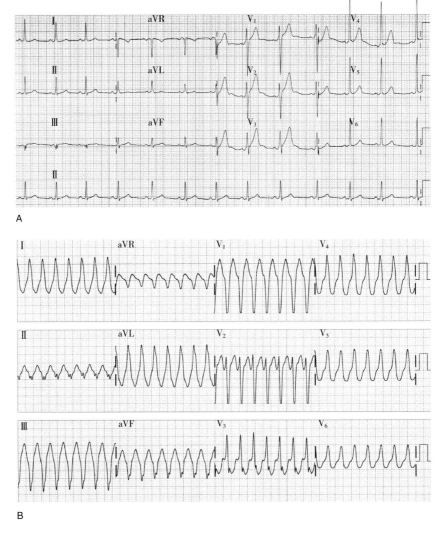

图 6-3　右后侧壁显性旁道及逆向型 AVRT

A. 示 V₁ 导联呈 rS，r 波宽，符合右侧游离壁显性旁道；胸前移行导联在 V₃，提示旁道位于三尖瓣环 7:30 左右；Ⅱ 和 aVF 导联 δ（±）提示旁道不超过三尖瓣环 9 点。成功消融部位在三尖瓣环 7:30。该心电图预激程度不大。

B. 逆向型 AVRT 12 导联体表心电图 V₁ 导联 QRS 呈 QS 型，类似间隔旁道预激图形，但是完全预激时不能根据这个特征诊断右侧间隔道，因为右侧游离壁旁道在完全预激时 V₁ 导联 QRS 多呈 QS 型。Ⅱ、Ⅲ、aVF 导联 QRS 在完全预激时均呈 QS 型，据此判断旁道位置不会超过三尖瓣环 8 点。根据完全预激时 QRS 波鉴别左右侧旁道有较大帮助，但是在具体定位上有其特征。

（三）房颤、房扑时

房颤占预激病人的 40%。有前传功能的旁道在房颤时，可同时显示房颤和显性预激心电图特征。呈宽 QRS，RR 间期互差 >10ms，心室率常为 180 ~ 250 次 /min。最短 RR 间期≤250ms 称快速心室反应，易致室颤。偶伴窄 QRS 和室性融合波。房扑 1：1 旁道前传，呈宽 QRS，RR 间期规则，心室率 >200 次 /min，F 波难辨。注意与其他宽 QRS 心动过速，尤其室速鉴别。

三、定位诊断

（一）窦性心律时（图 6-4 ~ 图 6-9）

（1）按 QRS 波前 40ms 的 δ 波方向并结合 V_1 导联 QRS 波方向进行定位。

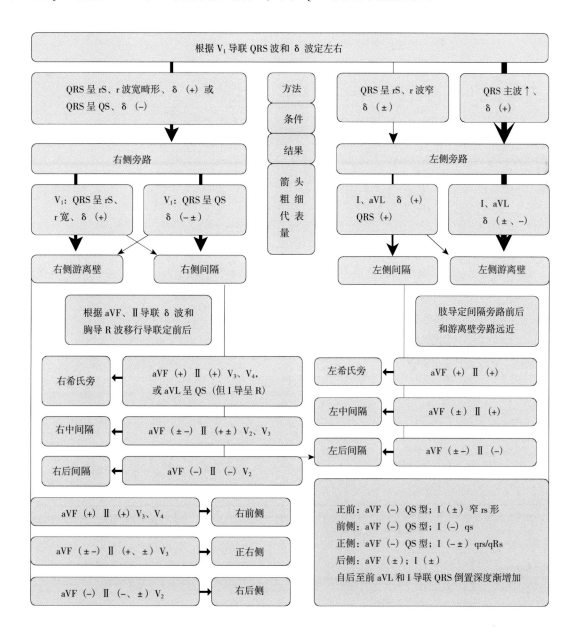

图 6-4 显性旁道体表心电图定位流程图

右后间隔至左后间隔有一小箭头，代表完全符合右后间隔心电图特点而成功消融部位在左后间隔；左侧游离壁旁道定位本图主要根据 I、aVL 导联 δ 波和 QRS 波形态，事实上与 II、III、aVF 导联 δ 波和 QRS 波形态关系也较密切，越偏前的旁道 II、III、aVF 导联 δ 波和 QRS 波越高。（+、-、± 均代表 δ 波极性）

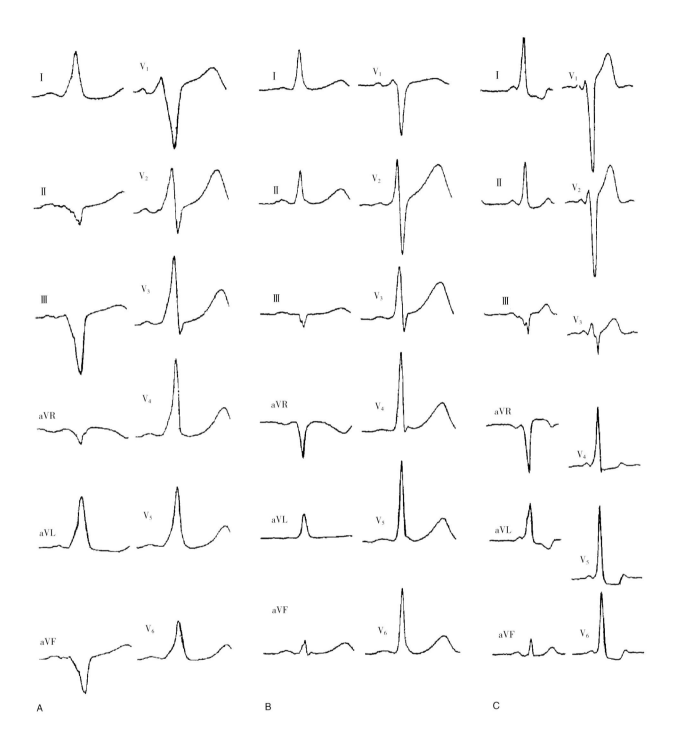

图 6-5 右侧游离壁旁道

A、B、C 分别为右后侧壁（7 点）、正右侧壁（9 点）和右前侧壁（10 点）显性旁道 12 导联体表心电图。V_1 导联 QRS 均呈 rS 形态。随旁道位置自后至前变化，胸前导联 R 波移行减慢，移行导联分别为 V_2、V_3 和 V_4 导联；aVF 导联 δ 波左图（−）、中图和右图（±）、Ⅱ 导联 δ 波左图（−）、中图（±）、右图（+）。

（二）顺向型 AVRT 时

采用逆 P 极性定位法，比较 AVRT 与窦性心律心电图，观察逆 P 极性。逆 P 极性对旁道定位的意义与 δ 波极性相同。旁道定位流程（图 6-10）。

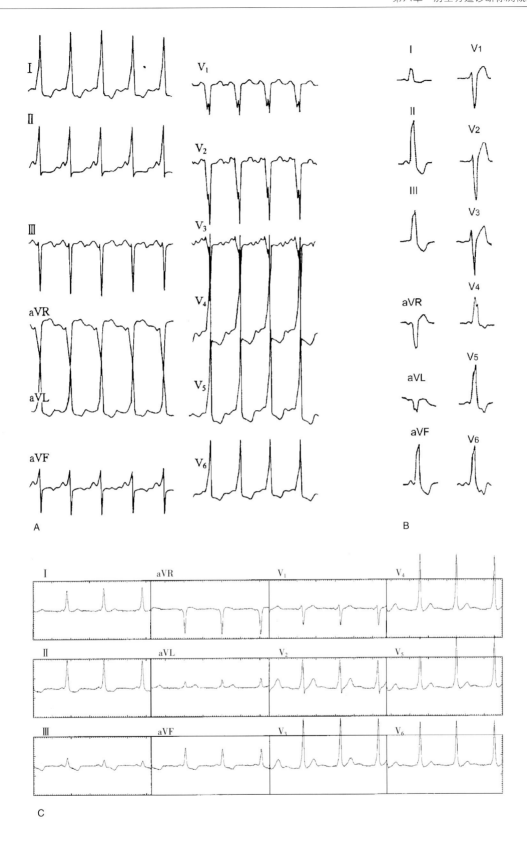

图6-6　右前间隔显性旁道

A、B、C均为右前间隔显性旁道（希氏束旁）12导联心电图。A. V_1导联QRS呈QS、δ（−）符合右侧间隔旁道，胸前导联移行慢和aVF、Ⅱ导联（+）均支持旁道位置在前；B. V_1导联呈rS型，提示右侧游离壁旁道，但是对于aVL导联QRS呈QS形态的右侧旁道均是右前间隔旁道；C. V_1导联QRS呈rS型（r波宽畸形）和V_2导联QRS呈Rs型提示旁道位于右后侧壁，Ⅱ导联和aVF导联δ波和QRS波均为正向提示旁道位于右前侧壁，事实上该心电图所示旁道位于右前间隔。肢体导联和胸导联呈这种矛盾关系时旁道多位于右前间隔。

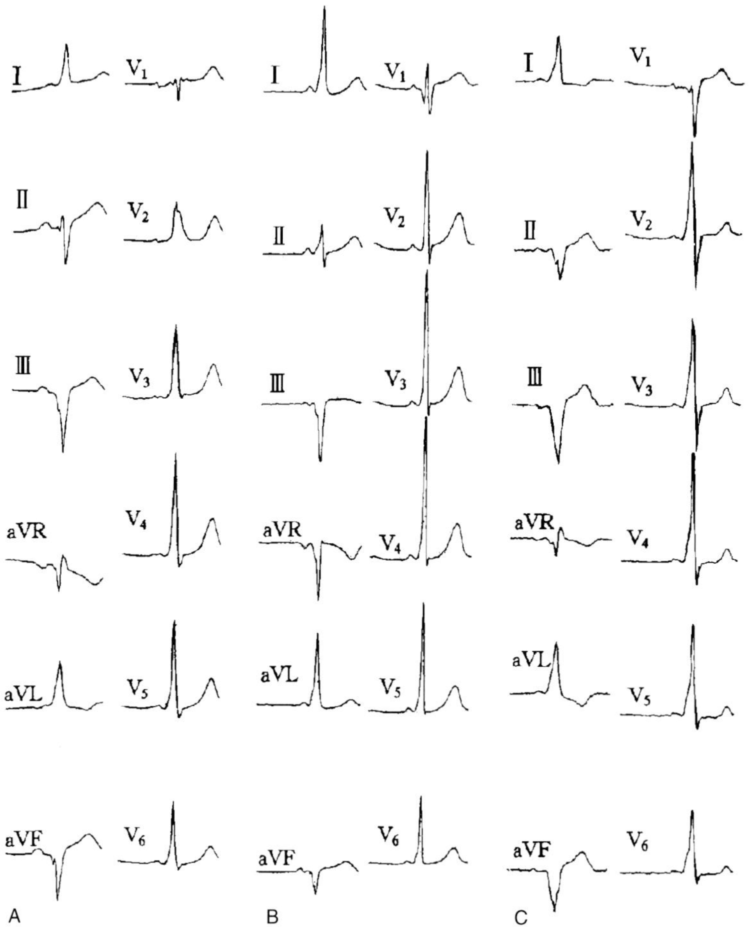

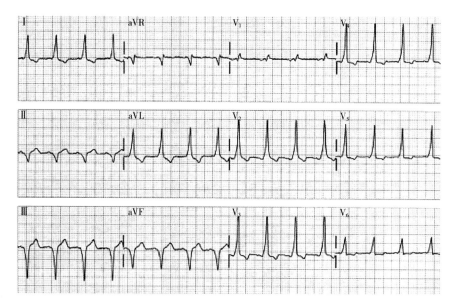

图 6-7 右后间隔显性旁道

A、B、C 均是右后间隔显性旁道心电图。B 为 V_1 导联 δ 波 (−)、A 和 C 为 V_1 导联 δ 波 (±)，QRS 主波均向下，符合右侧间隔旁道，胸前导联 R 波移行在 V_2 导联和 aVF 导联 δ 波 (−) 均符合右后间隔旁道。

图 6-8 左后间隔显性旁道

V_1 导联 QRS 呈 R，符合左侧旁道，I、aVL 导联 QRS 呈 R、δ 波 (+) 和 aVF 导联 δ 波 (−) 符合左后间隔旁道。该心电图 II、III、aVF 导联 QRS 呈 QS、δ 波宽负向，对左侧旁道这种形态不排除心外膜旁道的可能性。

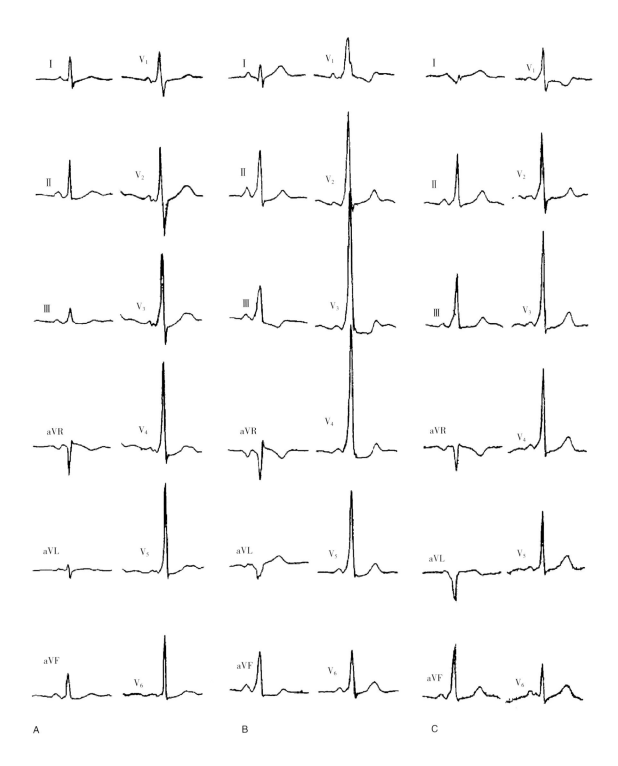

图 6-9　左侧游离壁显性旁道

A、B、C 均分别为左后侧壁、正左侧壁、左前侧壁显性旁道，V_1 导联 QRS 呈 Rs（左、右）或 R（中），自左后至左前 aVL 和 I 导联 δ 波由（+、±）变为（−），并且 QRS 倒置逐渐加深。自左后至左前 I 导联 δ 波变为负向比 aVL 导联晚，QRS 倒置程度也比 aVL 导联小。

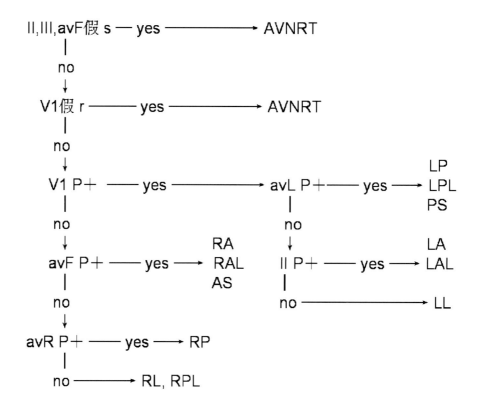

图 6-10 逆 P 极性定位流程图

AS（前间隔）、PS（后间隔）、RA（右前壁）、RAL（右前侧壁）、RL（正右侧壁）、RPL（右后侧壁）、LA（左前壁）、LAL（左前侧壁）、LL（正左侧壁）、LPL（左后侧壁）、LP（左后壁）。

（三）食道电图定位法

将心电图的右手红色电极移至右锁骨中点下方 2cm 处作阴极，将左手黄色电极移至胸骨右缘外侧 2cm 与第二肋间交点作阳极，同步记录 I 导联心电图和食道电图，I 导联 P 波代表右心房电位，食道电图 P 波代表左心房电位。若两者 PP 间期＜30ms，则提示间隔旁道；若左心房 P 波较右心房 P 波领先＞30ms，则提示左侧旁道；若右心房 P 波较左心房 P 波领先＞30ms，则提示右侧旁道。

第三节　心内电生理诊断

一、心内电生理检查

（一）导管放置

经右颈内静脉或左锁骨下静脉穿刺放置冠状窦电极，经右股静脉两次穿刺分别放置右心室心尖部电极和高右心房电极，经左股静脉穿刺放置希氏束电极。记录双极心内电图。滤波 40～400Hz。

（二）窦性心律心内电图

显性旁道和间歇性旁道的窦律心内心电图，可见偏心性顺向心室激动（V 波）顺序。希氏束电图的 AH 间期正常，AV 间期＜120ms，HV 间期＜35ms。并发室早时呈偏心性逆向心房激动顺序。但间隔旁道仍呈中心性 AV 或 VA 传导顺序（图 6-11）。

（三）心室刺激

1. S_1S_1 分级递增

（1）只见房室结逆传，旁道逆传阻滞。见于长 S_1S_1 周期时，逆 A 以希氏束电图领先，呈中心性 VA 逆

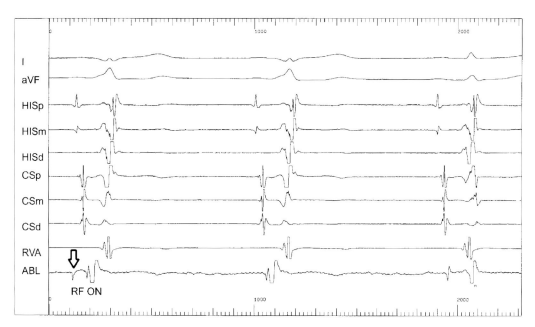

图 6-11　左侧游离壁显性旁道窦律心内电图

可见偏心性顺向心室激动（V 波）顺序，AV 间期在希氏束（HISp，HISm，HISd）落后于冠状静脉窦（CSp，CSm，CSd）。

传顺序。可诱发逆向型 AVRT。

（2）房室结与旁道同时逆传。见于长或较长 S_1S_1 周期时，逆 A 为融合波，距旁道最近的标测电图逆 A 领先，呈偏心性或混合性 VA 逆传顺序。随 S_1S_1 周期缩短，旁道逆传增强而房室结逆传减弱，VA 逆传顺序由混合性向偏心性过渡，逆 A 形态从变化走向稳定。但是，间隔旁道始终呈中心性 VA 逆传顺序。

（3）只见旁道逆传，房室结逆传阻滞（图 6-12）。见于较短 S_1S_1 周期时，VA 逆传顺序呈偏心性，1：1VA 逆传的最短 S_1S_1 周期 ≥ 200ms，直到 2：1VA 阻滞。但是，间隔旁道始终呈中心性 VA 逆传顺序。可诱

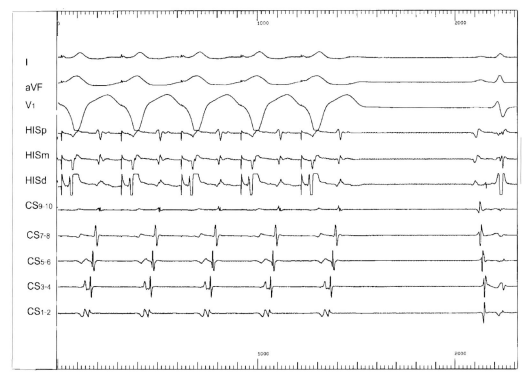

图 6-12　左侧游离壁旁道偏心性逆向型心房激动

以 300msS_1S_1 刺激，VA 逆传顺序呈偏心性，偏心性逆向心房激动以 CSd 领先。

发顺向型 AVRT。

（4）房室结和旁道均无逆传。见于短 S_1S_1 周期或使用抗心律失常药物时如心律平，呈现 V、A 分离。

2. S_1S_2 程控

从最长 S_1S_2 联律间期开始时，若 S_2 只经房室结逆传，则呈中心性 VA 逆传顺序，若 S_2 经房室结和旁道同时逆传，则呈混合性 VA 逆传顺序，但以距旁道最近的标测电图逆 A 领先。随 S_1S_2 联律间期缩短，房室结逆传文氏阻滞，旁道逆传占据优势，VA 逆传顺序由混合性向偏心性过渡，到达房室结逆传不应期时，S_2 完全经旁道逆传，呈偏心性 VA 逆传顺序，VA 间期 $\geq 70ms$，无 VA 递减传导，直到旁道逆传不应期或心室不应期。心室 S_1S_2 易诱发顺向型 AVRT。若旁道逆传不应期大于房室结逆传不应期，则当旁道逆传阻滞后，又见房室结逆传，呈中心性 VA 逆传顺序且 VA 出现递减传导，直至房室结不应期。对此，难于进行旁道定性诊断，需做 ATP 药物试验。

（四）心房刺激

1. S_1S_1 分级递增

（1）显性旁道和间歇性旁道：从最长 S_1S_1 周期开始即见房室结和旁道同时前传。随 S_1S_1 周期缩短，心室预激程度可进一步增大，致 V 波提前且增宽，房室结文氏阻滞致 H 波延迟。因此，希氏束电图示 AH 间期延长，AV 间期缩短，HV 间期缩短，HV 可随 S_1S_1 间期递减而缩短至 0 或负值。可诱发逆向型 AVRT。

（2）隐性旁道：在长 S_1S_1 周期时，经房室结前传，呈正常 AV 传导顺序。在较长 S_1S_1 周期时，房室结前传延迟，旁道前传显现，体表心电图呈典型预激，心内电生理特征同显性旁道。可诱发 AVRT。

（3）隐匿性预激：旁道无前传，S_1S_1 始终经房室结前传，故呈正常 AV 传导顺序和 AV 递减传导特性。可诱发顺向型 AVRT。

2. S_1S_2 程控

（1）显性旁道和间歇性旁道：在最长 S_1S_2 联律间期时，S_2 经房室结和旁道同时前传，但旁道前传更为突出。随 S_1S_2 联律间期缩短预激程度可逐渐增大，若存在房室结加速传导或旁道不应期＞房室结不应期或窦律时已呈完全预激，则预激程度不再变化。除间隔旁道外，顺向心室激动顺序呈偏心性，以距旁道最近的标测电图上 V 波领先。希氏束电图示 AV 间期＜120ms，HV 间期可缩短至 0 或负值。因房室结传导延迟，AH 间期逐渐延长，可诱发 AVRT。若旁道前传不应期＜房室结前传不应期，则 S_2 前传阻滞时最长 S_1S_2 间期即为旁道前传不应期。若旁道前传不应期＞房室结前传不应期，则当 S_1S_2 缩短到预激波消失时的最长 S_1S_2 间期即为旁道前传不应期，此时 S_2 经房室结前传，呈正常房室结前传电生理特征，直到房室结不应。一般认为，显性旁道不应期较短，而间歇性旁道不应期较长。

（2）隐性旁道：从最长 S_1S_2 联律间期开始，S_2 先经房室结前传，呈正常 AV 传导电生理特征。随 S_1S_2 联律间期缩短，AH 逐渐延长。当 S_1S_2 间期达某一值时，出现旁道前传。体表心电图 S_2 后，QRS 波增宽，见 δ 波。心内电图 V 波提前，AV 缩短，HV 缩短。除间隔旁道外，顺向心室激动顺序由中心性转为混合性，再转为偏心性。随 S_1S_2 间期缩短，其电生理特性同显性旁道。可诱发 AVRT。基础 S_1S_2 周期较短时，S_2 易于揭示隐性旁道。

（3）隐匿性旁道：呈正常房室结前传电生理特征，易诱发顺向型 AVRT，约 40％病例可见房室结双径路。

二、房室折返性心动过速特征

（一）顺向型 AVRT

①可被心室或心房 S_1S_1 或 S_1S_2 刺激诱发或终止。②AVRT 由一次束支折返综合波而诱发，即以长 S_1S_1 周期做心室基础刺激时，若 S_2 早搏刺激未经旁道和房室结逆传心房，而经右束支逆传希氏束产生 H 波后，又经左束支下传心室产生 V 波，称束支折返融合波。其后的长 HV 间期可使激动经旁道逆传而诱发顺向型 AVRT。③呈正常 AV 传导顺序即 A–H–V 顺序，希氏束电图的 V 波领先。A：V=1：1，AV＞VA。④游离壁旁道呈偏心性逆向心房激动顺序（图 6–13），间隔旁道呈中心性逆向心房激动顺序，逆 A 在距旁道最近

的标测电图领先且 VA 间期最短，但逆 A 在 V 波之后。⑤显性旁道顺向型 AVRT 时，逆向心房激动顺序与窦律时顺向心室激动顺序相同或相近。⑥VA 间期＞70ms，VA 间期指最早心室激动点到希氏束电图之 A 波起点的时距。出现旁道同侧束支阻滞时，VA 间期延长，心率减慢。⑦心房或心室起搏可拖带 SVT。⑧SVT 总是因希氏束前传阻滞而自发终止。⑨在希氏束不应期给予 RS_2 刺激，可逆传心房表现为提前的逆行 A 波，或虽不能逆传心房但能终止 SVT。

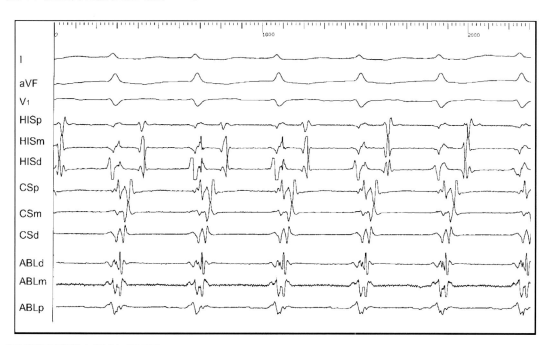

图 6-13　顺向型房室折返性心动过速（AVRT）
顺向型房室折返性心动过速（AVRT）发作时，希氏束电图逆行 A 波激动时间明显晚于冠状静脉窦电图，呈偏心性逆向心房激动。

（二）逆向型 AVRT

①可被心房或心室 S_1S_1 或 S_1S_1 刺激诱发或终止。②QRS 波呈完全预激图形。③呈中心性逆向心房激动顺序，希氏束电图逆 A 领先，双旁道参与 AVRT 者例外。④游离壁旁道呈偏心性顺向心室激动顺序，间隔旁道呈中心性顺向心室激动顺序，前传 V 波在距旁道最近的标测电图领先。⑤A：V=1：1，V 前无 H 波，HA＞70ms。⑥心房或心室起搏可拖带 SVT。⑦心室起搏的 HA 间期 –AVRT 的 HA 间期≤0ms。⑧多见于左侧旁道。

三、房室旁道诊断标准

（一）定性诊断

符合下列一项即可诊断：①偏心性顺向心室激动或偏心性逆向心房激动。②心室 S_1S_1≤260ms 时，VA 呈 1：1 传导，且心室 S_1S_2 刺激无 VA 递减传导。③在 SVT 和以 SVT 频率心室起搏时，VA 传导顺序相同。④SVT 伴束支阻滞后，VA 间期较前延长≥35ms。若心室起搏或 SVT 时，VA 呈中心性逆传顺序，且已排除房速，则按下列标准定性鉴别 AVNRT 和间隔旁道，符合一项即可诊断：①心室 S_1S_2 刺激时，在 VA 保持不变，而 VH 呈递减传导的情况下，若希氏束电图的逆 A 提前于 H 波，则存在间隔旁道。②SVT 时 HA 间期（希氏束电图的 H 波起点到 HRA 的 A 波起点）减去以 SVT 频率心室起搏的 VA 间期（希氏束电图的 V 波起点至 HRA 的 A 波起点），若差值＜–30ms 则为 AVNRT，若差值＞–30ms 则为间隔旁道。③SVT 时 HA 间期（希氏束电图的 H 波起点到 HRA 的 A 波起点）减去以 SVT 频率心室起搏的 HA 间期，若差值＞10ms 则为间隔旁道，若差值＜10ms 则为 AVNRT。④SVT 或以 SVT 频率心室起搏时，VA 间期（最早心室激动点到希氏束电图的 A 波起点）＞70ms 为间隔旁道，若＜70ms 则为 AVNRT。⑤SVT 时，落在希氏束不应期的心室 RS₂ 刺激能逆传心房，或虽不能逆传心房但能终止 SVT，则存在间隔旁道。⑥若出现 AV 或 VA 任何部位阻滞时，SVT 仍然持续，则排除 AVRT。

（二）定位诊断

①旁道逆传时（心室刺激或顺向型 AVRT），逆传 A 波最领先的标测部位，即为旁道所在。若为右侧旁道，宜将 HRA 电极移至 MRA 重复标测。②旁道顺传时（窦律或心房刺激或逆向型 AVRT），顺传 V 波最领先的标测部位，即为旁道所在。③AVRT 伴束支阻滞时，若 VA 间期延长≥35ms，则旁道位于阻滞的束支同侧游离壁；若 VA 间期延长≤25ms，则旁道位于间隔；若 VA 间期不变，则旁道位于阻滞的束支对侧游离壁，也可位于间隔。

第四节　心内膜标测定位

标测定位的目的，在解剖学上是确定旁道的心室或心房插入部位，在电生理学上是寻找最早顺传心室激动点或最早逆传心房激动点及或旁道电位记录点。标测部位是在二尖瓣环或三尖瓣环的心室侧或心房侧。标测手段是在用标测导管电极粗标基础上，再用消融电极进行细标。起搏标测与 AVRT 标测结果有矛盾时，以 AVRT 标测为准。理想标测位点就是消融靶点，于消融前后在消融靶点记录的局部电图称靶点图，其基本特征是小 A 大 V 波，标测电图具备下列特征之一即是理想消融靶点。

一、最早顺传心室激动点

简称标顺传，适用于标测定位正在顺传的旁道的心室插入位点，确认标准是局部 V 波起点较体表最早 δ 波起点提前≥20ms，或无旁道传导延缓时，局部电图 AV 间期≤40ms，或 A、V 波融合（A、V 波之间等电位线≤5ms）。在左侧旁道，若冠状窦电图 V 波起点早于体表最早 δ 波起点，则以冠状窦电图作参照判断最早心室激动点。在右侧旁道，一般不设参照电极。

（一）窦律标测

δ 波明显的显性旁道首选窦律标顺传，确认最早顺传心室激动点（图 6-14）。

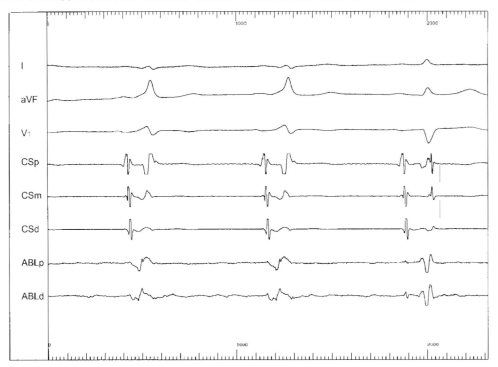

图 6-14　窦律标测左侧显性旁道
靶点图 ABLd 在第 1、2 次心跳为显性预激，呈 AV 融合。第 3 次心跳预激波消失，显示小 A 大 V 为理想靶点图。

（二）心房起搏标测

间歇性旁道、隐性旁道或小 δ 波的显性旁道顺传标测均需在心房起搏下进行。起搏频率以诱出明显可辨 δ 波的最低 S_1S_1 频率为宜，确认最早顺传心室激动点。

（三）逆向型 AVRT 标测

逆向型 AVRT 时，δ 波最大，易于标顺传。若患者年龄大且合并器质性心脏病或 AVRT 频率过快则不宜久标，应终止 AVRT 改行其他标测。

二、最早逆传心房激动点

简称标逆传，适用于标测定位所有能逆传的房室旁道的心房插入位点，这是最常用的消融靶点标测目标，也是隐匿性旁道唯一的标测定位目标。对有阵发房颤病史者，尽量少做心房刺激，尽量采用标逆传定位。标逆传只能在心室起搏或顺向型 AVRT 时进行标测。旁道逆传时，靶点的确认标准是局部 V、A 波相融合，或无旁道传导延缓时，局部 VA 间期≤40ms。此外，消融成功靶点的 VA 间期（任何一个导联的心室波起点到消融标测电图的 A 波起点）常为 70～90ms。逆传 A 波的确认是标测定位的关键。左侧旁道标测以冠状窦电极为参照路标，消融电极常置于二尖瓣环心室侧，也可置于心房侧。右侧游离壁旁道标测通常无参照路标，用消融电极在三尖瓣环心房侧先粗标再细标。

（一）心室起搏标测

1. 常规心室起搏法

起搏频率为能导致房室结逆传阻滞，只经旁道逆传或以旁道逆传为主的最低 S_1S_1 频率，通常用 S_1S_1 400ms 起搏。先在窦律时调整消融标测电图呈小 A 大 V 波，再持续心室起搏，通过旋转微调消融导管，根据 V 波尾部形态变化确认逆行 A 波，判断 V、A 融合程度。

2. 窦—室—窦法

先记录窦律下消融标测电图，若见稳定清晰独立的小 A 大 V 波，则以接近 AVRT 频率的 S_1S_1 周期起搏心室 5～10 个周期，再记录窦律时消融标测电图。若起搏后窦律标测电图亦见小 A 大 V 波，而起搏时未见各自独立的 A、V 波，但其他标测电图（如冠状窦电图）却见 V 波后有 A 波，则判定为局部 V、A 融合。若第一个心室刺激逆传正好落于心房不应期，则 A 波为窦性，V 波由心室刺激产生，以此 V 波与随后刺激产生的 V、A 融合波相比较，更易判定 V、A 波融合程度。

3. 心室 2∶1 逆传法

当旁道逆传不应期＜房室结逆传不应期时，以引起心室 2∶1 逆传的最长 S_1S_1 周期起搏心室。参照其他标测电图（如冠状窦电图），确认消融标测电图上有逆行 A 波的心搏电图，比较有逆 A 与无逆 A 的心搏电图，随可判定 V、A 波融合程度。当心室 S_1S_1 起搏周期＜250ms 时，有促发恶性心律失常的可能，故起搏频率不宜过快，起搏 6～8 个周期即可。

4. 心室 S_1S_2 扫描旁道不应期法

S_1S_2 联律间期从＜房室结逆传不应期且＞旁道逆传不应期开始，进行心室 S_1S_2 负扫刺激。当 S_1S_2 间期＞旁道逆传不应期时，必有逆传 A 波。当 S_1S_2 间期≤旁道逆传不应期且＞心室不应期时，则有 V 波而无逆行 A 波。比较二者消融标测电图形态，即可判定 V、A 波融合程度。

5. 心室 RS2 扫描旁道不应期法

RS2 间期设置和逆行 A 波判定方法均同上述 S_1S_2 法。若设置周期数比值为 R∶S_2=2∶1，则可迅速负扫至旁道不应期，进行结果判定，提高工作效率。

（二）顺向型 AVRT 标测

顺向型 AVRT 时，首先依靠常规标测电极粗标定位。通过 HRA 与希氏束电图比较，希氏束电图与 CSp 比较，CSp、CSm 与 CSd 三者比较，确认最早逆传心房激动点。若 CSd 逆 A 领先但未见 V、A 融合，可将冠状窦电极向远端适当推送，再做比较。若 CSp 和希氏束电图逆 A 同时领先，则用消融电极沿三尖瓣隔环细标，并比较 CSp、中间隔和希氏束电图的逆 A，确认 V、A 波融合点。在顺向型 AVRT 时标测不宜过久，不满意时，应尽早终止 AVRT，改行起搏标测。

三、旁道电位记录点

旁道电位为一独立高频电位，呈尖峰波，时限为 10~20ms，产生于旁道全程，从旁道心房端到心室端均可记录到。旁道电位在顺向激动时，位于体表 δ 波前；在逆向激动时，位于最早逆行 A 波前。旁道电位记录注意点：①采用极距≤5mm 的双极电图记录。②采用电压定标 0.5~1.0cm/mV 的低幅记录。③有些旁道与房室瓣环平面斜交走行，可有两个旁道电位记录点，如左游离壁旁道，心房端旁道电位靠近冠状窦口，而心室端旁道电位远离冠状窦口。④旁道电位易与 A 波及 V 波的尖锐独立成分相混淆。真正旁道电位的鉴定标准：①确认激动经旁道传导；②发现 A 波与 V 波间有一尖峰波；③证实该尖峰波的存在既独立于 A 波，又独立于 V 波。理论上，旁道电位记录点是最佳消融靶点。实际上，旁道电位难于寻找，难于识别，更难于鉴定，故不宜过分强调旁道电位记录点作为消融靶点的实用价值。

（马长生　赵　学　董建增）

第七章　左侧游离壁旁道射频消融

第一节　心内膜标测定位

左侧旁道位于二尖瓣环周缘。右前斜位时，二尖瓣环平面向上与脊柱成角 45°，一般认为，冠状窦绕二尖瓣环走行，冠状窦电极是左侧旁道消融定位的理想路标。但是，冠状窦的左侧段到左后侧段正常位于二尖瓣环上方 10mm 处，包绕左房壁走行。因此，消融电极在影像学上，应置于冠状窦下方约 10mm 处标测。冠状窦电极最大限度可插送越过心脏钝缘，达二尖瓣环前侧段，但遇阻力切不可强行置入。多极标测电极间距为 5mm 或 10mm，有助于双极电图记录局部电位，较精细地定位旁道。

左侧旁道消融可以最早心室激动点、最早逆行心房激动点或旁道电位为消融靶点。鉴于许多旁道与瓣环斜交走行，房室两侧旁道插入位点相距可达 2mm，原则上，房侧消融应标测逆传消融逆传，室侧消融应标测顺传消融顺传，即心室侧消融最好以最早前向心室激动点为消融靶点，心房侧消融最好以最早逆行心房激动点为消融靶点。在满意靶点，若同时存在旁道电位则更为理想。隐匿性旁道参与顺向型 AVRT 时，最好以房侧旁道电位记录点为消融靶点。若在室侧消融隐匿性旁道，则消融靶点选在最早逆传心房激动点远侧（远离冠状窦口）约 1mm 处，易于成功。

理想消融靶点特征：在影像学上，消融电极随心动周期与冠状窦电极同向运动，运动路线趋于固定，运动幅度趋于稳定；在电生理学上，无论房侧或室侧消融的靶点图均应小 A 大 V 波，A/V<1，V、A 或 A、V 波融合，或 V 波较体表最早 δ 波起点提前≥20ms（图 7-1）。消融隐匿性旁道多在 400ms 心室起搏下进行标测和消融（图 7-2）。有旁道电位是理想靶点，无旁道电位也可消融成功。窦律下标顺传时，消融标测电图 V 波应尽量靠近旁道电位。

左侧显性旁道最早心室激动较 δ 波的提前程度一般没有右侧显性旁道明显。左侧旁道逆传时，旁道部位记录的 VA 通常融合，但是 VA 融合部位不一定邻近旁道。例如右室起搏经右侧旁道逆传时，二尖瓣环左侧壁心房和心室激动均晚，并且可接近同时激动，因此在左侧壁标测可能表现为 VA 融合，但是远离旁道位置，因此，追求靶点图融合应在宏观方向确定的基础上进行，即首先区分是左侧旁道，还是右侧旁道，然后再确定融合程度。右心室起搏有时只经房室结逆传，而不经左侧旁道逆传，因此标测之前应选择不同周长起搏，并确定经旁道逆传。左后间隔旁道逆行心房激动顺序有特殊性，冠状静脉窦近、中、远段心房激动时间差别小，左后间隔旁道消融靶点图的 A 波通常极小，有时二尖瓣环下解剖结构不规则，可能需用以下不同的方向贴靠消融电极才能阻断旁道传导。不能轻易因经心内膜不能阻断旁道而认为是心外膜旁道。

左侧心外膜旁道标测特征：二尖瓣环下最早心室激动点 AV 融合不好，二尖瓣环心房侧最早逆行心房激动点处 VA 融合不好，并且经心内膜消融不能阻断旁道传导。但是仅依靠靶点图 AV 或 VA 融合不好，不能诊断心外膜旁道。

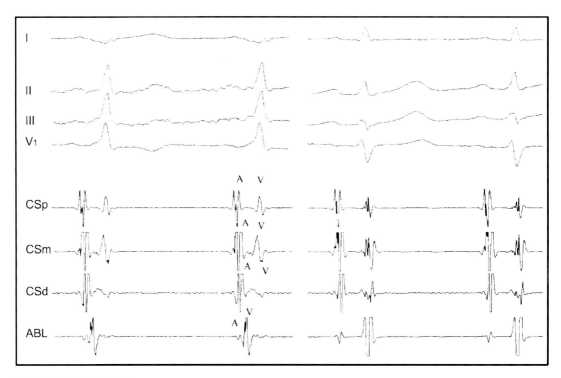

图 7-1 左侧显性旁道消融前后靶点图

左图为消融前靶点图，窦性心律时冠状静脉窦电图显示远端 V 波提前，大头导管记录的心内电图显示 A 波 V 波融合，在此标测部位放电消融，4 秒钟体表心电图 δ 波消失。右图为消融成功后靶点图，可见大头电极导管在消融阻断旁路的位置记录到小 A 大 V 波、A 波 V 波分离。纸速为 100mm/s。

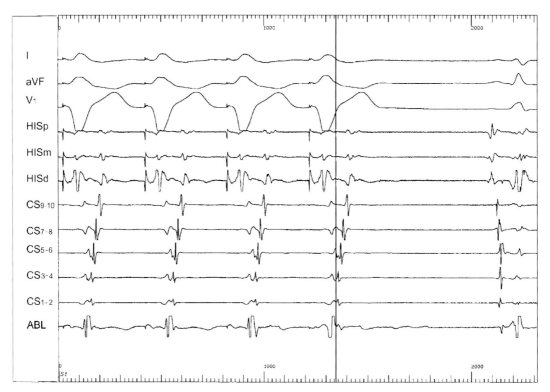

图 7-2 左侧隐匿性旁道消融靶点图

自上至下依次为体表心电图 I、aVF、V₁ 导联和希氏束近中远（HISp、HISm、HISd）、冠状静脉窦自近至远（CS₉₋₁₀ ~ CS₁₋₂）心内记录。冠状静脉窦远端（CS₁₋₂）逆行心房激动最早，符合左前侧壁旁道。以 400ms 周长起搏心室时逆行心房激动与心动过速相同，标测消融电极（ABL）经主动脉逆行途径在左前侧壁二尖瓣环下记录到最早逆行心房激动点，局部心内电图呈大 V 小 A 波、VA 波融合，在该点消融成功。纸速为 100mm/s。

第二节　消融导管操作

一、消融导管选择

依据旁道所在部位选择不同规格，对左后侧壁旁道，首选 7F 黄或红把的小或中弯消融导管；对左侧壁旁道，首选 7F 红把中弯消融导管；对左前侧壁旁道，消融导管选择与在左心室钩挂方式有关，以平行于二尖瓣环方向钩挂时，需要中、大弯消融导管；以垂直于二尖瓣环方向钩挂时，需要小、中弯消融导管。Bard 消融导管双弯可调，操作灵活。12 岁以上患者基本同成人患者。儿童患者左侧旁道首选穿间隔途径，用 7F Mullins 房间隔穿刺鞘管，选用 7F 小弯或中弯消融导管。

二、经主动脉逆行途径

经主动脉逆行途径，在二尖瓣环心室侧消融，是最常用和最多用的途径。

（一）消融导管至主动脉根部

穿刺右股动脉，留置 7F 动脉外鞘管，有动脉硬化时提倡用长鞘管。经侧孔注入肝素 3000U，随后导管在动脉系统操作中，每隔 1 小时加注肝素 1000U。取右前斜位 30°透视，也可以右心室心尖部电极达最大伸展为标准确定透视角度。经股动脉导入消融导管，沿降主动脉上行至与主动脉弓交界部，导管顶端略打弯，沿主动脉弓前送，导管头端自然转弯向下至升主动脉，松开头端弯曲，推送至出现阻力，或见头端又自然弯曲，即达主动脉根部，此时可见导管跳动。记下主动脉瓣口位置。

（二）跨越主动脉瓣口

跨瓣前，导管顶端应略有弯度，新导管需稍打弯，导管头端应指向前方，顺时针方向旋转同时前送，即可突然跨越主动脉瓣进入左心室。在推送导管时，若阻力较大，且导管头端弯曲向上越来越长，则不能跨瓣，须回撤消弯再试，切忌粗暴用力推送导管。同时在回撤同时顺时针方向旋转导管多可使之伸直。必要时需撤至髂总动脉分叉处或完全撤出才能伸直。若导管通过主动脉瓣无突然跨越样运动，或在瓣上水平向前深入，或出现心电图 ST 段压低，或患者感胸闷胸痛，则须警惕导管误入冠状动脉，一经断定立即回撤至升主动脉。跨过主动脉瓣后，标测消融电极多以大弯形进入左心室，头端指向左前侧壁（图 7-3A）。

（三）抵达左心室心尖部

消融电极以大弯跨过主动脉瓣后，在左心室内伸直时有顶破左心室的可能，应边顺时针方向旋转边回撤导管使导管伸直，不宜只顺时针方向旋转或同时推送导管。导管跨瓣进入左心室后，轻轻顺时针方向旋转并回撤，完全松弯打直，顶端指向左心室心尖部，如此可排除误入冠状动脉（图 7-3B）。

（四）退回左心室流入道

调整消融导管远端位置，使之利于完成钩挂。若位置太偏向心尖部，则钩挂时头端易顶向左心室壁，不易钩至二尖瓣环下。若位置太偏向心室基底部，则钩挂时导管易弹回主动脉并需再次跨瓣操作。远端最佳位置多在心尖与基底部中点偏基底部侧，但是不同患者会有较大的差别，应根据上次钩挂结果，确定下次钩挂时导管远端应处的位置。据一般经验，缓慢回撤导管至距冠状窦电极导管约 2cm 处，逆时针方向旋转使导管顶端近趋垂直向下，如见导管随心脏舒缩较大幅度上下跳动，即达左心室流入道。注意控制导管，以防跳出左心室（图 7-3C）。

（五）调整消融导管指向准备钩挂部位

取右前斜位 30°透视，投照角度使左心室长轴展开良好，易指引消融导管钩挂到二尖瓣环下。左前斜位 45°透视是重要补充，在对导管走行有疑问时，应进行左前斜位 45°透视，这一角度有助于判断导管贴靠于间隔或游离壁。当消融导管顶端位于左心室侧中间隔希氏束下方时，右前斜位 30°透视下可误认为在左侧游离壁，此处消融有导致Ⅲ度房室传导阻滞的可能（图 7-4）。明确辨认冠状窦标测电极指示的旁道目标

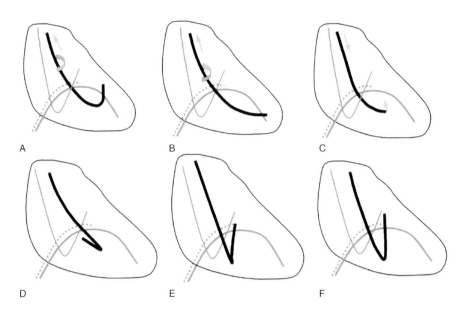

图 7-3 经主动脉逆行途径将标测消融电极钩挂至左心室侧壁二尖瓣环下

A：跨过主动脉瓣后，标测消融电极多以大弯形进入左心室，头端指向左前侧壁，然后同时顺时针方向旋转和回撤导管，可使标测消融导管伸直；B：标测消融电极头端接近指向心尖方向，在该位置同时逆时针方向旋转和回撤导管使之指向预定位置；C：在该位置同时钩挂和推送导管使之贴靠于二尖瓣环下，如果推送有阻力不可勉强；D：标测消融电极与冠状静脉窦电极垂直钩挂于二尖瓣环下心室侧；E：标测与消融电极与冠状静脉窦电极平行贴靠于二尖瓣环下心室侧；F：标测消融电极呈大弯斜行钩挂于二尖瓣环前侧壁心室侧。

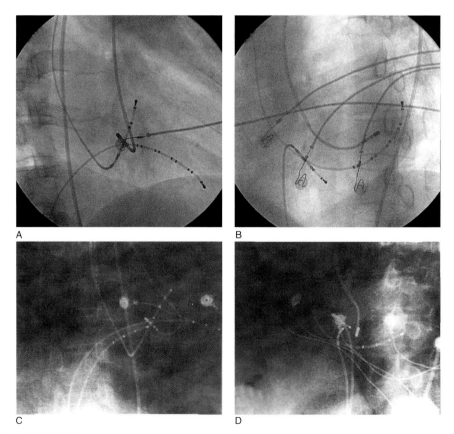

图 7-4 左后游离壁与左中间隔的鉴别

A、B：分别为消融电极位于左后侧壁二尖瓣心房侧时 RAO 30° 及 LAO 45° 的 X 线影像；C、D：分别为左中间隔旁道成功消融病例消融电极位于左中间隔时 RAO 30° 及 LAO 45° 的 X 线影像。仅从 A 和 C 不易肯定消融电极是贴靠在间隔部位或者是游离部位，而 LAO 则可将两者明确区别开。若将 C 所示的消融电极误认为位于游离壁，消融时有造成Ⅲ度房室传导阻滞的危险。

位点。准确判定消融导管尖端指向，保证使之指向左心室游离壁。通常导管的自然指向就是左后侧游离壁，但必须判定证实。方法是，使导管顶端略有弯度，旋转导管使弯度在影像上消失。若此时顺时针方向旋转，导管顶端指向左心室前壁，则导管原指向左侧游离壁；若此时逆时针方向旋转，导管顶端指向左心室后壁或后间隔，则导管原指向也是左侧游离壁。反之，则指向室间隔，导管顶端需再旋转180°方可指向游离壁。忽视导管尖端指向的判定，有可能在消融左后侧旁道时误伤希氏束，酿成Ⅲ度房室传导阻滞并发症。

（六）钩挂二尖瓣环

若旁道位点偏左前，应顺时针方向旋转；若旁道位点偏左后，应逆时针方向旋转。使导管尖端指向目标位点，缓慢充分打弯，同时向目标位点前送，即可钩挂在瓣下。消融电极头端与冠状窦电极可垂直，可斜交，可平行，但顶端必须指向旁道位点。若导管钩挂满意，消融导管与冠状窦电极呈现同向运动，消融标测电图示小A大V波。否则，应松弯回撤至左心室流入道，重调方位，再打弯前送。若钩挂部位比预想部位远，下次钩挂方向应比上次更多一点逆时针方向旋转力。若钩挂部位比预想部位近，下次钩挂方向应比上次更多一点顺时针方向旋转力。钩挂时，切忌过度用力推送，尤其是在头端固定时，以免心室穿孔。同时在推送和弯曲导管过程中，要根据导管头端前进方向可适当保持顺时针方向或逆时针方向"旋转"力，使头端朝着要求的部位推进。"旋转"不一定有位移，只是有助于控制方向。左前侧壁旁道消融时，消融导管远端部分从左后侧壁钩挂至左前侧壁二尖瓣环下，类似平行于冠状静脉窦标测电极，称为"平行钩挂法"（图7-3E），主要用于左前侧壁旁道。消融导管远端部分直接从左前壁钩挂至左前壁二尖瓣环下，类似垂直于冠状静脉窦标测电极，称为"垂直钩挂法"（图7-3D）。由于在左前侧壁直接钩挂，需要较小弯度的标测消融导管。这种钩挂方法为左后侧壁旁道常用的钩挂方法，即"十字交叉"法。对于左前侧壁旁道，两种钩挂方法均可到达同一部位，但是，平行钩挂有时不能阻断旁道，而垂直钩挂可以阻断旁道，可能原因是瓣下结构不规则，平行钩挂时远端电极不能贴靠心内膜，而垂直钩挂时贴靠较好。

若数次钩挂均告失败，是因旋转不利，方位难调，提示导管弯度过大，头端未伸直，可换用小一号弯度的消融导管或换用较新的同号弯度导管；若因方位易调，但钩挂不成，可换大一号弯度的消融导管。若发觉导管尾端旋转角度与导管顶端旋转角度明显不协调，应反向旋转并回撤导管以防腱索缠绕。若发觉体外导管段随旋转越来越短，则说明导管中段已呈螺旋状弯曲，应反向旋转松解弯曲。钩挂动作完成后，双手同时稳定导管，观察消融标测电图，判断导管顶端位置。小A大V示在瓣下，小A小V示游离于瓣口，大A小V示在瓣上，无A大V示在室壁。导管试图钩挂至左前侧壁时，用力推送会导致心室穿孔。预防方法是避免导管头端固定后，过度用力推送导管。此外，当大弯消融导管总是顶到左心室侧壁而不易到达瓣环下时，需换用小弯标测消融导管。

（七）旋转细标

若肯定导管已钩挂在瓣下、邻近旁道目标位点，但靶点图不理想，则可十分缓慢地顺时针方向或逆时针方向旋转导管，寻找理想靶点，通过旋转可使导管顶端沿瓣环移动0.5～1.0cm。

（八）逆行二尖瓣上标测（图7-5）

在二尖瓣环心室侧消融不能阻断旁道时可试用该方法。消融导管进入左心室流入道时，使导管尖端指向左后侧壁，充分打弯后无V波时前送，易进左心房抵达瓣上。有意在瓣下调整导管时，无意中也会抵达瓣上。影像学特征是消融导管倒钩弯度较大，顶端与冠状窦电极在同一水平或高出冠状窦电极，并呈左右大幅度摆动。心内电图特征是大A小V波，或大A大V波，或大A波。若抵达瓣上，则在瓣上标测。导管顶端弯度完全直直，保持大A大V波。顺时针方向旋转时，导管向左前运动；逆时针方向旋转时，导管向左后运动。待靠近冠状窦目标位点时，缓慢后撤导管。待观察到A波大于或等于V波时，进行细标定位。注意稳定导管以防退出心房。切忌用力推送，以免心脏穿孔。不是每个患者都能完成该操作，不宜勉强。

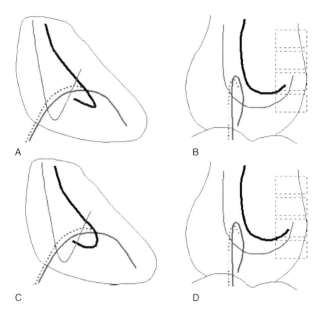

图 7-5 经主动脉逆行途径在二尖瓣环心房侧标测消融

A、B：为钩挂在二尖瓣环心室侧的 RAO 和 LAO；C、D：为钩挂在二尖瓣环心房侧的 RAO 和 LAO。

三、经房间隔途径

经房间隔途径可以避免经主动脉逆行途径的相关并发症，但潜在心房壁穿孔致急性心包填塞和空气栓塞的危险。与经主动脉途径相比，消融成功率相似。房间隔途径可作为经主动脉逆行途径的替代或补充。如何选择，决定于术者的导管技术，但对小儿、老年动脉迂曲、合并主动脉瓣狭窄、同时做二尖瓣球囊扩张术以及左前侧旁道合并左心室增大者首选经房间隔途径。

穿刺成功后，导入 8F 房间隔鞘管（SL₁）至左心房。无论旁道位于后间隔或左前侧，几乎均可选用 7F 大弯消融导管。消融导管在左心房内操作，技巧简单，易于抵达目标位点。前送或松弯则向左前侧运动，回撤或打弯则向左后侧运动，顺时针方向旋转则向左后侧房壁运动，逆时针方向旋转则从左后侧房壁向瓣口运动（图 7-6）。导管在瓣上目标位点，跳动较大，与组织接触较差。显形旁道标前传，窦律下以 AV 融

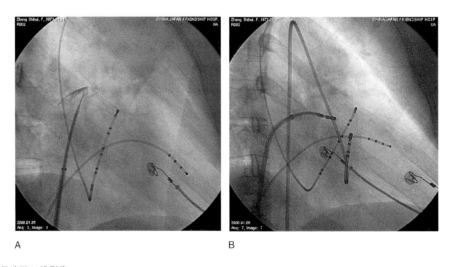

图 7-6 经房间隔途径消融 X 线影像

（A）为 RAO 45° 指导房间隔穿刺，可见房间隔穿刺针及鞘管远端呈直线状，说明穿刺此方向指向患者左后 45°（垂直于房间隔面）。 （B）为 RAO 30°，可见冠状静脉窦电极导管、右心室电极导管、经房间隔途径在二尖瓣环心房侧的消融导管（位于心房侧消融部位）和经主动脉途径钩挂于左前侧壁二尖瓣环心室侧的标测消融导管。

合为消融靶点。隐匿旁道标逆传，心室起搏下以 VA 融合为消融靶点，标测消融电极经房间隔途径在左二尖瓣环心房侧记录到最早逆行心房激动，局部记录呈大 V 大 A 波，靶点 A 波起点比冠状静脉窦电极记录的 A 波提早（图 7-7）。若起搏下消融旁道被暂时阻断，巩固消融时旁道又可恢复。

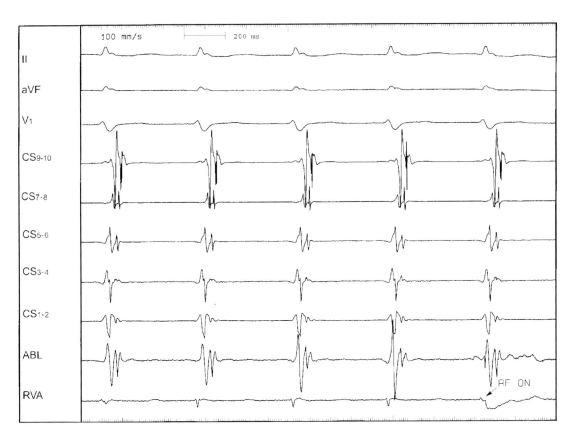

图 7-7　左侧隐匿性旁道经房间隔途径记录的靶点图
自上至下依次为体表心电图 II、aVF、V_1 导联和冠状静脉窦由近至远（$CS_{9-10} \sim CS_{1-2}$）、标测消融电极（ABL）和右心室心尖部（RVA）的心内记录。标测消融电极经房间隔途径在左前侧壁二尖瓣环心房侧记录到最早逆行心房激动，局部记录呈大 V 大 A 波，靶点 A 波起点与比冠状静脉窦电极 CS_{1-2} 记录的 A 波早 5ms。

四、经冠状静脉窦途径

若经主动脉和经间隔途径消融均告失败，则应考虑旁道远离心内膜而邻近心外膜，经冠状窦或冠状窦分支消融有望成功。以肋骨为标志记下旁道目标位点，撤出冠状窦标测电极，导入 6F 消融电极，推送须轻柔，以防冠状窦破裂，直达目标位点细标，导管头端应指向瓣环。

第三节　放电消融

消融电极标测部位必然是消融部位。消融心律指消融放电时的心律状态，一般情况下，标测心律就是消融心律，但也可起搏标测窦律消融。理论上，室侧消融标顺传，房侧消融标逆传，最为合理；实际上，大多数双向传导的旁道可以交叉标测消融。显性旁道首选窦律室侧消融，次选心房起搏室侧消融，间歇性旁道和隐性旁道首选心房起搏室侧消融，隐匿性旁道首选心室起搏室侧消融。心室起搏显示旁道逆传时或 AVRT 时，可室侧消融也可房侧消融。一旦发现理想靶点，即以 100 ~ 200mm/s 速度观察记录至少 6 个心动周期，若逐波 A/V 比值变异 <10%，或连续 6 个心动周期中至少有 5 个周期为理想靶点图，则说明靶点稳定，消融时机来临。

一、试消融

采用温控消融一般设置温度 60℃，功率 20~40W。采用普通功率输出的消融仪时，试消融功率在室侧消融为 15~30W，房侧消融为 25~45W，冠状窦消融为 10~20W。原则上，先试放小功率后试放大功率，靶点稳定则试放小功率，靶点不稳定则试放大功率。试消融时间为 10~15 秒，10 秒内有效则继续巩固消融，以 5 秒内有效最为理想。15 秒内有效提示靶点不准但十分靠近，宜谨慎微调导管再试。15 秒无效则重标靶点。试消融 10 秒内出现下列任何一项即为有效：①窦律消融时，体表 δ 波消失。②心房起搏消融时，QRS 转为正常。③心室起搏消融或窦律消融短暂心室起搏监测时，冠状窦电图 VA 间期延长（图 7-4），或 VA 分离，或希氏束电图逆 A 领先，或显示其他方式的 VA 逆传顺序（图 7-8）。④顺向型 AVRT 消融时，AVRT 因 VA 逆传中断而终止。⑤逆向型 AVRT 消融时，AVRT 因 AV 顺传中断而终止，且窦律 QRS 正常。

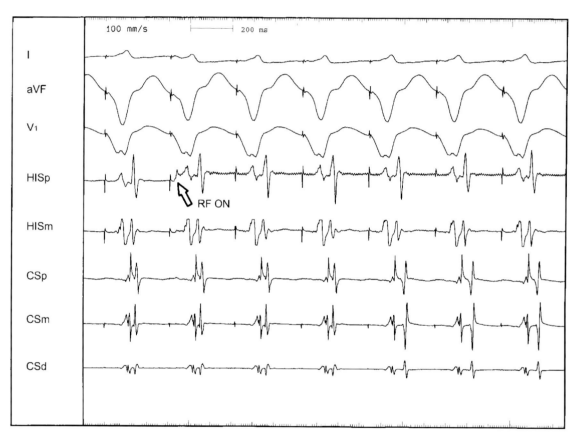

图 7-8　左侧隐匿性旁道消融时 VA 分开

心室 310ms S_1S_1 起搏下以 20W 功率放电，放电 1 秒后 CS 远中近记录均可见 VA 分开，希氏束的 VA 关系未变，说明旁道阻断，室房经希氏束逆传，而之前的 A 波亦不落后，为旁道和希氏束同时逆传。

二、消融终点

按试消融有效功率巩固消融，室侧消融持续消融 60 秒，房侧消融持续放电＞120 秒。冠状窦消融 30~60 秒。巩固消融时，通过观察 δ 波，或短暂心房、心室起搏（S_1S_1 或 RS_2）判定消融效果。若效果稳定则定点消融，若效果不稳定则可在谨慎监测下，微微移动放电。巩固消融结束，则以冠状窦电极或肋骨为参照物，记下有效靶点位置，并保持消融电极原位不动，做简要电生理检查。若旁道确已阻断，则对室侧消融再追加消融 60 秒，对房侧消融再追加消融＞120 秒，追加消融功率可比巩固消融功率大 0~10W。达消融终点后做系统电生理检查。

三、消融监测

（一）阻抗监测

采用功率输出消融仪时，消融阻抗通常在 70~100Ω，若阻抗≥140Ω，立即停止消融，并打直消融电极顶端，轻轻旋转后撤出，清理顶端焦痂。若阻抗呈逐步上升趋势，但<140Ω，仍可在密切监视下继续消融。若阻抗<70Ω，示接触不良，应重调位点。

（二）温度监测

使用温控消融电极导管可行温度监测。消融温度通常在 60℃，若温度<50℃示接触不良，应重调位点；若温度≥100℃，示电极顶端烧焦，应立即停止消融。

（三）X 线监测

消融时，必须透视监测导管位置和运动。室侧消融，导管稳定可间断监测；房侧消融，导管稳定性差，须持续监测。一旦发现导管移位及或运动异常，应立即停止消融，观察靶点图。

四、消融后电生理评价

消融后必须进行系统电生理检查，目的之一是全面评定消融疗效的可靠性，目的之二是彻底揭示合并房室结双径路或多旁道的可能性。旁道合并双径路时，先行旁道消融，再刺激诱发，若异丙肾激发后不能诱发 AVNRT，则不必消融房室结。有时，左心室刺激可揭示右心室刺激所不能揭示的左侧隐匿旁道。旁道消融成功的三项标准：①不能诱发 AVRT。②心室刺激呈中心性 VA 文氏传导或 VA 分离。③心房刺激呈中心性 AV 文氏传导。

（赵　学　王玉堂）

第八章 右侧游离壁旁道射频消融

第一节 心内膜标测定位

右侧游离壁旁道多是显性旁道，标测有其特殊性。三尖瓣瓣环的解剖结构不利于消融导管头的贴靠；三尖瓣瓣环平面向上与脊柱成角约70°，比二尖瓣瓣环成角大25°；右侧房室沟无类似冠状静脉窦样结构，无法放置类似左侧冠状静脉窦电极导管样的标测导管，无参照电极的指示；右侧游离壁隐匿旁道有被漏诊的可能；右心室腔较左心室腔小，且短轴平面呈扁圆形；右侧旁道纤维可能较宽，部分可能远离瓣环内膜侧，但多与瓣环平面垂直，斜交者少见；消融导管操作在三尖瓣瓣环室侧困难，在房侧相对较易，但难贴靠稳定，由此而致的局部心内电图质量不高，增加了其辨认及判断的难度。实践证明，右侧旁道标测消融盲目性大，费力耗时。

一、旁道标测定位

在常规电生理检查时，如果右侧游离壁房室旁道呈显性预激，右室（RV）、希氏束（HBE）及冠状静脉窦近端（CSp）电极记录的心室波（V波，代表局部右心室激动）会明显提前于冠状静脉窦（CS）电极记录的V波（代表局部左心室激动）；在心室S_1或S_1S_2刺激时，右侧游离壁逆传心房波（A波）领先其他部位A波；在此基础上若HBE逆传A波领先于CSp。则旁道偏右前侧，反之则偏右后侧，当HBE与CSp逆传A波领先程度相近，则旁道可能在右游离壁9点钟位附近。

常规电生理检查很难提供更多的定位信息。在右侧多旁道或合并Ebstein畸形时，试用右冠状动脉标测电极导管或Halo多极标测电极导管，可能有助于旁道的定位。

标测右侧旁道前传及逆传，多在三尖瓣瓣环心房侧；偶尔对右前和右前侧旁道，房侧消融失败时，选室侧消融。

理想靶点特征：在影像学上，消融电极导管摆动与心动周期一致，且与HBE电极导管摆动同向；在电生理学上，消融电极记录的局部电图特征同左侧旁道，即最早的心室激动点（EVA，在旁道有前向传导时）及最早的心房激动点（EAA，在心动过速或心室起搏时），大部分A/V<1，小部分A/V＝1，偶尔A/V>1。

当旁道无前向传导时，以下心电生理特征提示为右侧隐匿性旁道：①心动过速符合AVRT、HBE及CSp逆行A波领先于CS（左侧壁），局部VA间期大（不融合），右房游离壁A波领先其他所有部位；②心室S_1S_2刺激室房无递减传导，心房激动顺序同心动过速时。部分右侧旁道在右心室S_1S_2刺激时，HBE记录的局部VA可有递减，是因房室结同时参与逆传所致。这种情况下，要靠标测三尖瓣瓣环才能判断是否有右侧旁道。

根据希氏束部位和冠状静脉窦口处逆传A波时间差，可初步估计右侧隐匿性旁道位置，但准确的定位要依靠沿三尖瓣瓣环的精确标测。

二、A波识别

在右侧旁道的标测时，由于消融电极导管缺乏稳定的支撑，导管头与瓣环组织接触不良且不易稳定，记录到的局部电图质量不高，形态多变，A、V波的起止常不易识别。在右侧显性旁道标测消融时，初学者容易犯的错误：在没有 A 波或没有 V 波的靶点图部位放电消融，即把单纯的 A 波或 V 波看成是 AV 或 VA 融合，从而导致消融失败，因此判断靶点图内有无 A、V 波有重要意义。

以下措施有助于 A、V 波的识别：①同时记录消融导管 2~3 极双极电图，其 A 波较 1~2 极记录的 A 波明显，在消融时监测消融导管 2~3 双极电图，有助于判断靶点稳定性。②心室起搏或诱发顺向型 AVRT 时，A 在 V 后，时相固定，规则出现，A、V 波易于辨认。③心房程控负扫至旁道前传不应期时，S_2 后无 V 波，而只可能有 A 波。④在电生理显示屏上，将消融标测电图通道调至 HBE 和 CSp 之间，以利观察比较。

根据靶点图本身形态特征判断 A 波：①当旁道前传时，靶点图起始部分为高频碎裂成分提示起始部有小 A 波（图 8-1）。②与冠状静脉窦口记录的 A 波起点对比（图 8-2），若靶点图起始部分比冠状静脉窦口记录的 A 波落后，则靶点图无 A 波；若靶点图起始部分比冠状静脉窦口记录的 A 波早，则靶点图可能有 A 波。③标测消融电极远端电极记录（ABL1-2 靶点图）与近端电极（ABL2-3）记录对照，近端电极一般相对靠近心房侧，若近端电极记录成分中有 A 波，则靶点图可能有 A 波；若靶点图起始部与近端电极记录起始部平齐或接近平齐，则靶点图有 A 波；若靶点图起始部明显落后于近端电极记录的起始部，则靶点图无 A 波。④动态移动消融电极导管并判定，在标测右侧游离壁旁道时，若逆时针方向旋转导管时靶点图起始部振幅增大，顺时针方向旋转时振幅减小或消失，说明靶点图有 A 波；若将消融导管头沿三尖瓣瓣环上下小幅滑动，偏离旁道位置后，原来融合较好的 AV 融合程度会减小，较易判断原靶点图内有无 A 波。⑤旁道逆传时评价，若在窦性心律下，不好判断有无 A 波，则可心室起搏或诱发心动过速，较易判断旁道逆传时的 A 波。⑥更简单可靠的方法是根据消融导管头在三尖瓣瓣环上的摆动特征和靶点图本身特征判断有无 A 波，即消融导管呈与心动周期一致的"鸡食米"样点头运动，则提示消融标测电极贴靠在三尖瓣环上。

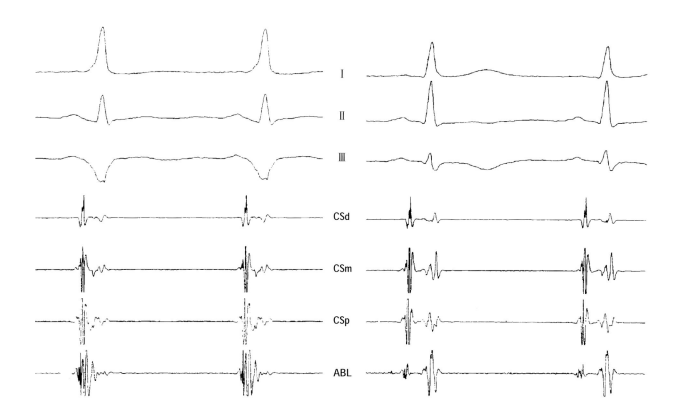

图 8-1　右侧显性旁道成功靶点图
理想靶点图：左图 ABL 导联示 AV 融合波起始部碎裂多折，多折处为 V 波起点，明显早于 δ 波（最早）。右图示消融后 δ 波消失，靶点图为小 A 大 V。

右侧游离壁旁道靶点图成分的判断有其特殊性，右侧游离壁旁道多是显性旁道，不能像隐匿旁道那样在窦性心律下评价有无 A 波，因此有时会把单独的 A 波或 V 波误认为是 AV 融合较好的靶点图。AV 融合极好（V 波最早）的靶点图之后有时可有较大的复极波，会被误认为是 V 波，从而把最好的靶点图误认为是差的靶点图。

三、理想靶点图

①最早前向心室激动点（EVA），多表现为 AV 完全融合，少数可不融合，V 波较体表心电图 δ 波提前多在 25ms 以上（图 8-3），这是右侧游离壁显性旁道理想靶点图的重要特征。②最早逆向心房激动点（EAA），多表现为 VA 完全融合，少数可不融合。③大 A 大 V、AV 融合良好，融合波起始部碎裂的理想靶点图（图 8-4）。④可在 EVA 或 EAA 附近记录到旁道电位。以上 4 种情况对 A、V 波的振幅比值均不要求，但是靶点图成分必须 A、V 波均有。

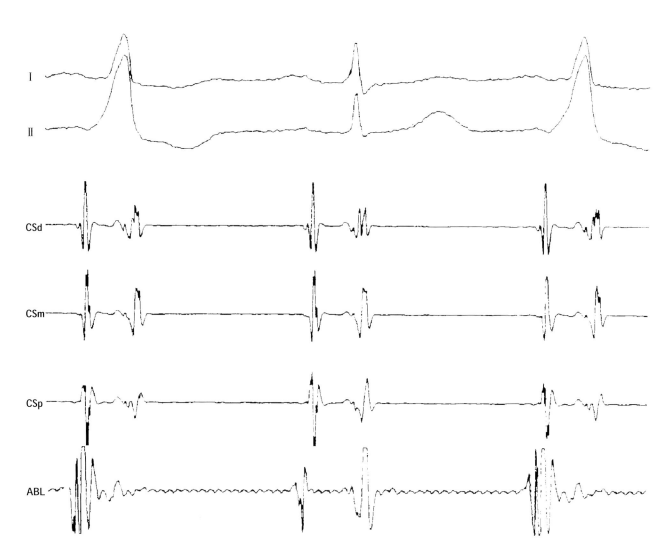

图 8-2 右侧显性旁道成功靶点图

理想靶点图：第 1、3 个心动周期为显性预激，示 AV 融合，AV 融合波起始部碎裂多折，多折处为 V 波起点，明显早于 δ 波（最早）。靶点图起始部早于冠状静脉窦口记录的 A 波起点，因此靶点图没有 A 波的可能性小。第 2 个心动周期预激波消失，显示大 A 大 V。

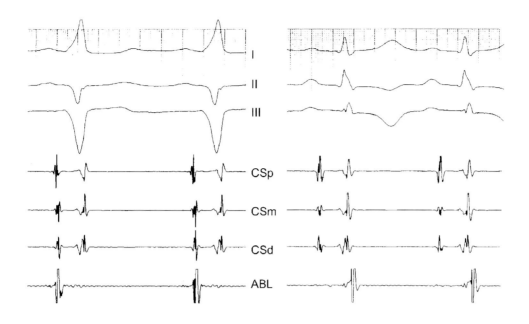

图 8-3　右侧显性旁道成功靶点图

理想靶点图：左图为显性预激，虽然 AV 不融合，但是 V 波最早，也是理想的靶点图，并且靶点图的大 V 波起点晚于冠状静脉窦口记录的 A 波起点，这可证明 V 波中无 A 波成分。右图为消融成功后记录，可见 V 波之前与之有间期的低幅波是 A 波。

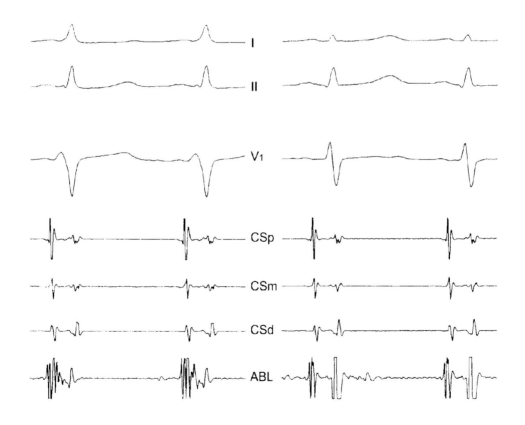

图 8-4　右侧显性旁道成功靶点图

理想靶点图：左图 ABL 导联表面上看呈大 A 小 V、AV 不融合，实则是大 A 大 V、AV 融合好，该图为常见的理想靶点图，根据该靶点图起始部形态易判断为好靶点图。右图为成功消融后的靶点图，示大 A 大 V。

第二节　消融导管操作

左侧旁道消融讲究消融导管操控的灵巧性，右侧旁道消融强调消融导管操控的稳定性。右侧旁道消融首选 8F 中弯加硬消融导管。右心房增大时，可选大弯导管以求贴靠稳定；右前侧壁和右前壁旁道选用中、小弯导管；右侧壁和右后侧壁旁道选用中、大弯导管。在部分困难病例中，使用相应的长鞘可改善消融导管头的接触及稳定性。

一、经股静脉途径

在右股静脉留置 8F 动脉外鞘管，取左前斜位 45°或以右心室心尖部电极与 X 线投射方向平行为宜。从股静脉导入消融导管至右心房中部，稍打弯判断导管指向。当顺时针方向旋转时，导管指向间隔侧（脊柱方向），则导管原来指向三尖瓣口；若导管指向右心缘，则导管原来背向三尖瓣口；当逆时针方向旋转时，导管指向右心缘，则导管原来指向三尖瓣口；若导管指向间隔侧，则导管原来背向三尖瓣口。

（一）消融电极导管倒"U"字形操作

消融电极导管倒"U"字形操作适用于三尖瓣环 6～12 点范围内的右侧游离壁旁道。在后前位透视下，首先将标测消融导管送至接近高右房部位。在 LAO 45°透视下，弯曲标测消融导管，使头端指向三尖瓣环 9 点位置。同步继续弯曲和推送导管，标测消融导管远段则形成倒"U"字形（图 8-5）。可适当顺时针方向或逆时针方向旋转导管使之贴靠于三尖瓣环。消融电极导管倒"U"字形操作具有很大优点，消融导管头与消融靶点部位贴靠好，消融导管的弹性作用和操作者主动屈伸导管的力量使消融导管头与消融靶点部位充分贴靠并且稳定。消融导管头与靶点部位无相对运动，消融导管随心脏同步运动，心脏位置随呼吸改变时，消融导管头也不会偏离消融靶点部位。

完成倒"U"字塑形后，根据需要可改变消融导管头在瓣环不同区段的位置（图 8-6），消融导管以倒"U"字塑形贴靠于三尖瓣环后，以左手推送导管，右手同步操作弯曲导管，可使消融导管头向右后侧壁方向移动，即在 LAO 45°透视为向下移动；同步回撤和伸开导管弯度，可使消融导管头向右前侧壁方向移动，即在 LAO 45°透视为向上移动。

（二）粗标游离壁（图 8-7）

粗标游离壁简单易行，但消融导管稳定贴靠在有效位置不易。提倡每例标测一开始就先进行粗标，先粗后细。若体表心电图能够提示旁道的大致部位，则首先在此进行粗标。在每一粗标位点，比较 V 波提前程度，判定旁道所在区段。也可在小 A 大 V 波时标测、观察和记录，结合 HBE 和 CSp（最好跨窦口记录）粗判旁道方位。①右后壁标测：消融电极导管完成倒"U"字塑形后，打大弯并前送导管，可使导管定位于右后壁。此外，也可将消融导管先送入右心室，显示大 V 波，打弯并向冠状静脉窦口水平稍偏下外侧的 6 点钟位回撤，至出现小 A 大 V 波。②右侧壁标测：标测消融电极导管完成倒"U"字塑形后，通过调弯及前送或回撤使导管顶端达右侧壁水平，显示大 A 波，缓慢顺时针方向旋转，至出现小 A 大 V 波。③右前壁标测：消融导管顶端打小弯，指向右心缘侧，显示大 A 波，推送至 10 点钟高度，缓慢顺时针方向旋转至出现小 A 大 V 波。若消融导管已完成倒"U"字塑形，则回撤导管并同时伸开导管弯度，可使标测消融电极向右前侧壁方向移动，即在 LAO 45°透视为向上移动至 10 点钟高度。注意此位点甚难稳定，最好换用 Swartz 长鞘管做支撑，以增加稳定性。

（三）细标旁道区

在粗标游离壁确定的旁道区段，沿瓣环小幅度滑动导管，连续标测定位，直至理想靶点。在 10～12 点区可用 Swartz 长鞘管或冠状静脉窦电极导管做支撑，以利消融导管头端与瓣环保持良好接触。细标操作须有耐心，宜小幅度慢节奏，欲速则不达。

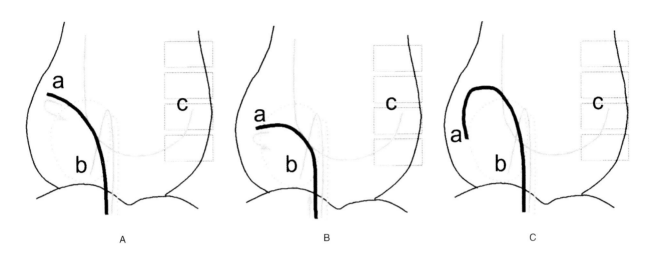

图 8-5 消融导管倒"U"字塑形模式图

该模式图为 LAO 45°，可见消融导管（a）、右心室电极导管（b）和冠状静脉窦电极导管（c）。首先将标测消融导管送至接近高右房部位（A）；然后弯曲消融导管，使头端指向三尖瓣环 9 点钟位置（B）；最后同步继续弯曲和推送导管，消融导管远段形成倒"U"字形（C）。可适当顺时针方向或逆时针方向旋转导管使之贴靠于三尖瓣环。

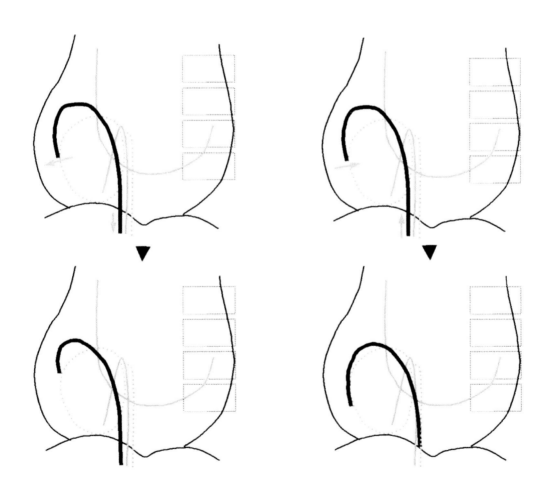

图 8-6 倒"U"字形导管的移位操作

在 LAO 45° 透视，以左手控制导管推送或回撤，以右手同步控制导管打弯或松弯。左图（上下）：回撤并同步伸开导管弯度，可使消融导管头向右前侧壁方向（三尖瓣环 12 点钟位）移动；右图（上下）：推送并同时打弯，可使消融导管头向右后侧壁方向（三尖瓣环 6 点钟位）移动。

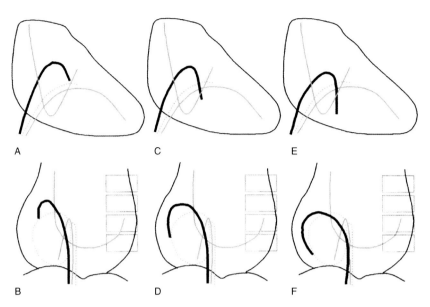

图 8-7 不同部位旁道的倒 "U" 字塑形

在 RAO 30° 及 LAO 45° 透视下，A、B：右前壁倒 "U" 字塑形；C、D：右侧壁倒 "U" 字塑形；E、F：右后壁倒 "U" 字塑形。

（四）长鞘支撑技术应用（图 8-8）

使用 Swartz 长鞘支持，有利于消融导管头稳定贴靠于靶点部位。通常选用 SR0 的 Swartz 鞘管，以 SR0 号鞘管辅助支持为基础，再加上消融电极导管的塑形，可适用于三尖瓣环任何部位的标测。特别注意，经长鞘管送导管时要在透视下完成，若疏忽这一点，则导管的力度易造成心房穿孔。标测右前壁旁道时，长鞘管位置较高，可能要明显高于希氏束导管，达高右房水平，但长鞘管弯度宜小（塑形变直），通过调节

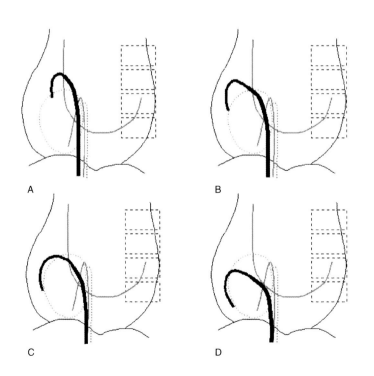

图 8-8 Swartz 鞘管支持下倒 "U" 字导管塑形

在 LAO 45° 透视下，A：前壁，长鞘管塑形变直，定位于三尖瓣环以上；B、C：右前侧壁，长鞘管定位于三尖瓣环上部；D：后侧壁，长鞘管塑形变弯，定位于三尖瓣环中部。

消融导管露出鞘管的长度，定位于前壁三尖瓣环上，形成小弯倒"U"字塑形，因消融导管露出鞘管的长度较短，故支撑力增加，导管易于稳定。标测右前侧壁旁道时，长鞘管位置一般稍高希氏束水平，长鞘管可维持基础弯度，一般不需要塑形，通过调节消融导管露出鞘管的长度，定位于右前壁或右侧壁三尖瓣环上，消融导管可弯曲段大部分露出鞘管，形成大弯倒"U"字塑形，增加消融导管跨度，以到达侧壁三尖瓣环（图8-9）。标测后侧壁旁道时，长鞘管位置一般不高于希氏束导管，但长鞘管弯度宜大（塑形变弯），通过增加消融导管露出鞘管的长度，形成大弯倒"U"字塑形，才能定位于后侧壁三尖瓣环上。

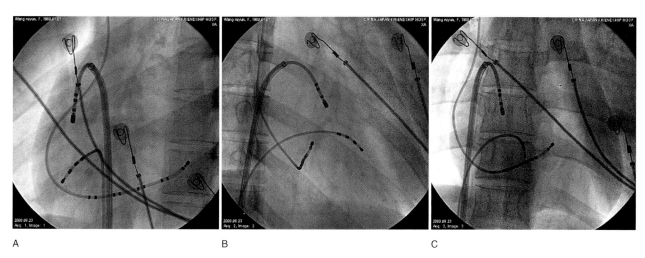

图8-9 右侧游离壁旁道消融X线影像

LAO 45°（A）、和RAO 30°（B）、后前位（C）X线影像。可见消融导管经SR0号Swartz鞘管以倒"U"字形状，稳定贴靠于三尖瓣环10点钟位置成功消融。

二、经上腔静脉途径

对右前和右前侧旁道（10~12点钟位），经股静脉途径房侧消融难于成功时，可尝试经上腔静脉途径室侧消融。取右前斜位30°，从最大H波记录点引垂线与冠状窦口水平线相交，由该交点、H波记录点和冠状窦口组成的三角形底边中线，大致相当于三尖瓣环平面。从右颈内静脉或左锁骨下静脉撤出冠状窦电极导管，导入7F中弯消融导管，通过三尖瓣口达右室流入道。导管顶端稍打弯，使导管指向右心室前壁，在距假想三尖瓣环平面心室侧约2cm处，缓慢充分打弯同时回撤，以使消融导管头钩挂在瓣下心室侧。顺时针方向旋转则远离希氏束，逆时针方向旋转则靠近希氏束，若滑动不满意可重新钩挂。右侧旁道标测，还可用消融导管在右心房做一个环，使环体跨三尖瓣坠入右心室，导管顶端贴靠在瓣环心房侧，旋转细标。小心脏者多采用经股静脉途径，部分大心脏、消融困难者采用经右颈内静脉途径可能有帮助。

第三节 放电消融及电生理评价

多在窦性心律时放电，阻断旁道后消融导管稳定，消融有效表现为预激波消失（图8-10）。若于心室起搏时标测靶点，则在心室起搏时放电，消融有效表现为室房脱节或局部室房分开。若在心动过速时标测靶点，则在心动过速时放电，消融有效表现为心动过速终止且预激波消失，但心动过速中止后，消融导管头可能移位。右心室起搏拖带心动过速时放电，阻断旁道后消融导管头位置较心动过速时放电稳定，但增加操作负荷。放电消融条件基本同左侧旁道消融，但试消融功率为30~40W或温控50~60℃，巩固消融需2~3次，首次巩固功率同试消融有效功率，第2、3次巩固可增加5~15W，每次巩固60~90秒。消融间歇做简要电生理检查，根据消融效果，调整巩固消融参数。

右侧旁道消融也可尝试移动放电。移动放电是指在初步标测靶点部位放电无效时缓慢移动消融导管头，每5~10秒移动一次，每次1~3mm，去寻找能够阻断旁道部位，并在阻断旁道部位固定消融电极继续放电，然后将消融电极回撤 2mm 左右巩固放电一次。旁道周围相对较大的范围可记录到较好的靶点图，并且有时不易判断哪个最好，而进行移动放电可迅速确定消融靶点。移动导管时阻断旁道点是最好的消融靶点，因阻断旁道是在最短放电时间内实现的，滑动放电过程中任何一点的放电时间均很短。然而，若对阻断旁道"点"判断不准确，从而导致在偏离阻断旁道部位巩固放电，相反在最好的靶点部位放电时间不够，这会增加复发率。另外有时移动放电会导致消融导管完全滑至心房侧，因此移动放电对术者的操作技术要求较高。

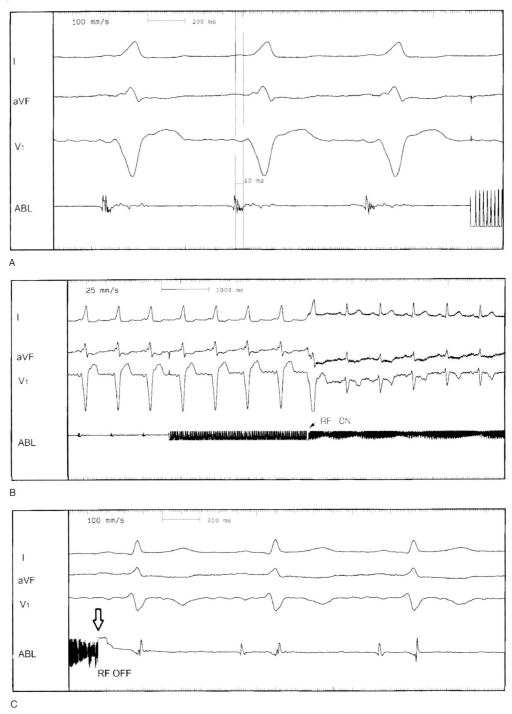

图 8-10　右侧游离壁旁道消融记录

A. 靶点图：自上至下依次为体表心电图 I、aVF、V₁ 导联和标测消融电极（ABL）心内记录。标测消融电极在三尖瓣环 9:30 处记录到最早前向心室激动点，局部心内电图估计呈大 A 大 V 形态，AV 融合好，V 波较 QRS 提前 40ms。纸速为 100mm/s。B. 消融过程：放电即刻阻断旁道传导，纸速为 25mm/s。C. 消融成功后靶点图：阻断旁道后 δ 波消失，靶点图 AV 振幅接近，间接证明图 A 记录的靶点图 V 波起始点正确，纸速为 100mm/s。

消融后电生理评价，基本同左侧旁道消融，但强调消融成功后继续观察 15 分钟，电生理检查证实旁道顺传和逆传均被阻断，方可结束手术。对房室结逆传功能较强者，须在心室起搏下进行 ATP 药物试验，显示房室分离则可确定旁道逆传已被消融阻断。

（马长生　赵　学　邓　华）

第九章　后间隔旁道射频消融

解剖学上，后间隔是心脏结构最复杂部位，该处多个结构与旁道有关。后间隔旁道位于间隔后部角锥间隙内，分为右后间隔旁道和左后间隔旁道。右后间隔旁道在冠状窦口附近，跨三尖瓣环插入心内膜下。一般认为，左后间隔旁道在二尖瓣环后部距冠状窦口内约 1.5cm 的心内膜下插入，少数在冠状窦近端或心中静脉附近插入心外膜下，有时间隔旁道还存在左、右室之间交叉走行。

就后间隔旁道而言，若 V_1 导联 δ （–）呈 QS 型，V_2 导联呈 R 波或 Rs 波，Ⅱ、Ⅲ、aVF、QRS 主波向下则旁道在右后间隔（图 9-1）；若 V_1 导联 δ （+）或（±），QRS 波呈 R 或 Rs 型，V_2 导联呈 R 或 Rs 波，Ⅱ、Ⅲ、aVF 主波向下或有一个导联呈双向，则旁道多在左后间隔（图 9-2）；若 V_1 导联 δ 波 （+）或（±）QRS 呈 R、Rs、rSR、rS 型（rS 中 r 波比一般右侧游离壁旁道 rS 波的 r 波宽而高一些），Ⅱ、Ⅲ、aVF 导联 δ 波均 （–），主波向下，或有一个导联主波呈双向，QRS 波较宽，则可能在心中静脉或冠状窦憩室附近。

因此，图 9-3 为冠状静脉窦口内消融成功的后间隔显性旁道体表心电图。后间隔旁道的射频消融有一定难度，后间隔旁道可位于三尖瓣环右后间隔部位心内膜、冠状静脉窦口内、心中静脉及冠状静脉窦憩室内及左后间隔。三尖瓣环右后间隔旁道的标测消融游离壁旁道相似。

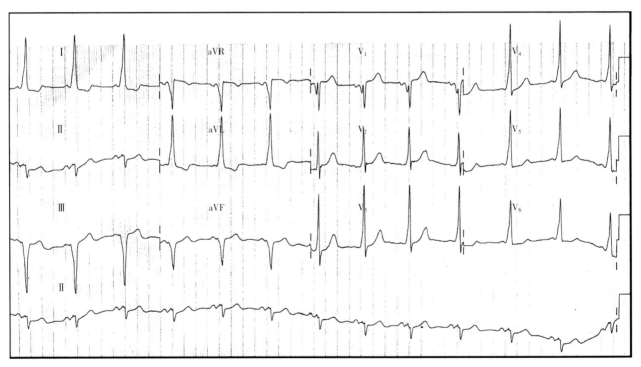

图 9-1　右后间隔显形旁道体表心电图

V_1 导联 δ 波负向，QRS 呈 QS 型。V_2 导联 QRS 呈 Rs 型，Ⅱ、Ⅲ、aVF 主波向下，符合右后间隔显性旁道特征。

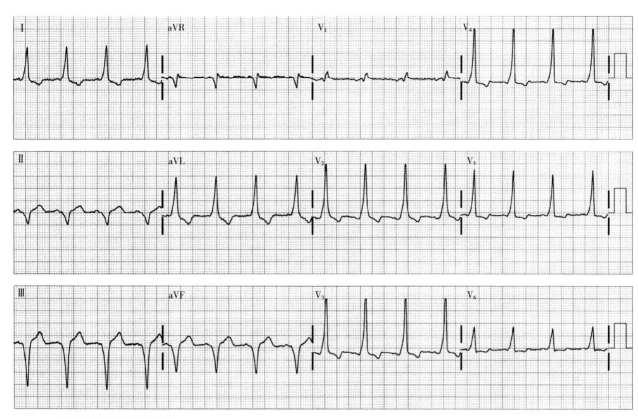

图 9-2　左后间隔显性旁道体表心电图

V_1 导联 δ 波（±）且 R/S>1，V_2 导联呈 R 形，Ⅱ、Ⅲ、aVF 主波向下，符合左后间隔旁道。

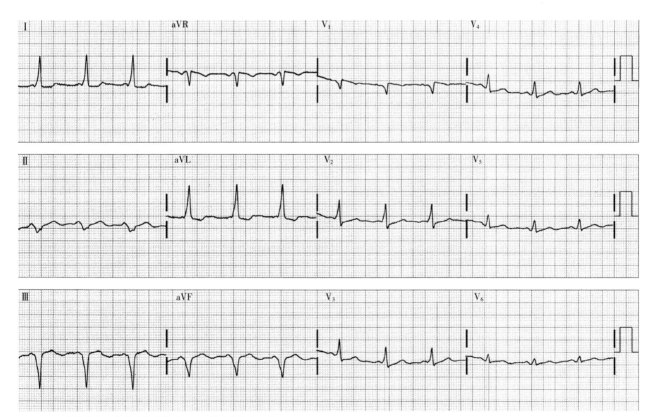

图 9-3　冠状静脉窦口内消融成功的后间隔显性旁道体表心电图

V_1 导联 QRS 呈 QS 型、δ（−），V_2 导联 QRS 呈 Rs 型，Ⅱ、Ⅲ、aVF 导联 QRS 呈 QS 型，符合右后间隔旁道特征。标测消融导管在冠状静脉窦口内 5mm 前上缘消融成功。

第一节　心内膜标测定位

一、右后间隔旁道

　　心内电生理检查若能诊断旁道，且心房向心室及心室向心房传导均以 CSp 领先，则可诊断后间隔旁道。为进一步判断，将冠状窦近端电极置于窦口，若 CSm 逆 A 领先，或 CSp、CSm 和 CSd 的 VA 间期相等或近似但逆 A 均领先于 HBE，提示左后间隔旁道；若 CSp 逆 A 较 CSm 和 CSd 领先 20～30ms，或 HRA 逆 A 较 HBE 领先 10～20ms，提示右后间隔旁道。

　　通常采用经股静脉途径，沿三尖瓣环右后间隔部位，标测消融右后间隔旁道。采用经主动脉逆行途径在二尖瓣环心室侧左后间隔部位标测消融左后间隔旁道。对于后间隔部位隐匿性旁道，通过心室刺激判断位于左后间隔还是右后间隔，如仍不清楚可采用右股静脉途径在冠状窦口周围进行标测，以诊断或排除右后间隔旁道。无论哪种途径，均以标测消融电极在房室环记录到最早逆行心房激动点、最早前传心室激动点或局部心内膜电图有旁道电位处为消融靶点。右后间隔旁道靶点图标测（图 9-4）。冠状静脉窦口内消融靶点图标测（图 9-5）。右后间隔隐匿性旁道靶点图标测（图 9-6）。

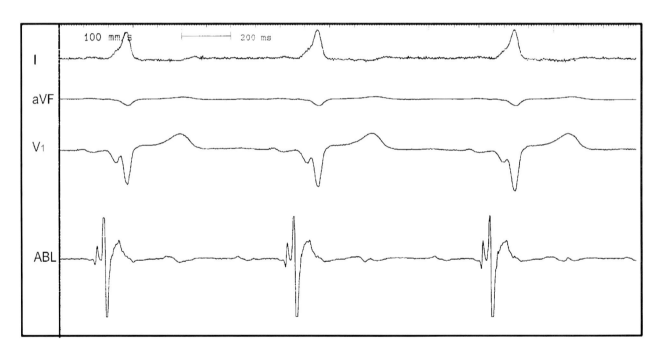

图 9-4　右后间隔显性旁道不典型靶点图
自上至下依次为体表 I、aVF 及 V₁ 导联和消融电极记录的双极心内电图（ABL）。可见靶点图类似呈小 A 大 V 形态，且 AV 融合不好。但根据在该点消融成功后记录，判断该靶点图 AV 融合好，且 V 波起始处与 A 波重叠融合，V 波较 δ 波提前 40ms。

二、左后间隔旁道

　　V₁ 导联 δ 波正向、QRS 主波向上的后间隔旁道，均可在左后间隔消融成功，无须在右后间隔消融。V₁ 导联呈 R 型、δ 波正向，Ⅱ、Ⅲ、aVF 导联有宽的负向 δ 波者，应怀疑心外膜旁道。少数心电图特征

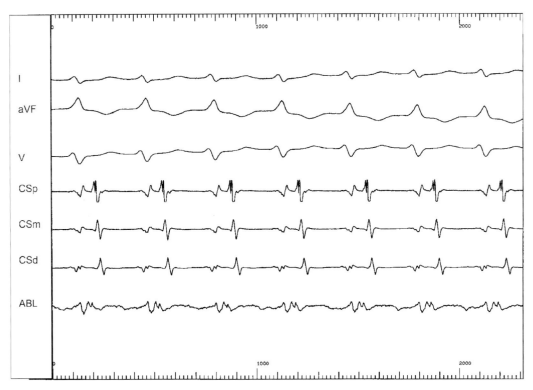

图 9-5　冠状静脉窦口内消融靶点图

自上至下依次为体表 I、aVF、V_1 导联和冠状静脉窦近中远（CSp、CSm、CSd）及标测消融电极（ABL）的心内记录。顺向型房室折返心动过速时标测消融电极在冠状静脉窦口内 5mm、冠状静脉窦前上缘记录到最早逆行心房激动点，VA 完全融合。纸速为 100mm/s。

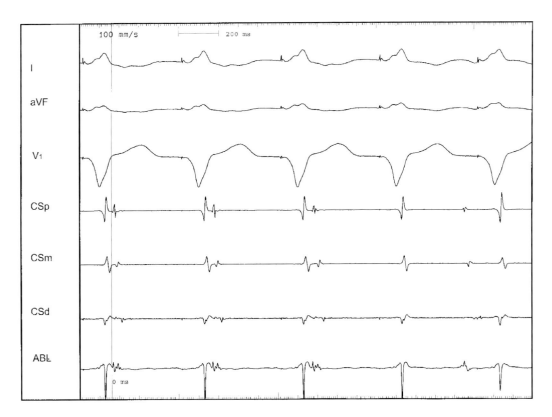

图 9-6　右后间隔隐匿性旁道靶点图

标测消融导管位于冠状静脉窦口内前上缘，心室 500ms 周长起搏，ABL 导联逆行心房激动早于冠状静脉窦口（CSp）。标测消融电极记录呈大 V 小 A，虽然 VA 不融合，但是该处可记录到旁道电位，并且阻断旁道后旁道电位消失。

类似右后间隔显性旁道，如 V_1 导联 δ 波负向或双向、QRS 呈 QS、V_2 导联 QRS 主波向上者，在右后间隔消融失败，必须经主动脉逆行途径在左后间隔消融才能永久阻断旁道（图 9-7）。

大多数后间隔旁道可在右侧消融成功，而以下线索提示需在左后间隔消融：右后间隔消融无效（前提条件）；V_1 导联 QRS 不宽；三尖瓣环右后间隔部位的前向心室或逆向心房激动不早于冠状静脉窦口内的记录；经主动脉逆行途径在左后间隔记录到最早前向心室激动点（EVA）或最早前向心房激动点（EAA）。

左后间隔隐匿性旁道标测取起搏标测，左后间隔旁道逆行心房激动顺序有明显的特征，经左后间隔旁道逆传时，冠状静脉窦近中远记录的心房激动时间差别不大，而右室侧希氏束旁记录的逆行心房激动显著落后。左后间隔旁道消融点，在解剖学上多位于左后间隔较为局限的空间内，左后间隔旁道消融靶点图特征为小 A 大 V，但 A 波振幅通常极小（图 9-8）。

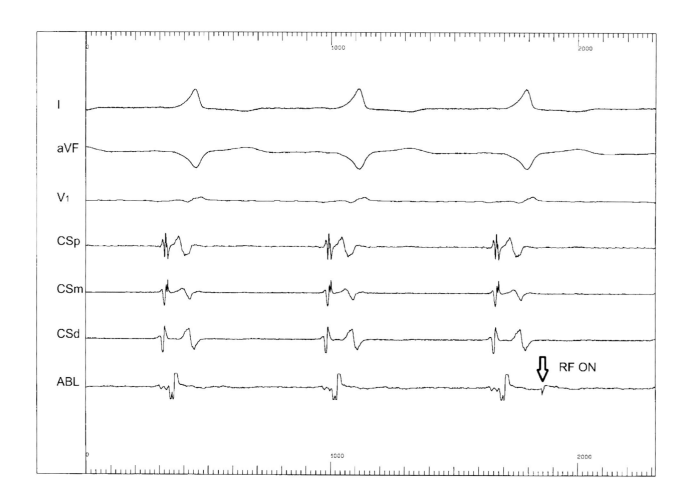

图 9-7 左后间隔显性旁道靶点图

自上至下依次为体表心电图 I、aVF、V_1 导联和冠状静脉窦近中远端（CSp、CSm、CSd）及标测消融电极（ABL）的双极心内记录。标测消融电极（ABL）经主动脉逆行途径在左后间隔部位记录到最早心室激动点，V 波较 δ 波提前 30ms，呈小 A 大 V，AV 融合。纸速为 100mm/s。

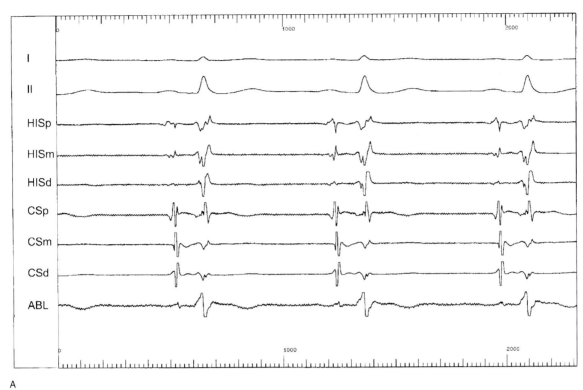

A

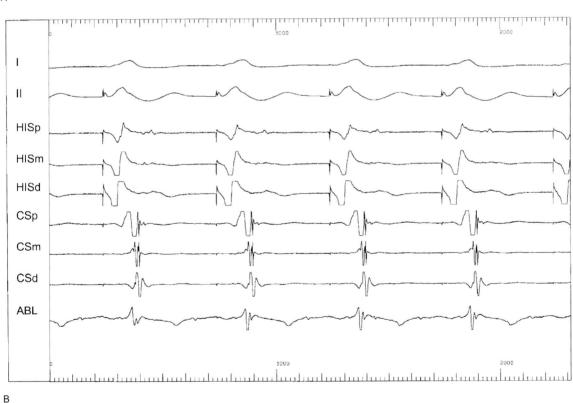

B

图 9-8　左后间隔隐匿性旁道靶点图标测

A. 靶点图窦性心律表现　自上至下依次为窦性心律时体表心电图 I 、Ⅱ导联和希氏束近中远端（HISp、HISm、HISd）、冠状静脉窦近中远（CSp、CSm、CSd）及标测消融电极（ABL）的心内记录。ABL 经主动脉逆行途径在左室后间隔部位距 CS 开口 1.5cm，记录呈小 A 大 V。纸速为 100mm/s。

B. 靶点图　记录完全同 B，500ms 周长心室起搏时希氏束部位逆行心房激动明显晚于冠状静脉窦记录，而冠状静脉窦近中远端记录的逆行心房激动顺序差别不大（几乎同时），这是左后间隔旁道逆行心房激动顺序特征。ABL 记录的 VA 完全融合，A 波提前量不易测量，因 A 完全融合到 V 波内。纸速为 100mm/s。

第二节 消融导管操作

一、经股静脉途径

（一）右后间隔消融

右后间隔消融首选 8F 加硬中弯消融导管。取左前斜位 45°，经右股静脉送入消融导管，在冠状窦口附近的三尖瓣环心房侧细标（图 9-9）。

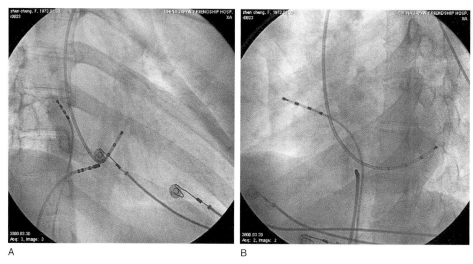

图 9-9 右后间隔消融 X 线影像

A、B 分别为左前斜位和右前斜位 X 线影像。可见标测消融电极贴靠于右后间隔成功消融部位。

（二）冠状静脉窦口内消融（图 9-10）

若心电图特征呈典型右后间隔显性旁道的特点（隐匿性旁道不少见），右后间隔心内膜消融无效，冠状静脉窦口内标测的靶点图更好，则需考虑在冠状静脉窦口内消融旁道。取左前斜 45°，经右股静脉送入 7F 中弯消融导管，轻轻推进至冠状窦口内 2~3cm，缓慢回撤，直至记录到 AV 融合波，V 波较体表心电图明显提前；或心室刺激下 VA 融合。消融点位置一般在冠状静脉窦口内 0~1.5cm，靶点图可为大 A 大 V 或大 A 小 V 或小 A 大 V（心中静脉内），若有效消融点非常靠近冠状静脉窦口缘，则导管电极不易稳定，消融放电时必须注意控制导管。

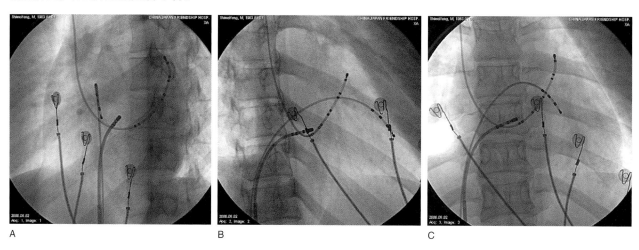

图 9-10 冠状静脉窦口内消融影像

A. 左前斜位；B. 右前斜位；C. 后前位。可见冠状静脉窦电极导管、右心室电极导管和标测消融导管，标测消融导管位于冠状静脉窦口内前上缘。

（三）心中静脉及冠状静脉窦憩室消融

若心电图特征呈典型右后间隔显性旁道特征，Ⅱ、Ⅲ、aVF 导联有宽负向 δ 波，右后间隔心内膜消融无效，心中静脉内或憩室内标测的靶点图更好，需考虑在心中静脉内或憩室内消融。心中静脉内或憩室内放电时，阻抗易升高，病人疼痛感强，放电时温度和能量应适当控制。一般温控导管设在 50～55℃，非温控导管设在 15～25W。

二、经主动脉逆行途径

经主动脉逆行途径，消融左后间隔旁道。首选 7F 黄把小弯消融导管，次选 7F 红把小弯消融导管。若旋转易行而贴靠难稳，尚可试用 7F 蓝把中弯消融导管。导管操作取右前斜 30° 或左前斜 45°。左后间隔旁道消融导管操作特点：经主动脉逆行途径比穿房间隔途径容易到位，选择小弯标测消融导管容易到位，标测消融导管多以小弧形直接顶至左后间隔较为局限的空间内。相反，若导管塑成大弯形状时，则远端电极不易顶至左后间隔较为局限的空间内。当然，不排除一少部分病例，需要将导管塑成大弯形状才能到位。

大头导管跨瓣后，伸直导管，再逆时针方向旋转并回撤导管，使导管朝后并靠近冠状窦电极平面（二尖瓣环），继续逆时针方向旋转并使导管轻度弯曲指向后间隔，即冠状窦口。导管到位后，可呈小弯形贴靠于左后间隔心室侧二尖瓣环下，也可呈较大弯形钩挂于左后间隔心室侧二尖瓣环下，还可逆行进入左心房后贴靠在左后间隔二尖瓣环心房侧（图 9-11）。

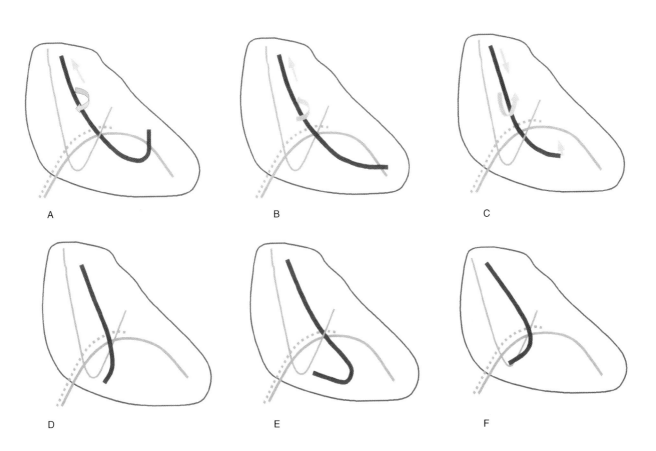

图 9-11　经主动脉途径消融左后间隔旁道导管到位示意图

A. 大头导管跨瓣后，顺时针方向旋转并回撤导管使导管伸直；B. 导管伸直后，逆时针方向旋转并回撤导管；C. 继续逆时针方向旋转并回撤导管至冠状静脉窦电极下 2～3cm；D. 导管呈小弯走形贴靠走行到达左后间隔心室侧；E. 导管呈较大弯走行钩挂于左后间隔心室侧；F. 导管逆行进入左心房后贴靠在左后间隔心房侧。

三、经穿间隔途径

经穿间隔途径消融左后间隔旁道时，正位透视，导入 7F 小弯或中弯消融导管，于二尖瓣环心房侧标测。或取右前斜 30° 通过二尖瓣口进入左心室流入道，使导管指向冠状窦近端电极，充分打弯同时回撤，即可钩挂在瓣下左后间隔。

四、经左右侧联合途径

经以上途径消融失败时，可试行此法。同时导入两根消融导管，一根于左后间隔标测定位，另一根于右后间隔标测定位，两侧进行比较，取最好的靶点进行消融，功率一般在 10～25W。

第三节　放电消融及电生理评价

右后间隔消融放电同右侧旁道，消融功率在 10～30W。经冠状静脉窦途径消融，试消融功率 ≤10W，成功后以 ≤25W 的功率巩固 60～90 秒，消融前后可进行冠状窦造影，检查冠状窦有无破裂。经主动脉逆行途径消融，消融功率在 15W 左右。消融终点为旁道前传和逆传完全阻断。

（赵　学　商丽华）

第十章　前间隔和中间隔旁道射频消融

解剖学上，前间隔区以右纤维三角为后界，右房外膜为外侧界，从主动脉根部和右室漏斗部到右房的心外膜反折为前内侧界，以肌性室间隔和右室漏斗部为下界。前间隔旁道走行于心内膜下十分表浅，心房端插入希氏束旁间隔部，心室端远离希氏束，插入右心室漏斗部基底距膜部室间隔 1.5～2.0cm。心电图 I、II、III、aVL 和 aVF 导联 δ 波（+），为前间隔旁道特征。因希氏束位于前间隔，故前间隔旁道也被称为希氏束旁旁道，绝大多数希氏束旁旁道位于右前间隔（图 10-1）。

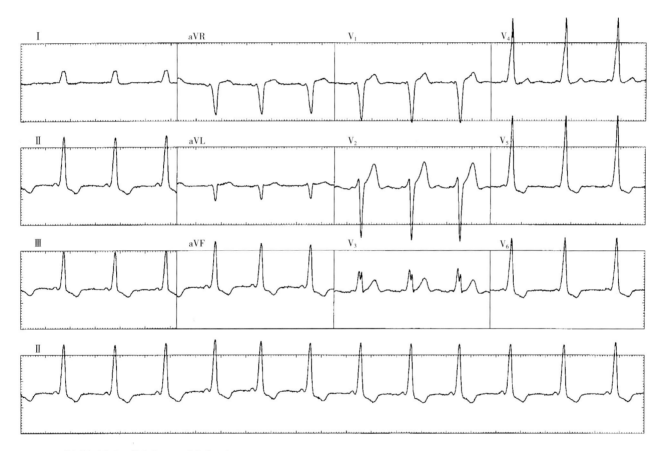

图 10-1　右侧希氏束旁显性旁道 12 导联体表心电图
V_1 导联几乎无 r 波、δ 波（−），符合右侧间隔旁道，胸前导联移行慢（V_3）支持旁道偏前，因此可初步确定为右前间隔旁道；aVF 和 II 导联正向 δ 波和 QRS 呈高幅 R 波也提示旁道位置在前部；aVL 导联 QRS 呈 QS 型。

解剖学上，中心纤维体后左室后上隆起的前部与间隔侧心房下壁之间的区域称中间隔区。右中间隔旁道位于三尖瓣隔环附近，左中间隔旁道位于二尖瓣环间隔部。中间隔旁道同样邻近希氏束和房室结。若 I、II、aVL 和 V_2～V_6 导联 δ 波（+），III 和 aVF 导联 δ 波（−），aVR 和 V_1 导联 δ 波（±），则旁道靠近冠状窦口。若 I、II、aVL 导联 δ 波（+），III 和 aVF 导联 δ 波（±），则旁道靠近房室结。体表心电图不能区分左、右中间隔旁道。因房室结位于中间隔，故房室结旁道也称为中间隔旁道（图 10-2）。

希氏束旁旁道指有效靶点可记录到希氏束电位的旁道，包括左侧和右侧，通常亦包括消融距离希氏束

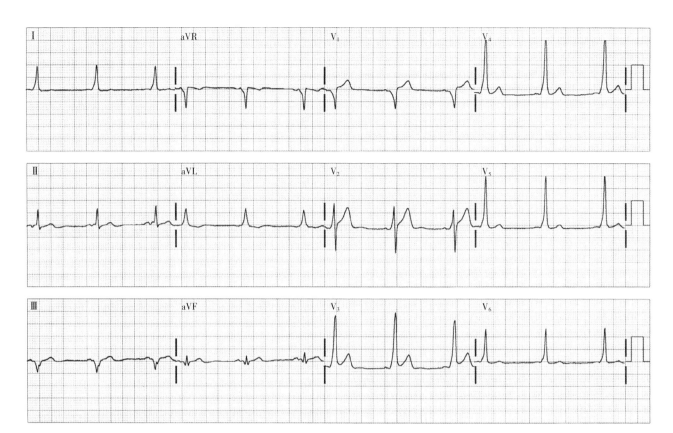

图 10-2　右中间隔显性旁道 12 导联体表心电图

V_1 导联 QRS 呈 QS、δ 波 （−），符合右侧间隔旁道，移行导联在 V_3 导联、aVF 导联 δ 波 （±）、Ⅱ 导联 δ 波 （+）符合中间隔旁道。

电极导管在 5mm 以内的右前间隔旁道。中间隔旁道指位于希氏束旁旁道和后间隔之间的旁道，是真正的间隔旁道。中间隔旁道也可分布在左或右心室侧。其中右侧希氏束旁旁道多见，右中间隔旁道少见，左中间隔和左侧希氏束旁旁道罕见。大多数中间隔旁道可在右侧消融成功，极少数需左侧消融。

前间隔和中间隔旁道标测的特殊性在于心房逆行激动顺序呈向心性或接近向心性，可与正常室房传导途径混淆，增加确定靶点的难度。而消融的特殊性在于消融过程导致房室传导阻滞并发症的可能性较大。

第一节　心内膜标测定位

一、右前间隔和中间隔旁道

心内电生理检查若能定性诊断旁道，且标顺传及或标逆传均以 HBE 领先，或导管在前间隔区能同时记录旁道电位和希氏束电位，则可诊断前间隔旁道。消融标测可在房侧，也可在室侧，室侧消融不易损伤希氏束，却易损伤右束支。理想靶点为小 A 大 V 波，也可大 A 大 V，但 V、A 波必须融合及或有旁道电位处，但消融标测电图 H 波应 ≤ 最大 H 波的 1/2 且 H 波越小越好（图 10-3）。

心内电生理检查若能定性诊断旁道，且标顺传及或标逆传以 CSp 和 HBE 同时领先或两者相差甚微，或在中间隔区记录到旁道电位，则诊断中间隔旁道。右中间隔旁道消融是靶点应尽量靠近心室侧，即 A 尽可能小些，V 尽可能大些，一方面，不容易损伤房室结，也不易出现交界心律（图 10-4）。

采用心室起搏标测前间隔和中间隔旁道，要注意排除室房传导经正常传导途径的可能。旁道参与的心动过速发作时，靶点标测的可靠性最高，可完全排除正常传导途径的影响，因心动过速时正常传导途径的

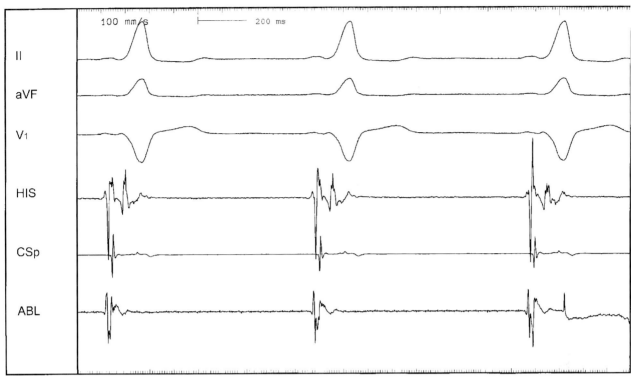

A

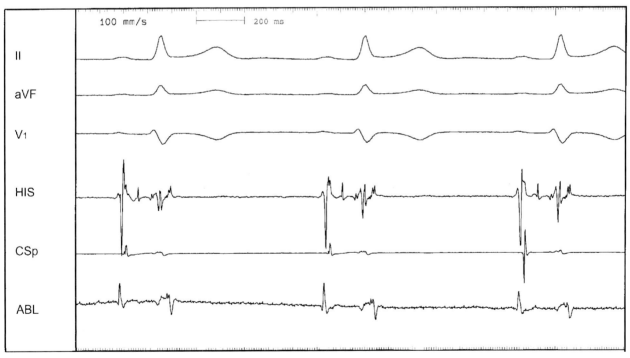

B

图 10-3　右前间隔显形旁道窦律标测靶点图

A. 靶点图。自上而下依次为体表心电图 Ⅱ 、aVF、V_1 导联和希氏束部位（HIS）、冠状静脉窦口（CSp）及标测消融电极（ABL）心内记录。标测消融电极（ABL）在希氏束旁记录呈大 A 大 V、AV 完全融合，AV 之间似有旁道电位，V 较 δ 波提前 40ms，为最早心室激动。该图为典型理想靶点图。
B. 消融成功后靶点图。δ 波消失，希氏束部位记录呈清晰的 AHV 关系，标测消融电极记录呈大 A 大 V，其间有极小的 H 波。

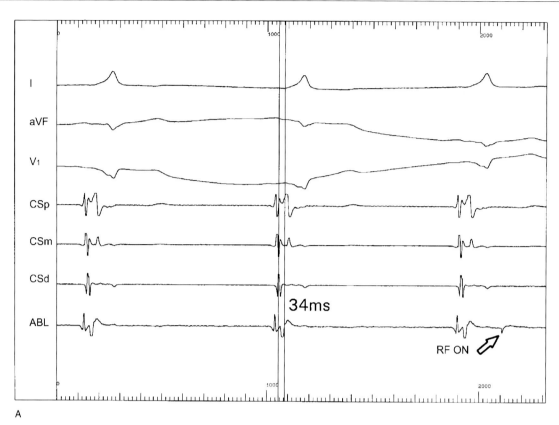

A

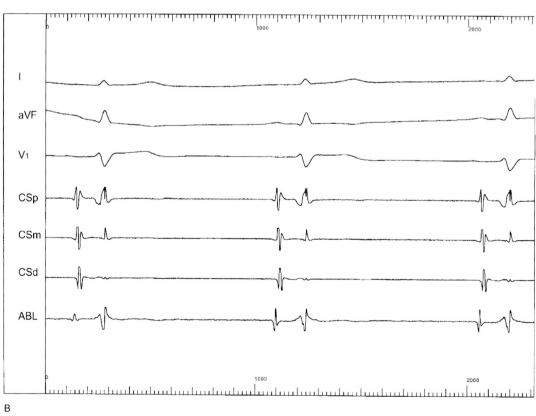

B

图 10-4 右中间隔显性旁道窦律标测

A. 靶点图。自上至下依次为体表心电图 I、aVF、V₁导联和冠状静脉窦近中远端（CSp、CSm、CSd）及标测消融电极（ABL）的双极心内记录。标测消融电极（ABL）在希氏束与冠状静脉窦口中点记录的心室激动最早，较 δ 波提前 34ms，但是 AV 融合不够好。纸速为 100mm/s。

B. 阻断旁道后的靶点图。δ 波消失，PR 间期正常，可见靶点图 A＝V。纸速为 100mm/s。

激动方向与旁路相反。顺向性心动过速时（图 10-5），旁道逆传，正道前传；另外对希氏束旁旁路，心动过速时，希氏束电位独立于 VA 融合波之前（图 10-6），易判断希氏束电位的振幅，因而易估计最早心房逆行激动点（EAA）距最大希氏束电位记录部位的距离。右室前基底部刺激可排除希氏束逆传的影响，局部心内记录呈 S-VA-H 关系，即希氏束（H）激动在逆行心房激动之后，和心动过速一样可肯定逆行心房激动完全通过旁路逆传实现。另外这种刺激方法也可用于该部位旁道的定性诊断。对显性旁路可在窦性心律下标测最早心室激动点。在窦性心律时，邻近希氏束的显性旁路，因旁道传导速度明显快于房室结传导，因此，在希氏束部位记录的心内电图呈 A-V-H 关系，希氏束电位（H）位于 V 波起始之后。

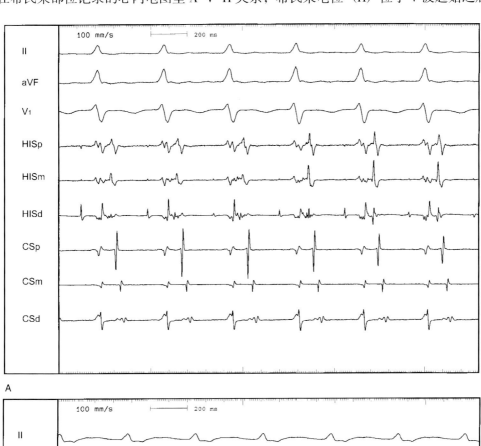

A

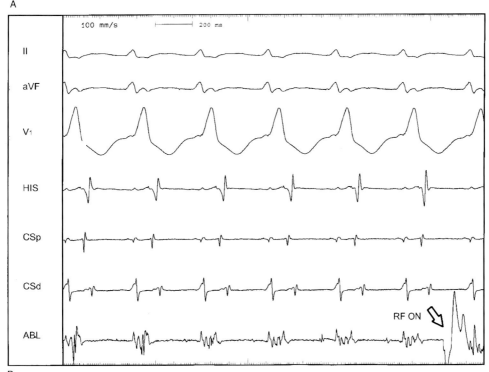

B

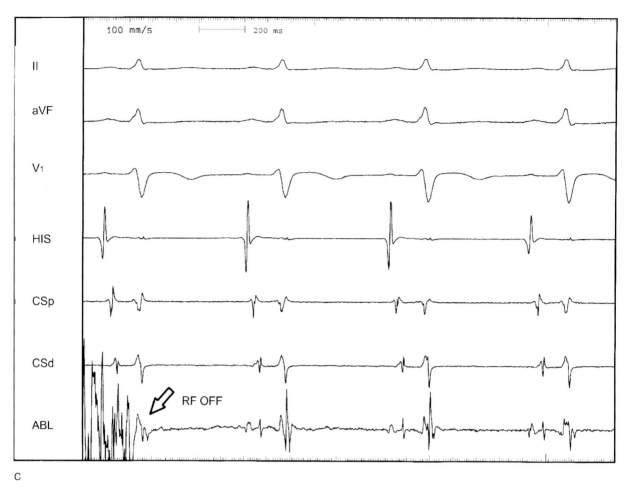

C

图 10-5　右侧前间隔旁道心动过速时标测

A. 心动过速发作时心内电图。自上而下依次为体表心电图 II、aVF、V₁ 导联、希氏束近 (HISp)、中 (HISm)、远 (HISd) 和冠状静脉窦近 (CSp)、中 (CSm)、远 (CSd) 心内双极记录。可见心动过速发作时希氏束 VA 融合，说明旁道靠近希氏束。

B. 靶点图。在希氏束外上方标测到最早心房激动，VA 融合，间断显示有小的希氏束电位。

C. 消融后靶点图。放电 120 秒后停止放电，可见靶点图希氏束电位为最高振幅。

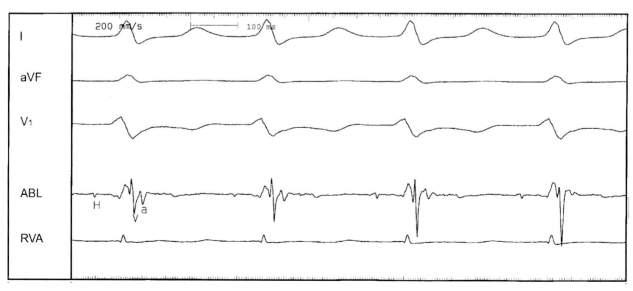

图 10-6　右前间隔旁道顺向性心动过速标测

心动过速时，希氏束电位独立于 VA 融合波之前，ABL 导联标测到心房波最提前处，VA 波融合，希氏束电位明显。

二、左前间隔和中间隔旁道

左侧希氏束旁旁路和左中间隔旁道极为少见，并且常规标测时，该部位无记录导管放置，因此易被漏诊并成为左侧旁道消融失败的主要原因之一。若初步标测为左侧旁道，但是标测不到理想靶点，包括心外膜部位标测，消融不成功时，应考虑到左侧希氏束旁或左中间隔旁路。

若右侧希氏束旁、左后间隔（冠状静脉窦口）及左前壁逆行心房激动时间差别很小，则强烈提示左侧希氏束旁或左中间隔旁路。因为其他部位旁道在逆传时，右侧希氏束旁和冠状静脉窦部位的心房激动时间差别较大。根据以下两点可确诊左侧希氏束旁或左中间隔旁路：①左侧希氏束旁或左中间隔部位逆行心房激动最早，但是与右侧希氏束旁、冠状静脉窦口及左前壁逆行心房激动时间差别小；②在左侧希氏束旁或左中间隔操作导管时，由于机械损伤，旁道被反复阻断。

第二节　消融导管操作

希氏束旁旁路，包括左侧和右侧希氏束旁旁路，易被机械损伤导致一过性传导阻滞。操作导管时，应严密监测 QRS 形态及心内激动顺序的变化，以便及时发现机械刺激阻断旁路传导的部位，有助于尽快标测到消融靶点。机械损伤阻断旁路 5 分钟以上，仍不恢复传导者，可在窦性心律下，于机械损伤阻断旁道传导部位巩固消融。这种尝试性消融仅限于经验丰富的术者，最好等到恢复传导后进一步标测。

一、前间隔旁道

（一）经股静脉途径

右前间隔旁道消融主要经股静脉途径。首选 8F 中弯加硬消融导管，次选 7F 中弯消融导管，取左前斜位 45°，提倡用长鞘管加 7F 中弯消融导管，以便支撑消融导管，增强稳定性。消融部位在希氏束附近三尖瓣环心房侧，先以消融导管记录到最大 H 波，随后在邻近细标定位，导管操作尽量轻柔，以防机械性暂时阻断旁道致消融目标丢失。也可将导管送入右心室流出道再回撤，以 H 波为导向，细标定位，室侧消融（图 10-7）。

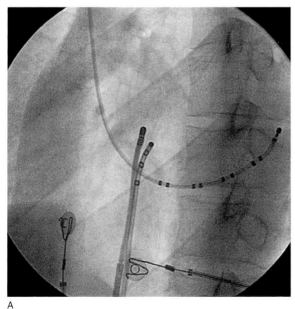
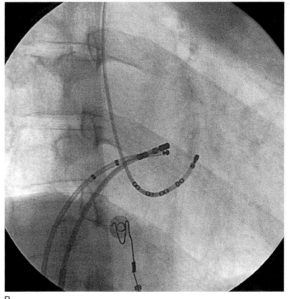

图 10-7　经股静脉途径右前间隔旁道消融靶点影像
A、B 分别为左前斜位、右前斜位 X 线影像，可见冠状静脉窦标测电极导管、希氏束标测电极导管和标测消融导管。标测消融导管位置与希氏束标测导管贴近。

（二）颈内静脉途径

右前间隔旁道经股静脉途径消融失败时，可考虑经颈内静脉途径。取左前斜 45°，经右颈内静脉导入 7F 中弯消融导管，至希氏束附近三尖瓣环心房侧细标定位。也可将导管送入右心室，向前上打弯逆时针方向旋转同时回撤，使导管尖端靠近希氏束电极，定位于三尖瓣环室侧间隔部，维持逆时针方向旋转力稳定导管。

二、中间隔旁道

（一）经股静脉途径

首选 8F 中弯加硬消融导管，次选 7F 中弯消融导管，取左前斜 45°或右前斜 30°，消融导管沿三尖瓣环在希氏束束电极与冠状窦口之间细标。消融标测电图示小 A 大 V 波，且 AV 融合及或有旁道电位为理想靶点。若靶点靠近希氏束，则不应起搏消融，以防Ⅲ度 AV 阻滞时不能及时发现。在窦律消融时，若 QRS 波突然增宽，提示房室结前传受损，旁道前传突出，应立即停止消融。在 AVRT 时消融，若 AVRT 终止，则立即停止消融，证实无Ⅲ度 AV 阻滞，再巩固消融。消融时，其他注意事项同 AVNRT 消融。

（二）经主动脉逆行途径

若右侧消融失败，可试消左侧。首选 7F 黄把小弯消融导管，次选 7F 红把小弯消融导管。取右前斜位 30°，消融导管到达左室心尖部后，应顺时针方向旋转并回撤指向间隔，消融部位在希氏束束电极与冠状窦电极之间二尖瓣环心室侧间隔部，若逆行进入心房则在二尖瓣环心房侧间隔部标测。消融前必须经左前斜位证实导管位点，靶点图 H 波应≤最大 H 波的 1/2 且 H 波越小越好。其他同左侧旁道消融。

第三节　放电消融与电生理评价

在对显性希氏束旁旁道和中间隔旁道消融前，应确实判断正常房室传导途径的功能状态。下列证据提示存在正常传导途径：①有窄 QRS 心动过速发生；②QRS 形态表现为不完全预激，心房 S_1S_2 刺激时，QRS 宽度进行性增加；③心房 S_1S_2 刺激时，AH 间期进行性延长；④心房 S_1S_2 刺激负扫至旁道不应期时，出现窄 QRS；⑤可记录到前向性希氏束激动。

希氏束旁旁路放电过程中出现交界心律的机会少，中间隔旁路出现交界心律的机会多。显性旁路放电时，δ 波消失伴交界心律，应停止放电，判断是否阻断旁路。若停止放电恢复窦性心律后，仍无 δ 波，则在原部位继续巩固放电，并监测交界心律（见"房室结折返性心动过速"一章）。若停止放电恢复窦性心律后，仍有 δ 波，则调整消融靶点。

前间隔旁道较为脆弱，易于被机械阻断，操纵导管时应格外轻柔。一旦机械阻断了旁道，应待其恢复后再行标测消融。如不能恢复，则可以在机械阻断旁道处进行消融，亦多可获得成功。对于前间隔旁道，应格外强调靶点的准确性，如 5 秒内旁道未被阻断，即应继续标测寻找新的靶点，以免长时间放电损伤正常的传导途径。消融希氏束旁旁道和中间隔旁道时，放电过程中需要持续 X 线监测，以确保消融电极位置稳定，无移位。

一、心动过速时放电

推荐采用心动过速时放电消融希氏束旁旁道和中间隔旁道。心动过速时放电优于心室起搏放电。因为无论阻断旁路或是损伤正常传导途径，均表现为心动过速的终止，如此可强烈提醒术者，及时判断心动过速终止的原因。若心动过速因 VA 阻滞而终止，则明确为旁路被阻断，可在窦性心律下继续巩固放电。若心动过速因 AV 阻滞而终止，则提示正常传导途径受到损伤，应重新选择靶点。然而，心动过速时放电的最大缺点是，心动过速中止时，导管常常会移位（图 10-8）。

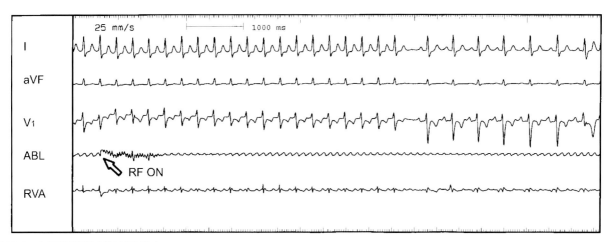

图 10-8　右前间隔旁道心动过速时放电

在标测到心房波最提前处，VA 波融合，以 15W 功率放电 5.5 秒终止心动过速，巩固放电 100 秒，成功消融旁道。

二、窦性心律时放电

显性旁路可在窦性心律下放电，窦性心律下放电会有 4 种结果：若 QRS 形态不变，则消融无效，需重新选择靶点。若 QRS 变宽，则损伤或阻断正常房室传导途径，应立即停止消融并验证正常房室传导功能，待正常传导功能恢复后，再重新选择靶点。若 δ 波消失且维持窦性心律，则旁道阻断（图 10-9），应在心电监测下继续巩固放电。若 δ 波消失且出现交界心律，则立即停止放电，仔细判断是阻断旁路，还是阻断房室结。隐匿性旁路也可在窦性心律时放电，但是短时间放电后，应采用短暂心室起搏验证是否阻断旁道。若旁路阻断，则在窦性心律下巩固放电；若旁路未被阻断，则重新选择靶点。

试消融功率在 10 ~ 15W，时间为 10 秒，在有效靶点巩固消融 30 ~ 60 秒，短暂心室起搏证实消融效果，随后巩固消融可每次递增功率 5 ~ 10W，直至 20 ~ 35W。若巩固消融中有旁道再现证据，可采用较高功率或延长巩固时间，或微调靶点后再消融，切忌移动放电。

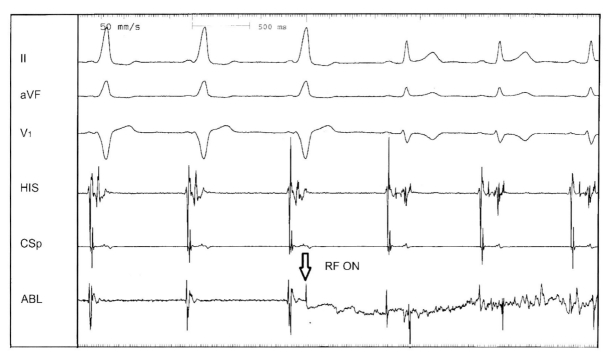

图 10-9　右前间隔旁道窦性心律下放电

自上至下依次为体表心电图 II、aVF、V₁ 导联和希氏束部位（HIS）、冠状静脉窦口（CSp）及标测消融电极（ABL）心内记录。希氏束电极记录 VA 比较靠近，ABL 记录 AV 融合，放电即刻阻断旁道传导。

三、心室起搏时放电

心室起搏下，消融希氏束旁旁道和中间隔旁道时，若心房激动顺序无变化，可能是消融无效也无害，旁道和正常传导途径均未被阻断。也可能是旁道未被阻断，但阻断了正常房室传导途径，因心室起搏经旁道逆传，即使房室结被阻断，也不可能表现出心房激动顺序的变化。心室起搏下，消融希氏束旁旁道和中间隔旁道时，可能出现室房分离，一种可能是同时阻断了旁路和正常房室结传导途径；另一种可能是只阻断了旁路、未影响正常室房传导途径，等同于游离壁旁道消融成功时，出现的房室分离。心内激动顺序改变但无室房分离，大多只是阻断了旁路传导，但是不能排除阻断正常传导途径的可能。心室起搏下放电时，不能正确判断心内激动变化的意义，只能在窦性心律时才能确定是否损伤正常房室传导途径，因此应禁止长时间起搏下放电。心室起搏下放电只能辅助应用，并且起搏时间一般不能超过 5 秒。主要目的是验证窦性心律下放电一段时间后，是否阻断旁路。在心室起搏下放电，若 5 秒以内未阻断旁路，则应停止放电，重标靶点。

四、消融后电生理评价

间隔旁道消融后，需非常仔细地进行电生理评价，不但评价消融效果，而且评价正常房室传导。若消融前后，VA 逆传顺序相同，还应进一步验证消融效果。

（一）心室 S_1S_1 分级递增

若最短 1∶1 VA 逆传周期与消融前相同且无 VA 递减传导，则旁道可能仍存。

（二）心室 S_1S_2 程控

分别采用多个 S_1S_1 周长，如 600ms、500ms 和 400ms 做基础刺激，$S_1S_2=S_1S_1-10ms$，以步长 10ms 负扫，若见 VA 递减传导，则旁道逆传已断。若 VH 间期延长时，VA 间期仍保持不变，或 VA 间期突然延长伴心房激动顺序变化，则旁道可能仍存。若一个束支折返综合波被夹在两个逆行 A 波之间，则旁道可能仍存。

（三）ATP 试验

以 1∶1 VA 逆传的 S_1S_1 周期（常选 400~500ms）持续心室起搏，分次快速静注 ATP 12mg、15mg 和 18mg，若 VA 逆传持续存在，则旁道仍存；若呈 VA 分离且分离前后有 VA 递减传导，则旁道已断。

（赵　学　丁燕生）

第十一章　特殊旁道射频消融

第一节　Mahaim 纤维消融

一、概　述

　　目前认为，Mahaim 纤维旁道根据解剖走行分为房束纤维、房室纤维、结室纤维和束室纤维，房束纤维占 Mahaim 纤维的绝大多数。解剖学上，Mahaim 房束纤维起源于右房游离壁，跨过三尖瓣环与心室肌至右心室心尖部与右束支远端相连，参与折返引起 Mahaim 心动过速。Mahaim 旁道大多位于三尖瓣环右侧或右后部，位置表浅，走行＞4cm。窦性心律下心电图一般正常，也可表现为轻度预激或两者交替出现，主要决定于 Mahaim 纤维是否参与传导及参与传导的程度。无论有无预激的出现，PR 间期均在正常的范围内。窦性心律下出现预激时，其 QRS 波型仅有细微的变化，表现为 QRS 波群轻度增宽和 V_5、V_6 导联的 q 波（间隔 q 波）消失或减小。电生理学上，Mahaim 旁道具有递减前传功能（图 11-1），传导缓慢且只能前传，不能逆传，最大预激出现时的 QRS 波型与 Mahaim 纤维心动过速时的 LBBB 型完全一致。最早心室激动在右心室心尖部，也可在三尖瓣心室侧或其他与心室连接的部位。Mahaim 纤维心动过速折返途径前传经 Maahaim 纤维，逆传经房室结或另外一条旁道逆传（图 11-2，图 11-3），Mahaim 纤维既可构成逆向型 AVRT 顺传支，又可旁观 AVNRT 或其他 AVRT。心动过速时心电图呈 LBBB 型，通常 QRS 时限＜150ms，PR＞RP，I 导联呈 R 型，V_1 呈 rS 型。心内电图表现为最早 V 波在 Mahaim 纤维的心室连接端，一般在靠近右心室心尖的部位，H 波不在 V 波前，最早 A 波出现在希氏束电图的部位。

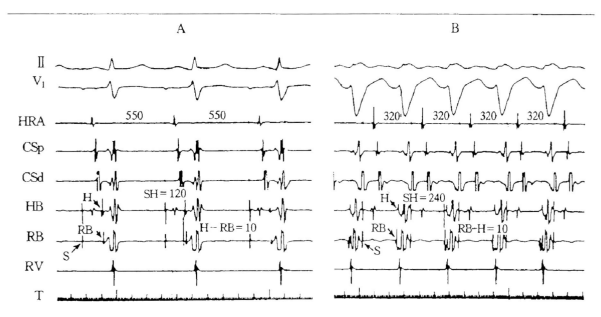

图 11-1　预激程度与心房起搏频率的关系

自上至下依次为体表心电图 II、V_1 导联和高右房（HRA）、冠状静脉窦口（CSp、CSd）、希氏束（HB）、右束支（RB）和右心室心尖部（RVA）的心内记录。A. 以 550ms 周长起搏心房，QRS 形态与 HV 间期正常，且 HB 早于 RB；B. 为 320ms 周长起搏心房，QRS 呈预激图形，RB 早于 HB（引自刘旭、王玉堂. 房束旁道（Mahaim 纤维）的经导管射频消融. 马长生，盖鲁粤，张奎俊，等. 介入心脏病学. 北京：人民卫生出版社，1998：766-772）

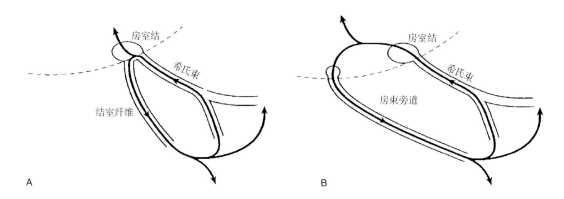

图 11-2　Mahaim 纤维介导心动过速模式图
A. 结室纤维　B. 房束旁道。

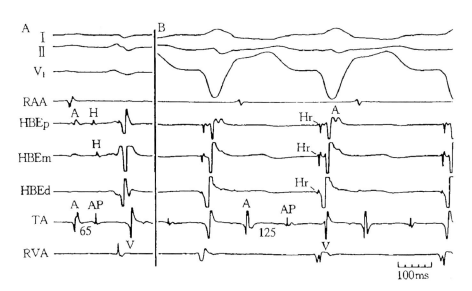

图 11-3　房束纤维在窦性心律与心动过速时的心内记录

自上至下依次为体表心电图 I 、Ⅱ、V₁ 导联和右心耳（RAA）、希氏束近中远（HBEp、HBEm、HBEd）、三尖瓣环房束纤维部位（TA）和右心室心尖部（RVA）心内记录。AP 代表 Mahaim 电位，Hr 代表逆行希氏束电位。A. 窦性心律，在三尖瓣环上（TA）记录呈 A-AP-V，A-AP 间期 =65ms，类似希氏束部位记录；B. 房束纤维参与的心动过速，A-AP 间期 =125ms，右心室心尖部激动早于基底部，希氏束逆行激动。（引自 McClelland JH，Wang X，Beckman KJ et al.Radiofrequency catheter ablation of right atriofascicular（Mahaim）accessory pathways guided by accessory pathway activation potentials. Circulation，1994，89：2655-2666）

　　结室纤维和 / 或结束支纤维在解剖学上起自房室结下部慢径路部位，中止于右心室中间隔心肌或束支纤维，电生理特征表现通常是合并于房室结双径路，可能是慢径的延伸。心动过速时 QRS 形态与间隔旁道类似。

二、心内电生理检查

　　常规放置 CS、RVA、HRA 和 HB 电极导管。其中希氏束导管选用 6 极 5mm 极距电极，同步记录 HBEp、HBEm、HBEd 和右束支电位。

　　心房刺激可揭示旁道前传，顺向心室激动顺序逐渐由中心性转为偏心性。心房刺激产生心室最大预激后，随 S₁S₁ 或 S₁S₂ 间期缩短，AH 和 AV 间期呈逐渐延长，提示旁道为顺向递减传导。因 AH 延长更突出，故 HV 间期逐渐缩短，直至 H 波隐入 V 波之中。ATP 试验可阻断旁道前传。心房起搏产生最大预激时，希氏束呈逆向激动，激动顺序为右束支→HBEd→HBEm→HBEp（图 11-1，图 11-3，图 11-6，图 11-7，图 11-8）。心室刺激（S_1S_1 和 S_1S_2）时逆行 A 波以 HBEp 领先，无旁道逆传特征，合并其他旁道者例外。

三、AVRT 特征（图 11-4～图 11-8）

QRS 呈左束支阻滞图形，电轴左偏，希氏束呈逆向激动顺序，构成逆向型 AVRT。胸前导联 QRS 移行

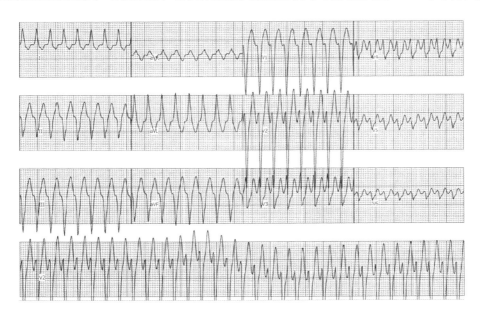

图 11-4　Mahaim 房束旁道房室折返性心动过速 12 导联体表心电图
V_1 导联 QRS 呈左束支阻滞形态，V_6 导联 QRS 呈右束支阻滞形态，电轴左偏，未见室房分离。

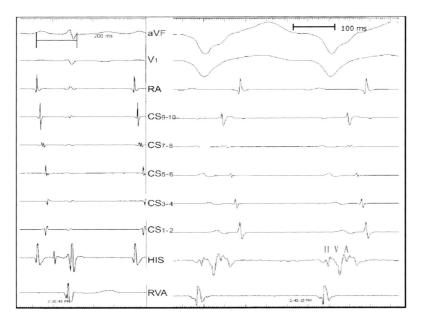

图 11-5　Mahaim 房束旁道心内电生理
左图为窦性心律记录。自上至下依次为体表心电图 aVF、V_1 导联和右心耳（RA）、冠状静脉窦自近至远（CS$_{9-10}$ ～ CS$_{1-2}$）、希氏束部位（希氏束）及右心室心尖部（RVA）。右心室心尖部记录的心室激动比 QRS 提前 10ms，冠状静脉窦和希氏束部位（希氏束）记录的心室激动晚于右心室心尖部，提示心尖部预激，即房束纤维。纸速为 100mm/s。
右图为心动过速记录。记录同左图，心动过速时右心室心尖部（RVA）记录的心室激动早（导管未在最早心室激动点处），希氏束部位（希氏束）记录的逆行心房激动最早，希氏束电极（希氏束）记录的 H 波比 QRS 落后 42ms，A∶V＝1∶1，V_1 导联 QRS 呈左束支阻滞形态，符合这种激动顺序的心动过速有两个，即 Mahaim 纤维介导的房室折返性心动过速和右心室心肌起源的室速，由于心房超速起搏时 QRS 形态和心动过速时相似，因此可排除心肌起源的室速，可诊断 Mahaim 纤维。

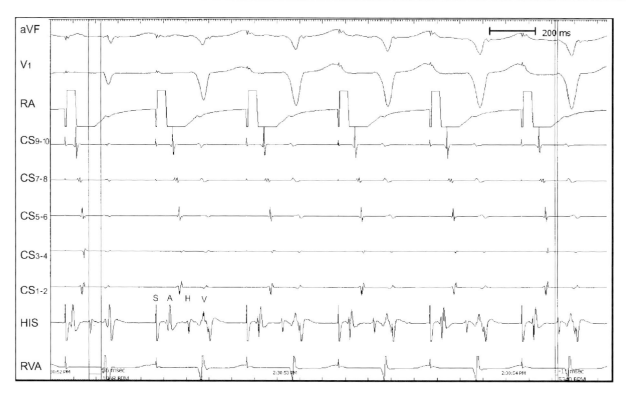

图 11-6 Mahaim 房束旁道心内电生理

心房 S_1S_1 刺激记录。右心房 400ms 周长起搏时 QRS 变宽，V_1 导联呈左束支阻滞形态，从 H 波形态看仍是前向激动，但是心室激动主要是通过 Mahaim 纤维前传实现。H−QRS 间期=−11ms，提示心房激动是通过房室结希氏束之外的途径引起心室激动，由于无 WPW 预激综合征，因此可诊断有 Mahaim 纤维。纸速为 100mm/s。

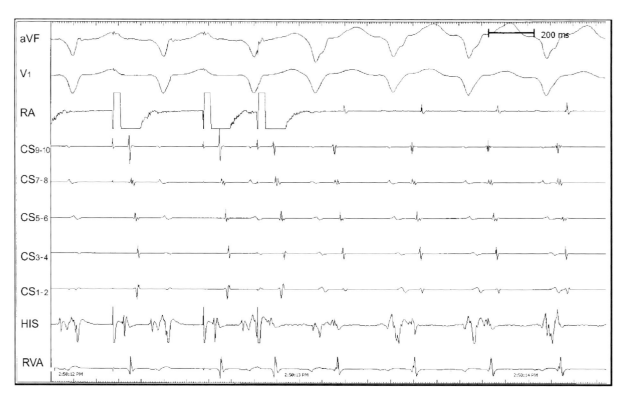

图 11-7 心房 S_1S_2 刺激诱发心动过速

心房 S_1S_1/S_1S_2：400/250ms 刺激时 AH 间期更长，并诱发心动过速，心动过速 HV 间期=−20ms，希氏束部位逆行心房激动最早。S_1S_2 刺激时 H 波形态与心动过速时相同，而与前传时不同，由此可判断该 S_1S_2 刺激的 H 波是逆行激动。纸速为 100mm/s。

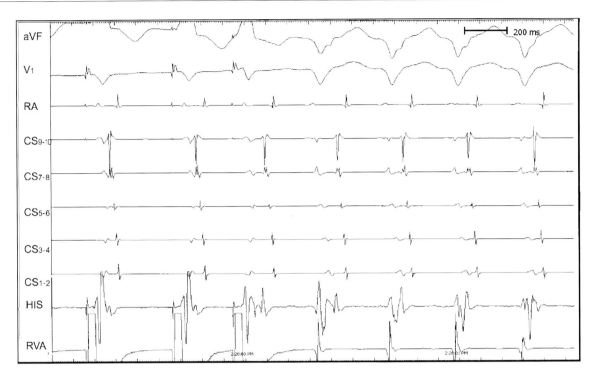

图 11-8　心室 S_1S_2 刺激诱发心动过速

心室 S_1S_1/S_1S_2：400/280ms 刺激诱发心动过速，为同一心动过速。心室刺激时经房室结逆传，希氏束部位逆行心房激动最早。纸速为 100mm/s。

慢，在 V_4 或 V_4 导联之后，逆 A 起始于 QRS 终末部，AV＞VA。晚发 AS_2 早搏刺激能提前激动心室致 HBE 的 V 波提前，但 HBE 的 A 波不提前，表明心房早搏刺激在房室结不应期内仍能经房束旁道前传，以此可确诊房束旁道而排除 AVNRT 和结束旁道。

四、Mahaim 房束旁道诊断标准

①心房起搏或 AVRT 时，最早顺传心室激动点在右心室侧；②旁道顺向递减传导；③最大预激时，希氏束逆向激动；④AVRT 时，晚发 AS_2 早搏刺激使 HBE 的 V 波提前，但 HBE 的 A 波不提前；⑤若 VA 阻滞时 SVT 仍存，可排除房束旁道，提示结室或结束旁道。5 项均符合方可诊断。

五、标测消融

采用经右股静脉途径，通常采取左前斜位 45° 或右前斜位 30° 体位，选用 8F 中弯加硬或 7F 中弯导管，以下述方法标测消融靶点。消融放电同一般右侧旁道，消融功率 20～40W。短暂心房起搏时若旁道前传阻滞即为有效。若在 AVRT 时消融，AVRT 终止于旁道前传为消融有效。窦性心律下消融导管易稳定，若导管稳定性差，巩固消融时间宜久。消融后应重复进行全面电生理评价，并在异丙肾激发试验下重复评价。

（一）Mahaim 电位（AP）

心房 S_1S_1 刺激或 AVRT 伴最大心室预激时，于三尖瓣环上消融（图 11-9）。以在三尖瓣环上记录到较大的 A、V 波，同时显现 Mahaim 电位，或导管机械损伤造成旁道阻断的部位为消融靶点。房室纤维的标测以 A、V 最近，而不是 A、V 融合为消融靶点。窦性心律时，消融标测电极沿三尖瓣环心房侧或心室侧滑动标测 AP。AP 记录部位多在三尖瓣环右侧或右前侧。AP 特征（图 11-10）：①在 A 波后 V 波前独立存在，不与其他波融合；②形态类似希氏束电位，但记录点远离希氏束；③心房起搏或 AVRT 时，AP-H 间期增大；④心房 S_1S_2 程控刺激时，A-AP 间期呈递减传导，但 AP-V 间期固定不变。⑤房束旁道 AP 可在三尖瓣环下至右心室游离壁心尖区记录到，且易被导管损伤阻断。

（二）最短 S-δ 间期

操纵消融电极，在心房侧沿三尖瓣环滑动，每次 2～5mm，通过消融电极以产生最大预激的最长 S_1S_1

周期起搏。观察刺激波（S）到体表心电图 δ 波的时距，即 S- δ 间期。显示最短 S- δ 间期的起搏点即是旁道心房插入点。或者在 AVRT 时给予 AS₂ 刺激，设置 A∶S₂ = 2∶1，AS₂ 联律间期固定且较长但能提前夺获心室，显示最短 S₂- δ 间期的起搏点即是心房插入点。在最短 S- δ 间期的起搏点附近的三尖瓣环上进行标测，有利于较快标测到 Mahaim 电位或机械刺激造成旁道传导阻滞部位。

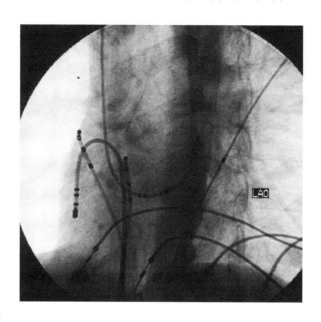

图 11-9 成功消融靶点的 X 线影像

起搏显示预激图形下，在三尖瓣环标测，标测消融电极（ABL）移至三尖瓣环 8∶00 点的位置时预激波形消失，LAO 45° 成功消融靶点的 X 线影像。

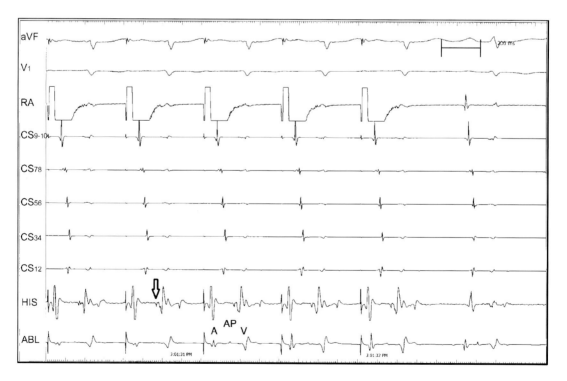

图 11-10 机械损伤阻断 Mahaim 纤维及 Mahaim 电位（AP）

心房 S₁S₁：400ms 周长起搏显示预激图形下在三尖瓣环标测，标测消融电极（ABL）移至三尖瓣环 8∶00 点的位置时预激波形消失，是由于机械损伤所致，这是 Mahaim 纤维的一个特点，机械损伤阻断 Mahaim 纤维传导部位的双极心内记录（ABL）呈 A-AP-V，AP 代表 Mahaim 电位。AP 早于 H（↓）约 15ms，HV 间期 30ms（局部 HV 间期=15ms），由此可见 Mahaim 纤维并未因机械损伤而完全阻断，还有部分传导，并且还能在希氏束引起心室激动前预激心室。在机械损伤阻断旁道部位以 40W 功率放电 1 次消融成功。纸速为 100mm/s。

第二节　显性旁道合并房颤的消融

显性房室旁道射频消融术中伴发心房颤动时，心内记录的 A 波振幅不一，间期不等，基线不稳，房室比例失调，使得在确定消融靶点时难度增大。房颤伴旁道前传时，消融虽可及时判断旁道前传是否已被阻断，但如房颤持续存在，则无法判断旁道逆传是否亦被同时阻断。房颤持续存在伴快速心室率，出现血流动力学障碍时，需电复律或药物控制心室率（图 11-11）。

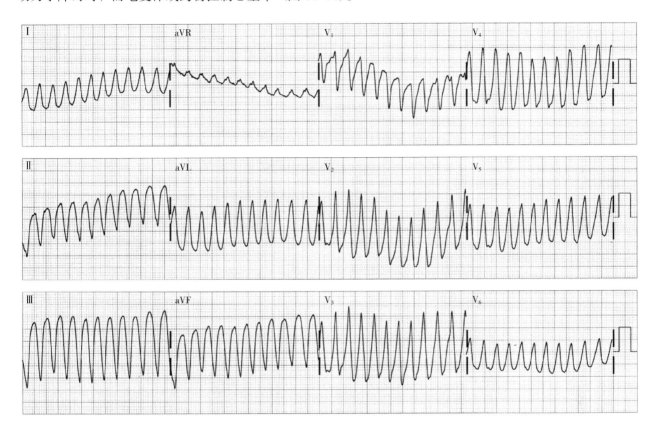

图 11-11　房颤经旁道快速前传 12 导联体表心电图
最短 R—R 间期 200ms，V_1 导联 QRS 呈 rS 型，V_2 导联 QRS 呈 R 型，Ⅱ、Ⅲ、aVF 导联 QRS 呈 QS 型，符合右后游离壁或右后间隔显性旁道心电图特征。房颤发作时为低血压状态。

在房颤高危患者接受旁道射频消融术前，预防性应用抗心律失常药物具有两面性，一方面可以有效减少术中房颤的发作，另一方面也可能会阻断旁道传导，无法检测旁道的存在。其实对于有房颤病史的显性旁道患者，在射频消融术前 2 周开始口服胺碘酮可以预防射频消融术中房颤的发作，而不会阻断旁道的前传和逆传功能，对旁道的定位标测、消融和终点判断均无不利之处。

掌握对显性房室旁道射频消融术中伴发心房颤动的处理对策具有重要意义。对于有房颤病史的房室折返性心动过速患者，应尽量避免心房内电生理刺激；对左侧显性旁道患者，应首选经动脉逆行途径，采用单导管在二尖瓣环心室侧消融（图 11-12），因为放置冠状窦电极的操作过程和穿间隔在心房侧消融，均可能增加术中发生房颤的风险。房颤伴旁道前传时，如出现严重血流动力学障碍，则应同步直流电复律。对于血流动力学稳定或基本稳定的患者，可以在房颤心律下继续标测消融。心室率过快或病人耐受性差时，可静脉注射胺碘酮或普罗帕酮减慢心室率，但应注意后者有可能阻断旁道逆传。消融靶点首选房颤伴旁道前传时的心室最早激动点。由于房颤时的 A 波与 V 波无关，故在确定靶点时，应特别注意标测部位的旁道电位及 V 波提前度。若为显性预激，则需比较消融导管顶端电极记录的 V 波和体表心电图预激波起点，以 V 波最为提前且 A 波振幅较小处为消融靶点（图 11-13）。阻断旁道前传后，观察 30min，如房颤自行转复，则行心室起搏检查旁道逆传功能是否存在；如仍为房颤，则先行同步直流电复律，再对旁道逆传功能进行评价。

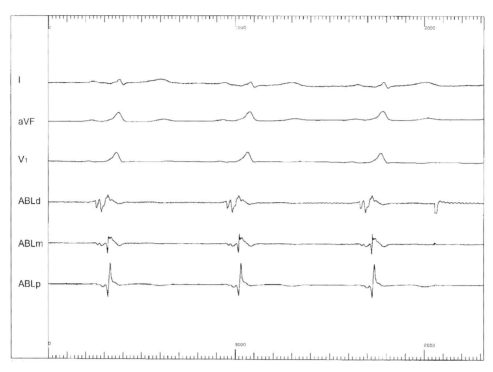

图 11-12 单导管标测的靶点图

患者为左侧显形旁道，有快速房颤发作史，采用单导管标测消融。自上至下依次为体表心电图Ⅰ、aVF、V₁导联和标测消融电极自远至近（ABLd、ABLm、ABLp）心内记录。标测消融电极经主动脉逆行途径在左室侧壁二尖瓣环下记录到最早心室激动点处，局部记录（ABLd）呈小 A 大 V、AV 完全融合、V 波较 δ 波提前 15ms。纸速为 100mm/s。

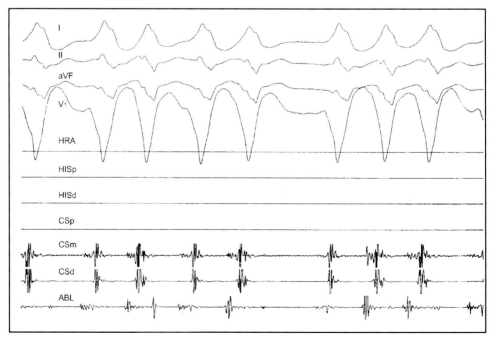

图 11-13 右后侧显形旁道伴房颤时的消融靶点标测

自上至下依次为体表Ⅰ、Ⅱ、aVF、V₁导联和冠状静脉窦中端（CSm）、冠状静脉窦远端（CSd）及标测消融电极（ABL）在三尖瓣环 7:30 处的双极心内电图。心律绝对不齐，心内记录可见房颤波，消融电极记录可见细小的房颤波和大 V 波，该点 V 波最提前，较 QRS 起始部提前 25～49ms，为理想靶点。

部分术者通过单极标测指导房颤时显性旁道的消融。方法如下：常规记录体表Ⅰ、Ⅱ、V_1导联，在消融标测电极远端同时记录单极电图（UNI）和双极电图（ABL）。首先在二尖瓣环心室侧移动消融导管，寻找 QS 型单极电图，以使导管接近旁道消融靶点。然后微调导管，在双极电图上寻找高频旁道电位，且要求其在单极电图起点之前至少 10ms，以保证导管贴靠旁道。同时双极电图要有心房波存在，以保证导管贴靠在瓣环下。旁道电位指局部双极电图 V 波起点前的尖锐高频电位。房颤时旁道电位较容易被记录到。若 V 波前有明确而稳定的高频电位，预激时存在，非预激时消失，也可看做是旁道电位。

第三节　慢传导旁道消融

慢传导旁道是一类具有慢传导特性的隐匿性旁道，由于传统持续性交界区反复性心动过速（PJRT）通常指位于后间隔部位慢传导旁道参与的 AVRT，因此本文将慢传导旁道部位分为后间隔慢传导旁道和其他部位慢传导旁道。文献报道慢旁道定位，后间隔占 76%，中间隔占 12%，左右侧游离壁占 12%。

持续交界反复性心动过速（PJRT）是一种少见型心律失常，大多数幼年起病，心动过速持续发作，药疗效果不佳，日久可至心脏扩大，心力衰竭。发生机制由房室结前传，慢旁道逆传，构成房室折返。慢旁道只能缓慢逆传，不能顺传。病理学提示，慢旁道大多位于后间隔区，肌桥纤细迂曲，构成其传导缓慢的基质。射频消融是治疗 PJRT 的强适应证，治愈后心脏形态和功能可明显恢复或达正常。

其他部位的慢传导旁道可分布于瓣环任何位置，旁道电生理特性与 PJRT 的慢传导旁道类似，不仅传导速度慢，而且有递减特性，心动过速发作特点与 PJRT 相似，但是 P 波形态不同。

一、体表心电图

窦性心律少见，多呈心动过速发作状态。窦性心律时心电图正常，PJRT 常由窦性心律加速，房早或室早自然诱发。发作开始无 PR 间期延长，心率范围 100～200 次 /min，呈窄 QRS，逆 P 与 QRS 波群呈 1∶1 关系。PJRT 时，Ⅱ、Ⅲ、aVF 导联逆 P 为负向，在 aVR 导联呈正向，V_4～V_6 导联逆 P 也常为负向。慢传导旁道参与心动过速的主要特征是 RP＞PR（图 11-14）。其他慢传导旁道参与心动过速时，发作特点与 PJRT 相似，但是 P 波形态不同。

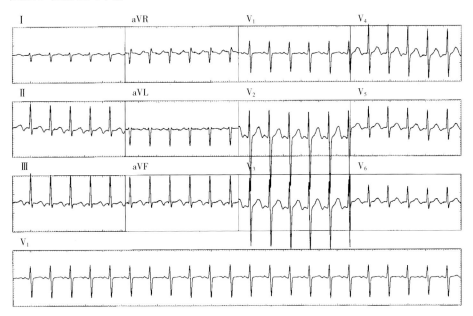

图 11-14　慢传导旁道心动过速发作时的 12 导联心电图
频率分别为 136 次和 197 次。可见心动过速时 R－P'＞P'－R，Ⅱ、Ⅲ、aVF 的逆行 P' 波主波向下，V_1 导联的逆行性 P' 波主波方向不肯定，此种发作的心电图通常需考虑 3 种可能：①后间隔部位的慢旁道；②起源于位于后间隔附近的房速；③不典型房室结折返性心动过速。单纯从体表心电图难以将这三种心动过速区别开来。

二、电生理特征

常规放置 CS、RVA、HB、HRA 电极导管，CS 电极导管以 6 ~ 10 极、2 ~ 5mm 极距为佳，定性、定位诊断程序同一般旁道心内电生理检查。

窦性心律时，①心室刺激若经正常途径传导，以 HBE 逆 A 领先；若经后间隔慢旁道传导，则以 CSo 逆 A 领先（图 11-15），其他部位慢传导旁道呈偏心性传导顺序。②心室 S_1S_1 分级递增，当周期<300ms 时，VA 呈递减传导。递减传导被定义为随刺激周期递减，VA 间期递增>50ms。③于希氏束不应期予心室 RS_2 刺激，能诱发 SVT。

SVT 时，①室房传导最早激动点位于冠状静脉窦口及其附近，VA>AV，心动过速周期变化时，VA 仍较恒定（图 11-15），房室结前传可能受植物神经调节而影响心动周期。②于希氏束不应期予心室 RS_2 刺激，能提前逆传心房（图 11-16）且心房激动顺序同 SVT，或虽不能逆传心房却能终止 SVT。应用 RS_2 刺激需要注意排除假阴性可能，假阴性的机制为心室起搏位置距离旁道位置过远，心室激动传至旁道部位的时间过长，以至于旁道逆传激动心房的提前程度不够或不提前。③予心室 RS_2 负扫刺激，在 S_2 能逆传心房的联律间期范围内，S_2 产生的 VA 呈递减传导。④进行以比 SVT 周期短至少 40ms 的心室 S_1S_1 刺激能拖带 SVT。

慢传导旁道的诊断标准如下：①心室刺激 VA 呈递减传导。②SVT 时，VA>AV。③SVT 时，心室 RS_2 刺激在希氏束前传有效不应期，能提前逆传激动心房，且心房激动顺序同 SVT，或虽不能逆传心房

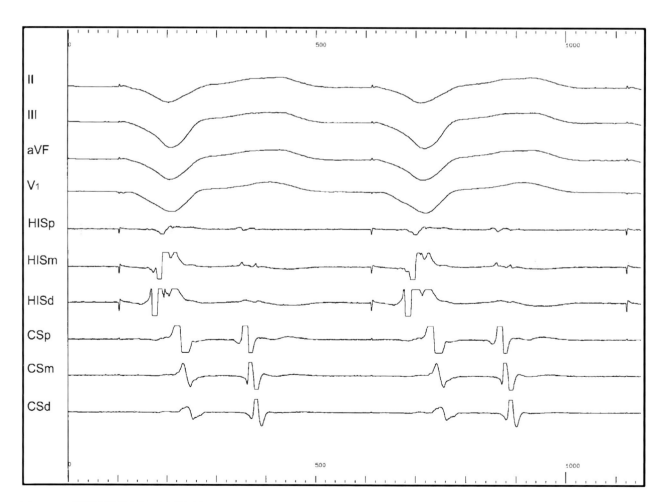

图 11-15　后间隔慢传导旁道心室起搏记录

以 500ms 周长起搏心室时冠状静脉窦近端记录的逆行心房激动最早，略早于希氏束部位，明显早于冠状静脉窦远端。这种逆行心房激动顺序提示有右侧壁的典型旁道或右后壁慢旁道。纸速为 200mm/s。

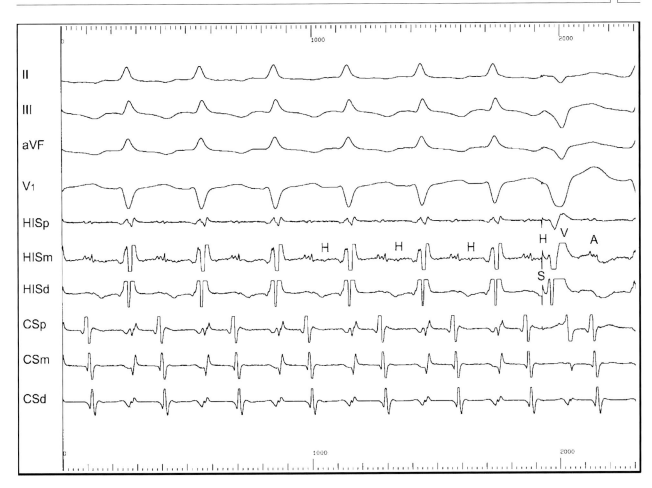

图 11-16　后间隔慢传导旁道希氏束不应期内心室早搏刺激（RS₂）预激心房

心动过速周长 300ms，在右心室心尖部以 240ms 联律间期早搏刺激发放 RS₂ 刺激，刺激信号与顺向型希氏束电位重叠，属希氏束不应期内刺激，可见该刺激夺获心室后使其后的心房激动提前 40ms，并且逆行心房激动顺序不变，重复性好，可确诊有房室旁道，排除房速和房室结折返性心动过速。纸速为 100mm/s。

但能终止 SVT。以上三项均符合者可定性诊断慢传导旁道。若①、②两项符合，但在右心室心尖部刺激不能证实第③项时，可取最早逆传心房激动点对应的心室侧近瓣环处进行刺激判定。定位诊断原则同一般旁道。

　　游离壁慢传导旁道容易根据心室起搏时的逆行心房激动顺序诊断。间隔慢传导旁道需通过详细的电生理检查鉴别诊断，需要鉴别诊断的心动过速有快慢型 AVNRT 和间隔部位的房速。

三、标测消融

　　一旦诊断慢传导旁道，即为消融治疗适应证。一般主张在心动过速时标测消融，也可在心室起搏下标测。以最早逆传心房激动点为消融靶点，理想靶点不是 V、A 波融合，而是 V、A 波最近（图 11-17，图 11-18）。绝大部分后间隔慢传导旁道可在右侧消融成功。若体表心电图 I 导联 P 波正向，则强烈提示右侧消融易于成功。若 I 导联 P 波负向，则左右侧均可尝试。若最早逆传心房激动点距冠状窦口≥1cm，则左侧消融易于成功。试消融功率为 15～40W，时间为 10～15 秒，有效指征是心动过速终止或 VA 逆传顺序改变。在有效靶点适当递增功率巩固消融 60～120 秒。若出现交界性心律或阻抗升高，则立即停止消融。消融成功标准：①观察 30 分钟，无自发心动过速。②30 分钟后，心房、心室 S₁S₂ 程控不能诱发心动过速。③心房逆传顺序改变，以 HBE 领先。④原为阵发性慢传导旁道者，在异丙肾激发时，程控刺激不能诱发心动过速。

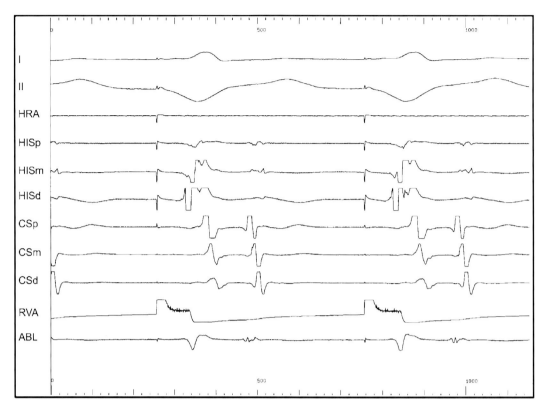

图 11-17　后间隔慢传导旁道靶点图

以 500ms 周长起搏心室时室房经旁道传导，标测消融电极（ABL）在冠状静脉窦正开口内的前上缘记录到最早逆行心房激动点，靶点图呈大 V 小 A，局部 VA 间期 130ms，是慢传导旁道。纸速为 200mm/s。

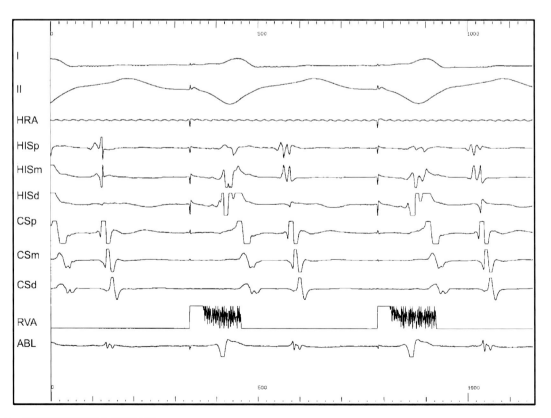

图 11-18　后间隔慢旁道消融成功后靶点图

在图 E 靶点部位消融后逆行心房激动顺序改变，希氏束部位最早，冠状静脉窦口和消融靶点部位激动晚，消融成功。纸速为 200mm/s。

第四节　多旁道消融

多旁道指相距 2cm 以上的旁道≥2 条。2cm 是人为规定的，事实上两条旁道之间任何距离都是有可能的，只因为相距小于 2cm 的两条旁道，在消融术中不易确定是 1 条还是 2 条。多旁道的发病率，在房室旁道病人中占 3.7%～15%，老年人多旁道较少见，Ebstein 畸形患者的多旁道发生率高。显性旁道的多旁道发生率较高，多旁道中以双旁道最为多见，约占 80%，三旁道约占 15%，4 条以上的旁道<5%。多旁道组合中以后间隔旁道与游离壁旁道组合最多见，其中同侧多旁道组合占多旁道的 80%。

下列线索提示多旁道的存在：预激 δ 波及 QRS 形态多变；按常规定位原则不能解释的预激综合征；心室率极快的旁道前传性心动过速；旁道前传的宽 QRS 心动过速和旁道逆传的窄 QRS 交替发生；心动过速频率、RP 间期及逆行 P 波形态多变；逆向型 AVRT 中 50%～75% 存在多旁道，由后间隔旁道前传的逆向型 AVRT，100% 有多旁道；无房室结双径路的患者，逆向型 AVRT 的 RR 间期<顺向型 AVRT 的 RR 间期。

电生理检查中，若有下列线索，则提示多旁道的存在：左、右心房分别刺激时，前传 δ 波不同，且顺向心室激动顺序不同；心室刺激或顺向型 AVRT 时，有多种逆 P 形态及 VA 间期，呈多种逆向心房激动顺序；心室 S_2 刺激产生的逆 A，与其诱发的 AVRT 的逆 A 激动顺序不同；旁道同侧束支阻滞时，对侧心房激动不延迟，左、右旁道可能构成大折返。顺向型 AVRT 发作中，出现符合旁道前传的室性融合波，顺向心室激动顺序发生变化，VA 间期不等；旁道前传的顺向心室激动顺序与旁道逆传的逆向心房激动顺序不符。

与单一旁道相比，多旁道的存在会增加标测难度和消融难度，掌握多旁道消融的技术操作要点，有助于彻底干净地消除旁道。对于显性多旁道患者，应当逐条消融旁道直至体表心电图正常化，然后行心室刺激标测旁道逆传，在心室刺激和心动过速时消融并存的隐匿性旁道（图 11-19～图 11-23）。由于体表心电

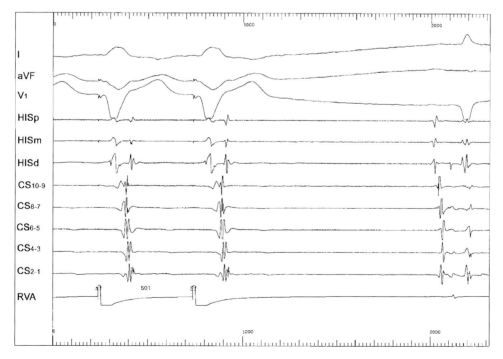

图 11-19　左侧双隐匿性旁道心室 500ms 周长刺激记录

自上至下依次为体表 I、aVF、V_1 导联和希氏束近端（HISp）、中端（HISm）、远端（HISd）及冠状静脉窦自近至远（CS_{10-9}～CS_{2-1}）的双极心内记录。第 1、2 跳为 500ms 周长心室起搏，可见左后间隔部位（CS_{10-9}）逆行心房激动最早，符合左后间隔部位逆行心房激动顺序，第 3 跳为窦性记录。纸速为 100mm/s。

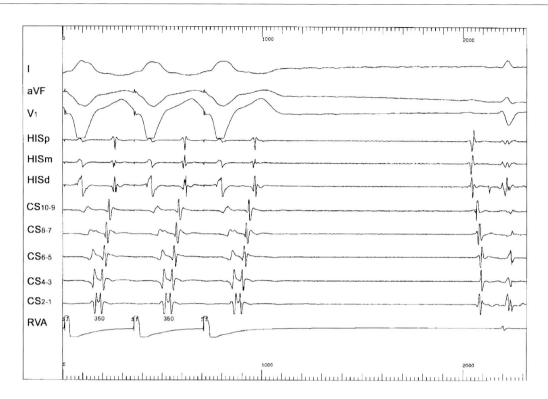

图 11-20 左侧双隐匿性旁道心室 350ms 周长刺激记录

自上至下依次为体表 I、aVF、V₁ 导联和希氏束近端（HISp）、中端（HISm）、远端（HISd）及冠状静脉窦自近至远（CS₁₀₋₉ ~ CS₂₋₁）的双极心内记录。第 1、2、3 跳为 350ms 周长心室起搏，可见冠状静脉窦远端（CS₂₋₁）逆行心房激动最早，符合左前侧壁旁道逆行心房激动顺序，第 4 跳为窦性记录。结合图 A 可知该患者为左侧双隐匿性旁道。纸速为 100mm/s。

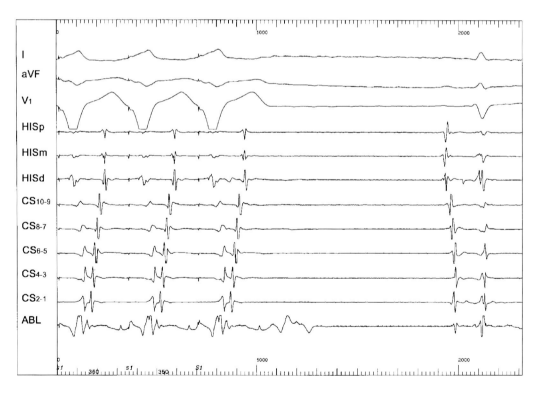

图 11-21 左前侧壁旁道成功靶点图

自上至下依次为体表 I、aVF、V₁ 导联和希氏束近端（HISp）、中端（HISm）、远端（HISd）及冠状静脉窦自近至远（CS₁₀₋₉ ~ CS₂₋₁）和标测消融电极（ABL）经主动脉逆行途径在左心室左前侧壁的双极心内记录。第 1、2、3 跳为 350ms 周长心室起搏，标测消融电极（ABL）记录的逆行心房激动最早（较上图记录的逆行心房激动早），局部心内电图呈大 V 小 A，VA 完全融合。纸速为 100mm/s。

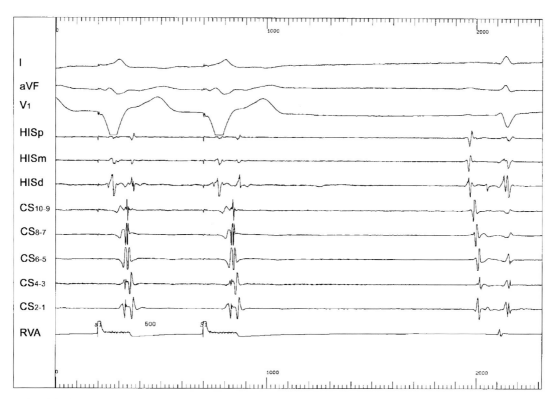

图11-22 左前侧壁旁道消融后记录

自上至下依次为体表心电图 I、aVF、V₁ 导联和希氏束近端（HISp）、中端（HISm）、远端（HISd）及冠状静脉窦自近至远（CS₁₀₋₉～CS₂₋₁）的双极心内记录。500ms 周长心室起搏室房 1：1 传导，逆行心房激动顺序经左后间隔旁道逆传。纸速为 100mm/s。

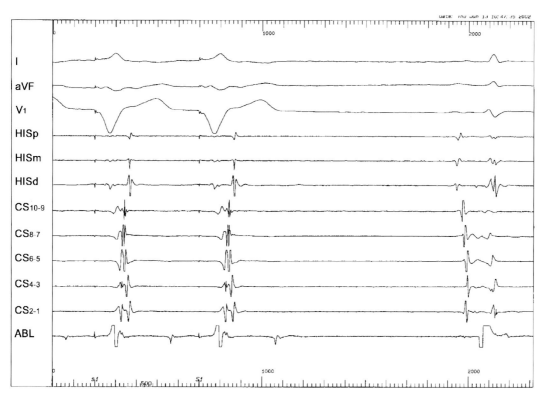

图11-23 左后间隔旁道成功靶点图

自上至下依次为体表心电图 I、aVF、V₁ 导联和希氏束近端（HISp）、中端（HISm）、远端（HISd）及冠状静脉窦自近至远（CS₁₀₋₉～CS₂₋₁）和标测消融电极（ABL）经主动脉逆行途径在左心室后间隔的双极心内记录。第 1、2 跳为 500ms 周长心室起搏，标测消融电极（ABL）记录的逆行心房激动最早，局部心内电图呈大 V 小 A，VA 完全融合。第 3 跳为窦性心律，靶点图呈极小的 A 和大 V。纸速为 100mm/s。

图的改变有时是多条旁道同时前传的结果，故只要标测到良好靶点图即可放电，不要受术前依据 ECG 对旁道部位判断的影响。一条旁道阻断后应常规重复电生理检查，行心房和心室的 S_1S_1 分级递增刺激，以判断消融结果和发现并存的其他旁道。当两条旁道邻近时，在较大范围内激动顺序差别较小，此时不易标测到最早前向心室激动点（EVA）或最早逆行心房激动点（EAA），而且放电阻断其中一条后，心内激动顺序变化较小，不易发现，致使有效靶点放电时间不够，停止放电后恢复传导，使操作时间和放电次数增加。因此，在这种情况下进行消融时，应严密监测靶点处激动顺序的变化（AV 分开），在可能阻断旁道部位，给予足够时间的巩固放电，首先彻底阻断一条旁道，以降低另一条旁道标测和消融的难度。

第五节　心外膜旁道消融

一、心外膜旁道的病理解剖

若心内电生理检查有旁道存在的明确证据，但经心内膜标测不到理想靶点图，并且经心内膜消融不能成功，则需考虑存在心外膜旁道。心外膜旁道从组织胚胎发育到旁道特点与心内膜旁道是完全不同的两种旁道。心外膜旁道是冠状静脉窦参与的旁道（图 11-24）。心外膜旁道的心房端是 CS，CS 上面被广泛的心肌组织覆盖，与左右心房都有广泛的连接。旁道的心室侧是 CS 的分支及其与心室相连的异常肌组织。在心外膜旁道中只有 20% 伴有 CS 及 MCV 憩室，10% 伴有 CS 或中静脉（MCV），小静脉（SCV）扩张，绝大多数即 70% 是 CS 正常的病例。在这些病例中绝大多数患者通过 MCV 上的肌束与心室相连，少部分通过 PV 及 CS 上的肌组织与心室相连。

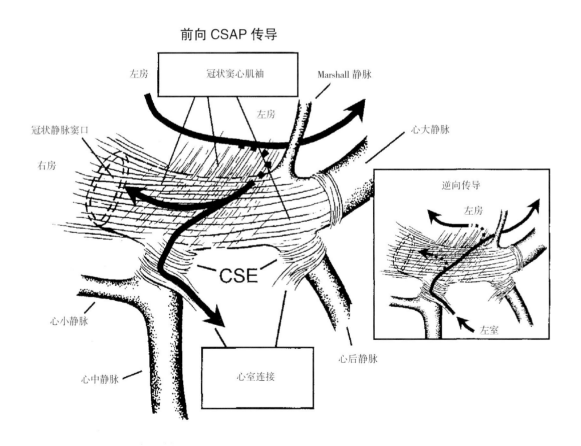

图 11-24　冠状静脉窦肌袖与心房和心室相连形成心外膜旁道的示意图

二、心外膜旁道消融

若 V_1 导联 QRS 主波向上、δ 波正向，且 Ⅱ、Ⅲ、aVF 导联 δ 波呈宽负向、QRS 呈 QS 形，应怀疑左后壁心外膜旁道。左侧及后间隔部位心外膜旁道可经冠状静脉窦、心中静脉、冠状静脉憩室、左室分支静脉等途径消融成功，但是该处消融时易疼痛，阻抗易升高，应采用温控消融。当考虑左侧壁和左前侧壁心外膜旁道时，建议尝试穿间隔途径，在房侧消融。由于心房壁薄，心房侧消融易损伤房壁全层，从而易阻断心外膜旁道，尤其是左侧壁部位和左前侧壁的心外膜旁道。标测时以最早逆行心房激动点为消融靶点。

心外膜旁道的消融与心内膜旁道不同。它的最佳消融点是在 MCV、PV 或憩室中记录到旁道电位的部位。在这些部位消融放电的成功率非常高，而在心内膜消融这些部位能量很难穿透心外膜，因此成功率非常低。我们的另一项研究发现，在没有 CS 憩室的心外膜旁道病例中，2/3 的病例在冠脉造影中发现理想消融靶点到动脉的距离≤2mm，在部分≤2mm 距离的病例中，消融放电约 2/3 的患者出现冠状动脉狭窄，有的甚至出现急性心肌梗死，可能需行 PTCA。为了避免冠状动脉狭窄的出现，我们常将导管在心中静脉中进深一点或退浅一点，来减少消融中可能出现的危险，但最好将导管远端电极移动到距动脉＞5mm 的部位。这里要强调一下，它们之间的距离随着心动周期的变化在不断变化，我们所说的距离是心动周期中最近的距离。

外科手术曾是这类旁道的主要根治手段，近年来，冷盐水灌注消融导管逐渐在临床上应用，可以显著增加消融损伤深度，提高了心外膜旁道消融的成功率。

（马长生 赵 学 孙英贤）

第十二章 房性心动过速射频消融

第一节 房性心动过速概述

　　房速（AT）起源于房室结瓣环以上心房组织，无房室结和心室参与。①自律性房速（AAT）由自律性增高引起，大多数都有器质性心脏病基础，常呈持续发作，也可阵发性，也可被射频消融治愈。②折返性房速（RAT）由房内折返引起，折返环形成与房内存在慢传导区有关，常呈阵发性，可有或无器质性心脏病基础，射频消融治愈率较高。折返环范围局限的房速，射频消融治愈率最高，又称局灶性房速，最常起源于终末嵴，也可起源于冠状静脉窦、肺静脉、腔静脉、希氏束旁、左右心耳、邻近三尖瓣环和二尖瓣环等。手术切口折返性房速，继发于心房手术创伤部位，折返环复杂，标测消融难度较大。窦房结折返性心动过速可被看做折返性房速的亚型。由触发活动引起的房速在临床上难与 RAT 鉴别。

一、房性心动过速消融适应证

（一）明确适应证

　　①房速药物治疗无效，或病人不能耐受药物治疗或不愿长期药疗。②房扑药物治疗无效，或病人不能耐受药物治疗或不愿长期药物治疗。

（二）相对适应证

　　①房速或房扑伴阵发房颤，药物治疗无效，或病人不能耐受药物治疗，或不愿长期药物治疗。②房颤伴快速心室率药物治疗无效，或病人不能耐受药物治疗或不愿长期药物治疗。

（三）非适应证

　　①快速房性心律失常药物治疗效果满意，病人耐受良好，不愿接受消融治疗。②多源性房速。

二、体表心电图诊断

（一）定性诊断

　　心房率范围 100～240 次 /min，房率≥室率，房室阻滞或束支阻滞不影响房速。P 波电轴和形态与窦性 P 波明显不同，PR≥120ms 且随心率增快而增加，呈窄 QRS，一般 PR＜RP（图 12-1）。由于心率快导致房室结文氏传导，也可见 PR＞RP。AAT 发作开始的数个周期，PP 间期逐渐缩短，稳定频率＜180 次 /min，第一个 P 波与随后的 P 波形态一致。自发终止前，PP 间期逐渐延长直至终止。RAT 第一个 P 波与随后 P 波形态多不一致，呈突发突止。局灶房速多呈单形 P 波，少数也可呈多形 P 波，表现为同一房速在同一记录中 P 形态不规则变化，多见于频率较快的房速，因激动出口方向的变换所致。

（二）定位诊断

　　以 P 波形态定位诊断房速的临床意义尚在探讨之中。Tang 于 1995 年较系统地提出以体表心电图 P 波极性定位房速起源的流程图。P 波极性被分为 4 型，P（+）示 P 波顶点在等电位线上，P（-）示 P 波顶点在等电位线下，P（±）示 P 波正负双向，P（0）示 P 波处于等电位线。若心室率过快，P 波分辨不清，可静注 ATP 暂时阻滞房室结，以利观察 P 波。该流程图用于定位 AAT 和触发性房速，准确性达 93.5%，用于定位 RAT 的价值尚待研究，对心房解剖异常或起源于间隔的房速不实用。流程图见图 12-2。

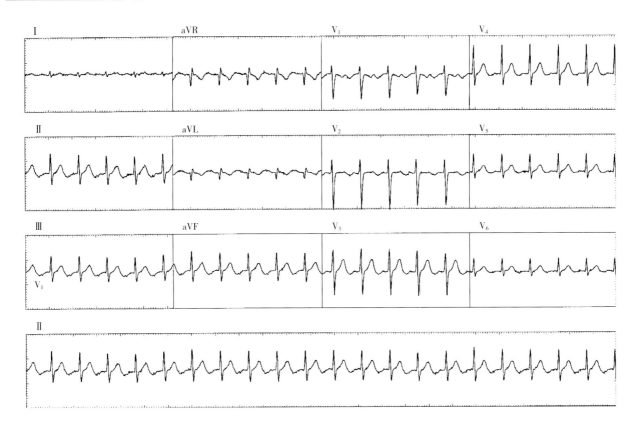

图 12-1 右房房速 12 导联体表心电图
该房速 RP>PR，Ⅰ、aVL 导联 P 波正向，消融结果证实为右房房速。

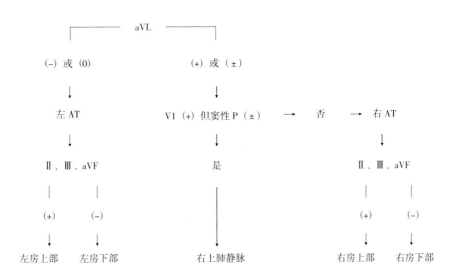

图 12-2 体表心电图 P 波极性定位房速起源的流程图

第二节 电生理诊断

一、导管放置

常规放置冠状静脉窦（CS）、右室心尖部（RVA）、希氏束和高位右心房（HRA）电极导管。若为窦性心律，则分别行心室和心房 S_1S_1、S_1S_2 刺激，以便排除 AVRT 和 AVNRT。若 SVT 原已存在或刺激中被诱发，则进一步定性诊断为房速。诱发房速应有可重复性，且应与临床发作房速相同，否则要考虑多源性房速。有 Halo 导管时，只放置 Halo 导管和冠状静脉窦导管即可。在右房内首先沿界嵴放置 Halo 导管，非常有助于粗标定位，因起源于界嵴的房速较多。

二、房性心动过速诱发方案

刺激部位取 HRA，依次采用下述方法。①S_1S_1 法分级递增，至心房 2：1 夺获。②S_1S_2 法，采用长短两种基础 S_1S_1 周期，S_2 负扫至心房不应期。③$S_1S_2S_3$ 法。④异丙肾上腺素激发使心率增加 20% 或 >100 次 /min。⑤维持异丙肾上腺素激发状态，依次重复上述①、②和③。

三、房性心动过速电生理特征

AH 间期正常，但可随房速速率增快而延长。HV 间期正常固定，AV<VA（图 12-3），若 AH 明显延长可致 AV≥VA。AV 呈 1：1 传导，也可呈文氏阻滞，房室结以下阻滞时房速仍存在。心房激动顺序与窦律不同，但窦房结折返时与窦律相同。Halo 导管记录可给出粗标定位的信息（图 12-4）。

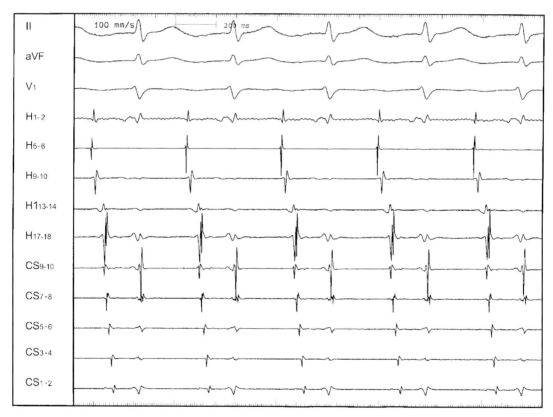

图 12-3 心动过速记录
自上至下依次为体表心电图 II、aVF、V_1 导联和 Halo 电极在右心房自远（低右房）至近（右中间隔）记录（$H_{1-2} \sim H_{17-18}$）和冠状静脉窦自近至远记录（$CS_{9-10} \sim CS_{1-2}$）。AV<VA。H_{5-6} 记录最早，相当于中右心房位置，凭此激动顺序可基本诊断右心房房速。但是需经心室起搏排除右侧壁慢旁道的可能。

四、房性心动过速诊断

（一）AAT 诊断标准

①快速心房律持久发作，频率不稳，无干扰时常为 100~180 次 /min，发作初期有温醒现象（频率渐增）。②P 波电轴及或形态和心房激动顺序与窦律不同。③自发或异丙基肾上腺素诱发，但不能被房早刺激诱发，也不能被房早刺激终止。④排除 AVRT 和 AVNRT。

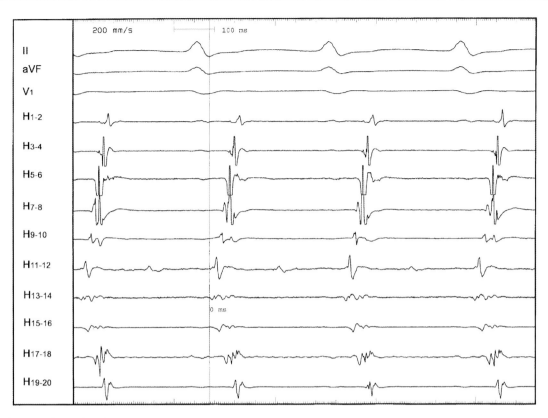

图 12-4　房速 Halo 电极激动标测

自上至下依次为房速时体表心电图 Ⅱ、aVF、V_1 导联和 Halo 电极在右心房的记录。自上至下为 Halo 电极自远至近（$H_{1-2}\sim H_{19-20}$）的记录，H_{1-2} 位于低右房、H_{19-20} 位于右中间隔，H_{13-14} 位于三尖瓣环顶部心房侧，H_{13-14} 记录的心房激动最早（H_{13-14} 位于 Halo 电极弧形顶部，相当于三尖瓣 12 点心房侧），为房速起源部位，由此可见用 Halo 电极同时多点标测简单明确。当然该记录的激动顺序本身还不能完全排除 AVRT，通过心室起搏易鉴别之。与图 12-6 为同一病例。

（二）RAT 诊断标准

①无药物干预时，心房率 100～240 次 /min；②P 波电轴及或形态和心房激动顺序与窦律不同。③可被适时房早刺激诱发，终止或重整拖带。④排除 AVRT 和 AVNRT。

（三）窦房结折返性心动过速诊断标准

①P 波电轴、P 波形态及心房激动顺序与窦律完全相同。②可被适时房早刺激诱发和终止。③发作表现为窦性频率突然变快，终止表现为窦性频率突然变慢。④排除 AVRT 和 AVNRT。

（四）AVRT 排除标准

①快速静注 ATP 致房室结阻滞时，SVT 仍存。②若 SVT 时，心房激动提前于心室激动，则排除顺向型 AVRT。③SVT 时，心室 RS_2 刺激在希氏束不应期不能逆传夺获心房。④窦律时，$S_1S_1\geqslant400ms$ 心室起搏发现 VA 分离。需注意，部分房速也可被 ATP 终止。

（五）AVNRT 排除标准

①VA 间期>70ms。②快速静脉 ATP，使房室结前传 AH 阻滞时，SVT 仍存。

第三节　心内膜标测定位

右侧房速标测定位方法渐趋成熟。若 HRA 之 P 波提前于体表心电图 P 波，提示右侧房速。若 CSm 及或 CSd 之 A 波提前于 P 波，提示左侧房速。左侧房速消融标测方法缺乏详尽报道。房速发作时，若 I 或 aVL 导联 P 波（−），则提示左侧房速。若右房各标测区局部激动时间均<0ms，则为左侧房速。左侧房速多位于肺静脉开口周围或左心房心耳部。采用穿间隔途径，导入 7F 消融导管，进行激动标测。若常规标

测电极不能指示左右定位，则以消融标测电极在右心房内膜按区顺序标测。对手术切口折返性房速的标测，若采用隐匿性拖带标测缓慢传导区，则有很大难度。最好采用 CARTO 系统或非接触标测系统（EnSite 3000）进行标测，寻找峡部通道。

一、激动标测（图 12-5）

激动顺序标测是局灶性房速的主要标测方法，以最早心房激动点为消融靶点。最早心房激动点，在双极记录时多呈负正双相波（远端电极为负极）；在单极标测时，靶点记录呈 QS 型。因局灶房速起源解剖复杂，标测时应考虑到任何可能起源部位，有条件最好采用三维标测。

房速时，若局部 A 波较体表 P 波提前的时间（激动时间）＞20ms，即可认为是最早心房激动点。AAT 起源点 A 波形态多为独立型，少数为碎裂型。RAT 起源点 A 波均呈碎裂型。在 RAT 标测到局部碎裂电位，提示已进入慢传导区，邻近或位于房速起源点。除常规使用一根消融导管操作外，还可同时从左右股静脉导入消融导管，在目标区上下 2cm 范围水平向旋转导管，从房间隔向外侧壁方向交替移动，固定 A 波领先的导管，移动另一根导管寻找更早心房激动点，直至局部 A 波较体表 P 波领先＞20ms，达最早心房激动点。

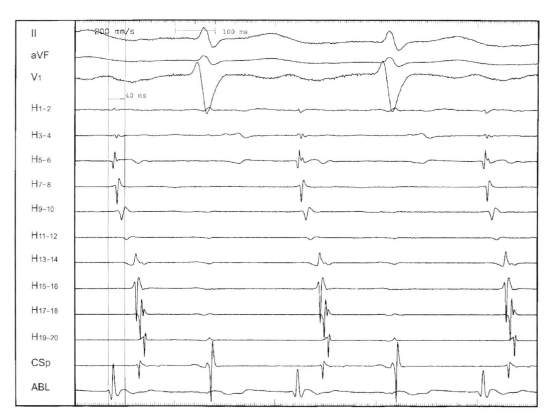

图 12-5　右心房速消融靶点图
激动标测时，标测消融电极（ABL）在邻近 Halo 电极第 4 电极部位记录到最早心房激动点，较 P 波起点早 40ms，并且该记录中的局部心内电图呈负正双相，在该点消融成功。

二、拖带起搏标测

以消融标测电极为起搏电极，以比房速周期小 10～50ms 为起搏周期范围，在慢传导区或最早心房激动点持续起搏。若 RAT 频率随起搏频率递增而加快，12 导联心电图 P 波及心房激动顺序无变化，且刺激波 –P 波间期（S–P 间期）＜40ms，则产生隐匿拖带并提示在慢传导区出口，可作为消融靶点。若起搏后间期＜RAT 周期＋10ms，且 S–P 间期等于局部激动时间，则可确保此靶点位于慢传导区关键点，为理想消融靶点。不理想时，则移动导管再做拖带。

三、起搏标测

窦律时，以房速周期为 S_1S_1 周期，在慢传导区以消融标测电极起搏，记录 12 导联体表心电图，若 12 导联 P 波电轴及形态与房速时相同，则为消融靶点。因 P 波形态不易辨认，起搏标测可靠性差，故仅作为 AAT 标测定位的辅助方法。

第四节　消融导管操作

操作要点是先粗标定区，再细标定点。从右股静脉导入 7F 中弯消融导管或 8F 中弯加硬消融导管，最好以长血管鞘作支撑。Bard 消融导管双弯可调，操作灵活。从 Halo 导管的最早激动点开始，在周围移动消融导管，从上至下逐层标测，在每一层面按同一方向逐区标测，每区记录一个标测点（图 12-6）。若无 Halo 导管，也可导入两个消融导管，一静一动，交替标测，以记录较早心房激动点的电极为参照，移动另一根导管。按需可取正位、左前斜位和右前斜位透视。注意对界嵴沿线、上腔静脉口区、右心耳区、卵圆窝区、三尖瓣环区、冠状窦口区；先天性或手术后心房结构异常区等应重点标测，可记录 2～3 个位点。宜采取房速时激动标测，以体表 P 波起点为参照，若 P 波不清则以 HBE 之 A 波起点为参照，测量每个标测点 A 波的提前程度。以 A 波最提前的标测区，为房速粗标定位区。在粗标定位区细标消融靶点。AAT 主要采用激动标测，寻找最早心房激动点。RAT 以激动标测为基础，结合拖带起搏标测，寻找最短 S-P 间期位点。窦律下起搏标测，不作为常规应用。

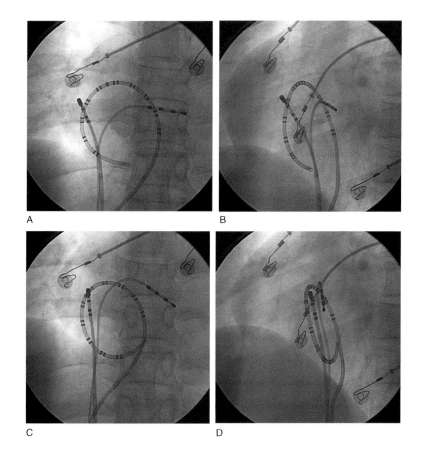

图 12-6　X 线影像

A（AP）、B（LAO 45°）是机械刺激终止心动过速时（也是在第一个消融点消融时）X 线影像，可见标测消融导管远端电极在 Halo 第 8 电极旁（相当于三尖瓣环 10:00 点心房侧）；C（AP）、D（LAO 45°）是在第二个消融点消融的 X 线影像，可见标测消融导管远端电极在 Halo 第 12 电极旁（相当于三尖瓣环 12:00 点心房侧）。与图 12-4 为同一病例。

第五节　放电消融及电生理评价

　　以能产生稳定起搏的最低张力固定消融导管为理想靶点，输出功率为 20～30W 或预设温度为 55～60℃（以 20W 的输出功率试消融 10～15 秒），若房速终止，则巩固消融，输出功率继续放电至 60 秒，再巩固放电 30～60 秒。最好采用温控消融。若阻抗升高，导管移位或主诉胸痛，则立即停止消融。若试消融无效，则移动导管 3～4mm 重标靶点。消融时需要持续 X 线透视。

　　在巩固消融后立即或 30 分钟后重复房速诱发刺激及异丙基肾上腺素激发刺激。若房速不被诱发，则消融成功。若房速仍被诱发，而且激动顺序与原房速相同，则继续巩固消融。若诱发房速与原房速激动顺序不同，而且可重复诱发，表示为多源性房速，应继续标测和消融新的房速起源。

（赵　学　吴书林）

第十三章　心房扑动射频消融

第一节　心房扑动概述

心房扑动（房扑）按起源可分为右房房扑和左房房扑。房扑大折返环的形成依赖于缓慢传导区的存在。上腔静脉、下腔静脉、冠状静脉窦及卵圆窝等右房特殊结构，造成了心房激动波传导的自然障碍和分离。冠状静脉窦口、下腔静脉开口和三尖瓣环构成右房峡部边界，峡部为右房的缓慢传导区。若右房峡部为房扑大折返环路必经路径，则称为右房典型房扑，或峡部依赖性房扑（图13-1）；若在冠状静脉窦口起搏，峡部出现顺时针方向阻滞，起搏冲动则沿三尖瓣环逆时针方向传导，抵达峡部时，如单向阻滞点已恢复兴奋性，则可发生逆时针方向房扑。相反，若在低位右房起搏，峡部出现逆时针方向阻滞而顺时针方向传导存在，因此激动沿三尖瓣环顺时针方向传导，而发生顺时针方向房扑。文献报道，房性早搏较多起源于间隔和左房，而起源于前侧或低侧右房较少，因此临床以逆时针方向房扑多见，其激动经后位峡部（下腔静脉—三尖瓣环隔段），进入这一慢传导通道，随后从间隔峡部（欧氏嵴与三尖瓣环隔段）传出。若房扑大折返环路不经右房峡部，则称为非典型房扑或非峡部依赖性房扑。窦房结到房室结的传导，主要限于三条纵向连接的结间束，每两条束均可构成折返环路，产生非典型房扑。房间隔缺损修补术后，若沿缺损边缘形成大折返环，则形成非典型房扑。左房房扑多见于房颤肺静脉隔离术后，房扑大折返环的缓慢传导区位于左下肺静脉与二尖瓣环之间的左房峡部。右房房扑时，左房为被动激动；左房房扑时，右房为被动激动。不典型房扑无固定的折返环路，或折返环围绕三尖瓣环之外的解剖或功能障碍区运行，其扑动波可呈多种形态，F波在Ⅱ、Ⅲ、aVF呈（+）或（±），在V_1呈（-），频率范围在340~430次/min，临床少见。在常规标测系统下进行不典型房扑消融的成功率较低，常需要新型三维标测系统。

右房典型房扑按心房激动顺序分为右房逆时针方向房扑，也有人称Ⅰ型房扑和右房顺时针方向房扑，有人称Ⅱ型房扑。右房逆时针方向房扑，折返激动沿三尖瓣环逆时针方向运行（图13-1），左房被动激动，

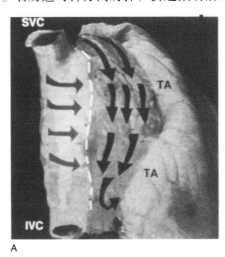
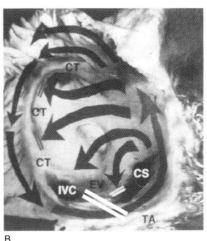

图13-1　典型心房扑动右房内激动传导示意图

A为右房右前面观，B为内面观。可见界嵴的解剖结构及右房大折返环激动顺序，线性消融的常规方法是从三尖瓣环下缘至下腔静脉开口，将峡部传导阻断。（SVC：上腔静脉；IVC：下腔静脉；CT：界嵴；EV：欧氏瓣；CS：冠状静脉窦；TA：三尖瓣环）（引自 Lesh MD：Catheter ablation of atrial flutter and tachycardia. In: Zips DP and Jalife J. eds. Cardiac electrophysiology:from cell to bedside.Philadelphia，WB Saunders，2000，1009-1027）

Ⅱ、Ⅲ、aVF 导联 F 波倒置，V₁ 导联 F 波直立，频率多在 250～350 次（图 13-2）。右房顺时针方向房扑，折返激动沿三尖瓣环顺时针方向方向运行，左房被动激动，Ⅱ、Ⅲ、aVF 导联 F 波直立，V₁ 导联 F 波倒置，频率与右房逆时针方向房扑相似。本章仅论述右房典型房扑的消融。

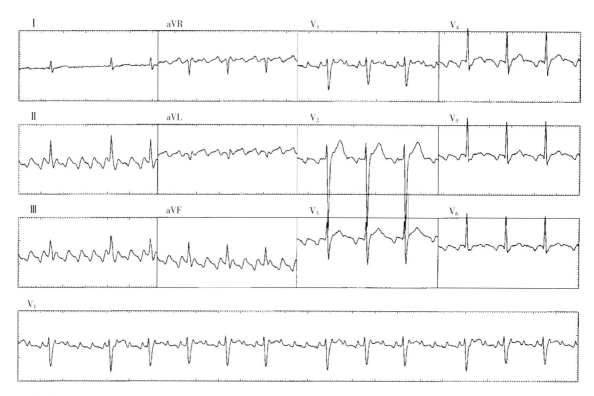

图 13-2 典型房扑体表 12 导联心电图

心房扑动周长为 200ms，Ⅱ、Ⅲ、aVF 负向锯齿波，属大折返逆时针方向心房扑动。

第二节　心内膜标测定位

一、心内电生理检查

（一）导管放置

经右颈内静脉或左锁骨下静脉放置 4 极或 10 极冠状静脉窦导管，以导管的近端一对电极横跨冠状静脉窦口。经右股静脉放置希氏束电极，记录近端希氏束电位。经右股静脉导入 8F 中弯或大弯加硬或 7F 消融标测电极，置于高右房或右房中侧，记录双极电图，同步记录体表Ⅰ、Ⅱ、aVF 和 V₁ 导联，振幅为 0.1～0.2mV/cm，滤波为 400～500Hz，记录纸速为 100mm/s。若有 Halo 导管，则经股静脉导入右心房后，指向右心房游离壁，并向下打弯，让远端进入冠状静脉窦内或右心室流入道，沿三尖瓣环形成 "9" 形。房扑消融时应用 Halo 导管的意义在于判断心房激动顺序（图 13-3，图 13-4），尤其在判断峡部传导是否已达到完全传导阻滞时更为准确。如果没有 Halo 导管，则可以在右房游离壁侧放置一根 4 极或多级导管，固定贴紧右房游离壁，以便记录到清楚的心房电位，用于消融前了解峡部传导顺序和消融后判断是否已达到完全传导阻滞。

（二）房扑诱发方案

若房扑存在，则直接进行标测消融，不必进行电生理检查。若为窦性心律，在常规则电生理检查后，可诱发房扑，也可不诱发房扑，均不影响消融终点的判定。更多的术者选择窦性心律下消融，这时导管更稳定，观察房室结传导功能方便，病人耐受性好。

诱发方案对典型房扑诱发率为95％。刺激部位首选高右房，次选冠状静脉窦口。

S_1S_1分级递增刺激：S_1S_1间期从400ms开始，刺激5～20秒，每次递减10～50ms，直到诱发房扑或心房2：1夺获。

S_1S_2程控刺激：基础S_1S_2间期依次选600ms、500ms、400ms和300ms，S_1S_2联律间期从400或300ms开始，以步长10～20ms负扫，直到诱发房扑或心房不应期。

$S_1S_2S_3$程控刺激：若S_1S_2法仍不能诱发房扑，则用此法。S_1S_1及S_1S_2设置同S_1S_2程控，再加发S_3早搏刺激。

（三）电生理特征

房内传导延缓：P波起点至近端希氏束电图（HBE）的A波起点为右房内传导时间，正常值35～55ms。P波起点至冠状窦中段电图（CSm）的A波起点为房间传导时间，正常值为50～75ms。房扑病人常见房内传导延缓。

心房重复反应：心房S_2刺激在心房相对不应期负扫时，S_2后出现相邻两个A波，其AA间期<250ms，且不伴显著的AH延长或跳跃。

峡部传导：消融前，若为窦性心律，应分别在峡部两侧（低侧右房或冠状静脉窦口）进行刺激，确认峡部传导情况。在峡部一侧刺激时，可有三种表现，①峡部完全传导，刺激可经峡部传导至对侧。低侧右房刺激时，冠状静脉窦口领先；冠状静脉窦口刺激时，低侧右房领先。②峡部单向传导延迟，刺激可经峡部传导至对侧，但出现传导延迟。低侧右房刺激时，冠状静脉窦口出现融合A波；冠状静脉窦口刺激时，低侧右房出现融合A波。③峡部完全阻滞，刺激不能经峡部传导至对侧，也不能从对侧传导至刺激侧。低侧右房刺激时，冠状静脉窦口最落后；冠状静脉窦口刺激时，低侧右房最落后（图13-3，图13-4）。

房扑特征：AA间期≤250ms，规则。HBE常呈2：1AV传导，可见不同比例AV传导。下传A波的AH和HV间期正常，未下传A波一般阻滞于房室结，其后无H波。I型房扑心房激动顺序呈逆时针方向，即冠状窦口（CSo）→中间隔→HBE→高右房（HRA）→中右房（MRA），CSo的A波与体表负向F波起点同相（图13-3，图13-4）。

房扑终止方案：以比AA间期短20～50ms的S_1S_1周长，起搏高位右房5～30秒，常可终止房扑，恢复窦律。刺激时间取决于起搏周长，起搏周长较短则起搏时间也应较短，但过短周长起搏易将房扑转为房颤。若起搏时，Ⅱ、Ⅲ、aVF导联负向F波突然转为正常P波，预示房扑已终止。

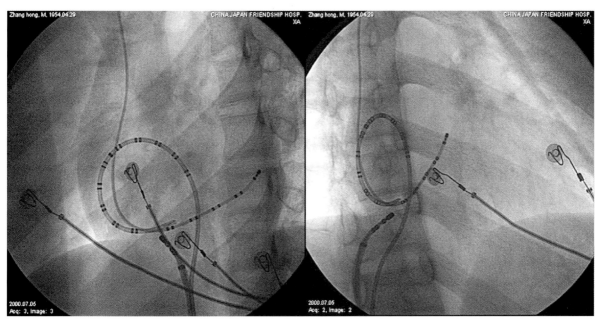

图13-3　采用Halo电极标测记录心房激动顺序

左图为左前斜45°，右图为右前斜30°。

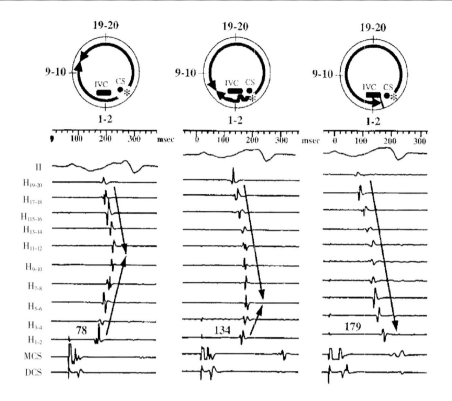

图 13-4　起搏冠状静脉窦时心房激动顺序

左图为消融前起搏冠状静脉窦，可见低右房部位（H_{1-2}）记录的心房激动较早（局部 S-A 间期＝78ms），是激动经峡部沿顺时针方向传导所致，H_{9-10} 记录的 A 波形态与右图不同，是顺时针方向和逆时针方向传导的融合波；中图为峡部非完全传导阻滞，峡部传导速度减慢（S-A 间期＝134ms），激动顺序介于左图和右图之间；右图为峡部完全阻滞。

二、心内膜标测定位

标测定位可在窦律或持续房扑时进行。术中无房扑时，可不必诱发房扑，直接进行消融。若电生理检查时出现房颤，则静注胺碘酮 150mg，以期转为 I 型房扑。若房扑时心室率过快，可给倍他乐克 5～10mg 静注，以便较清晰显示 F 波。消融靶点主要依赖解剖标测定位，也可结合激动标测或拖带起搏标测定位。选用 8F 中弯或大弯加硬消融导管，顶端电极 4mm 或 8mm，经右股静脉导入。按需采用右前斜 30°或左前斜 45°透视。

（一）右房峡部解剖定位

右房峡部线性消融是右房典型房扑消融的主要策略。三尖瓣环与下腔静脉口之间的峡部最窄，是最重要的也是最容易完成的房扑消融径线，几乎所有峡部依赖性房扑均可在此消融成功。若不成功，则尝试间隔峡部消融，即从三尖瓣隔环到冠状静脉窦口之间作补充线性消融。

（二）激动标测

在解剖定位区记录消融标测电图，寻找最早心房激动点。若局部 A 波起点（＞0.1mV 处）较体表心电图 F 波起点提前 20～50ms，即为理想靶点。靶点图呈大 A 小 V 波，A 波形态可为单峰型，双峰型，多相型或碎裂型。由于目前房扑消融终点为峡部双向传导阻滞而不是单纯终止房扑，故激动标测这种方法已不太使用，这里仅作简单的介绍。

（三）起搏拖带标测

房扑时，以消融标测电极作刺激电极，在解剖定位区较早心房激动点，进行 S_1S_1 起搏，S_1S_1 周期范围等于 AA 间期减去 10～50ms，记录 12 导联体表心电图。若 P 波频率随起搏频率加速而加速，停起搏时房扑复原，则形成房扑拖带。与未起搏时的 F 波比较，若拖带过程中 P 波形态或心房激动顺序无变化，则为隐匿拖带。隐匿拖带时，若 S-P 间期（刺激信号至 P 波的时距）＞40ms，提示起搏点在慢传导区；若 S-

间期<40ms，提示消融电极位于慢传导区出口，为理想消融靶点。停止起搏后，最后一个刺激信号至第一个恢复的 F 波起点的时距称起搏后间期，出现最短起搏后间期的拖带起搏位点，也指示慢传导区出口，为理想消融靶点。不理想时，则移动导管，再拖带标测（图 13-5）。

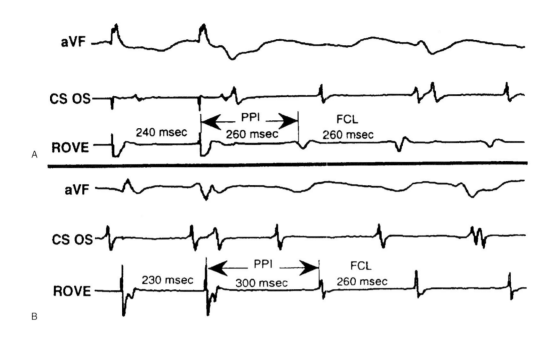

图 13-5　起搏拖带标测
折返环上拖带刺激时，起搏后间期（PPI）等于房扑周长；折返环外拖带刺激时，PPI 大于房扑周长。

第三节　右房峡部线性消融

在左前斜位 45° 先将消融导管送入右室，将导管下勾指向三尖瓣环 6～7 点钟位置，缓慢回撤至出现小 A 大 V 波，即达三尖瓣环最低点心房侧，稳定导管，若局部电图稳定，则在右前斜透视下逐点回撤导管至下腔静脉（无电位处）。以功率 10～30W 试消融，功率大小依病人耐受程度而定。自三尖瓣环至下腔静脉口之间每 3～5mm 为一个消融靶点，每一点消融 30～60 秒。因峡部结构复杂，表面高低不平，在单向回拉导管过程中，可能有些区段或位点不能与导管很好接触，或导管每次都会跳过该点，导致消融径线出现裂隙，影响消融效果。可采用拉锯式回撤导管方式，以保证消融径线的连续性。可在房扑发作或窦性心律下、低右房起搏或冠状静脉窦口内起搏时放电，最好采用温控消融，设定温度在 60～65℃。

消融过程中（图 13-6），若房扑中止或出现单向传导阻滞，则在该点继续巩固放电 60 秒，并在该点两侧也各巩固消融 60 秒，然后验证峡部的双向传导性是否阻断。若消融过程中，房扑未终止，但停消融后见局部电图 A 波振幅显著下降，也应视为有效指征，则在该点局部加强消融，而后继续线性消融。线性消融全过程一般需重复 2～4 次。Swartz 鞘管可增强消融导管的支持和贴靠，对部分导管不稳定的病例提高成功率有帮助。RAO 30° 和 LAO 45° 投照体位相结合，LAO 45° 的主要意义是可准确判断消融电极在三尖瓣环上的位置，判断电极是否贴靠于间隔，RAO 30° 可精确指导移动消融电极，准确判断每个消融点之间的距离。若用 8mm 端电极消融导管，则单次放电损伤范围大，可能有助于提高消融效率。冷盐水灌注消融导管可增加损伤深度，对少数困难病例，有助于提高成功率。

若自三尖瓣环至下腔静脉口之间线性消融不能终止房扑，可从三尖瓣隔环下部心房侧 5 点钟位置开始，向冠状静脉窦口移动，进行线性消融，放电消融过程同前，但要警惕勿伤房室结快径，见快速交界性心律应立即停止消融。

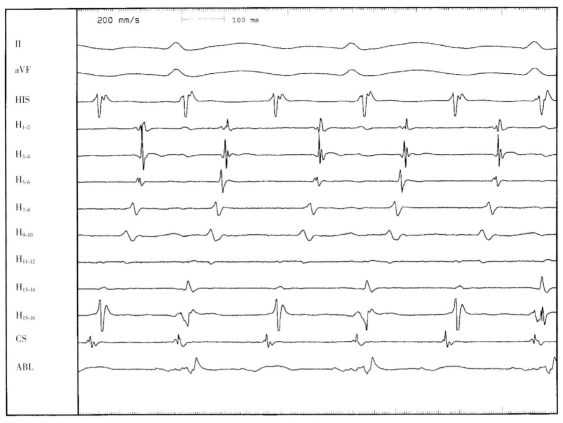

A

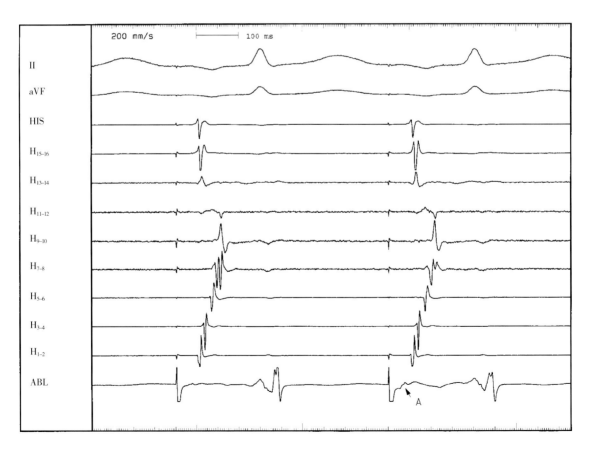

B

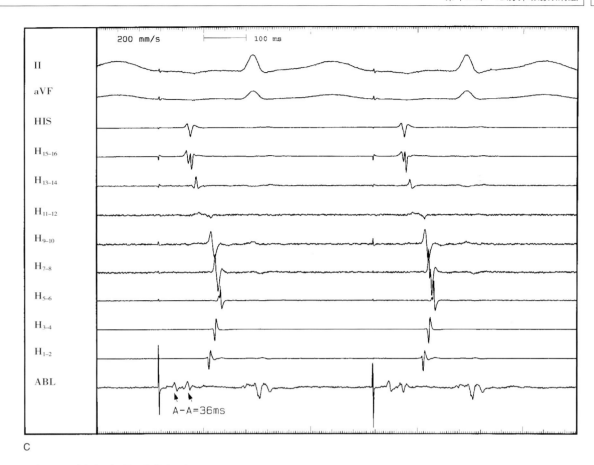

图 13-6　采用 Halo 电极标测记录心房激动顺序

A. 显示右房激动呈逆向大折返顺序。B. 窦性心律起搏消融前心内电图。在程序刺激终止心房扑动后，在冠状静脉窦内（CS）心房起搏下消融，从 Halo 电极记录显示右房激动为顺时针和逆时针双向传导，最晚激动点为 H_{9-10}。C. 盐水灌注消融导管三尖瓣峡部线性消融心内电图。使用盐水灌注消融导管在三尖瓣峡部线性消融，消融中峡部顺时针方向心房传导延迟，$H_{1-2} \sim H_{7-8}$ 较消融前延迟，$Halos_{5-6}$ 晚于 H_{9-10} 为最晚激动，消融导管电极记录的 A 波变成双 A 波，A—A 间期为 36ms。

第四节　消融后电生理评价

　　房扑消融最可靠的终点是出现完全性峡部双向传导阻滞。若冠状静脉窦口起搏时，右房激动顺序在房间隔自下而上传导，然后在右房侧壁自上而下传导，即冠状静脉窦口→希氏束→高位右房→低侧右房；而低侧右房起搏时，右房激动顺序在右心房侧壁自下而上传导，然后沿间隔部自上而下传导，即低侧右房→中侧右房→高位右房→希氏束→冠状静脉窦口，则证实峡部出现双向传导阻滞。若起搏冠状静脉窦口或低侧右房，而在消融径线的全程均可记录到宽间期（≥100ms）的双心房电位，则亦是有效终点。房扑不被诱发，或峡部传导延迟，或不完全性双向阻滞都不能作为消融终点（图13-7）。

　　消融后，峡部传导速度可显著减慢，传导时间可达 200ms 以上，但未完全阻滞。在峡部两侧起搏时，心房激动顺序与完全性双向传导阻滞时相似，但是，因为峡部存在缓慢传导，故起搏峡部一侧时，若峡部对侧局部 A 波呈融合波形态，则提示峡部仍然存在缓慢传导，而不是完全性双向阻滞。若电生理检查时，诱发出持续不常见型房扑，则分析心房激动顺序，若为逆时针方向顺序，则继续消融。若诱出持续房颤，则于 5～10 分钟内静注胺碘酮 150mg，等候观察。术后肝素抗凝 4 天。房扑消融成功率在 90% 以上，复发率在 10% 左右。若房扑复发，则可重复消融。约 1/3 房扑合并房颤，房扑消融成功后部分房颤不再发作，但是多数仍有房颤发作。

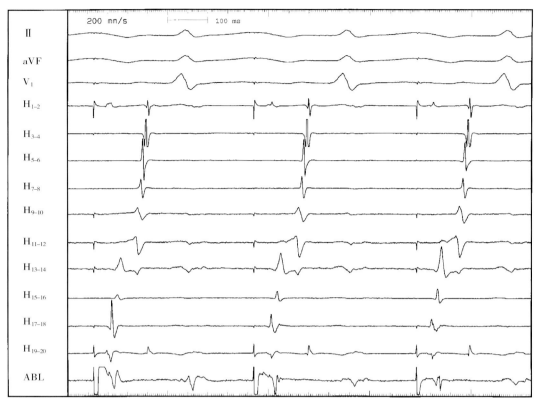

A

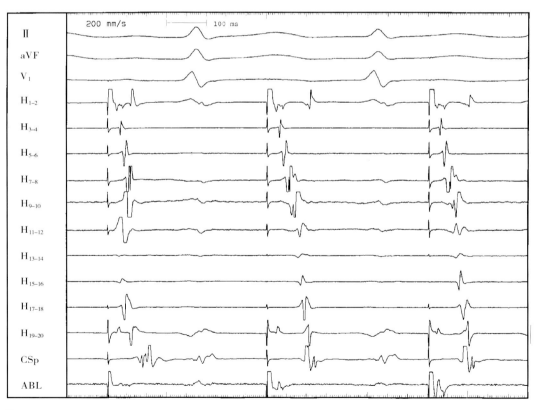

B

图 13-7　出现完全性峡部双向传导阻滞为消融终点

A. 消融成功后冠状静脉窦内起搏显示，顺时针方向传导完全阻滞。

B. 消融后低位右房起搏显示，逆时针方向传导完全阻滞。

　　房扑消融发生Ⅲ度AVB并发症的主要原因，是在间隔部位消融。间隔部位消融见于两种情况，一种是非主动在间隔部消融，RAO 30°透视时误认为贴靠于间隔部位的消融电极是贴靠于三尖瓣环6~7点钟的位置，左前斜位透视易鉴别之；另一种原因是主动消融冠状静脉窦口与下腔静脉口之间的径线，该径线消融和消融改良房室结一样有导致Ⅲ度AVB的风险。事实上，仅消融三尖瓣环至下腔静脉口之间的径线即可实现峡部双向传导阻滞，而自冠状静脉窦口至三尖瓣环之间（所谓间隔峡部）的径线消融，因有导致Ⅲ度AVB的风险而不宜轻易选择。因此不推荐在冠状静脉窦口之上的间隔峡部消融（图13-8）。

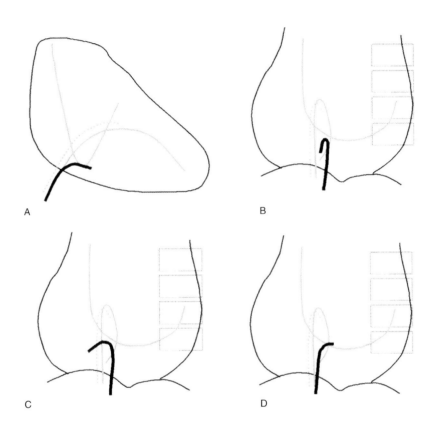

图13-8　房扑线性消融三尖瓣环靶点不同体位示意图

A. RAO 30°；B. LAO 45°三尖瓣环 6 点；C. LAO 45°三尖瓣环7点；D. LAO 45°三尖瓣环5点，与间隔贴靠，这种情况下，如患者的房室结位置低则可能导致Ⅲ度AVB。

（赵　学　杨新春）

第十四章 心房颤动射频消融

研究表明，中国房颤患病率为0.77%，男性房颤患病率为0.9%，女性为0.7%，患病率随年龄显著增加，80岁以上人群房颤患病率达7.5%。通常认为，能在7天内自行转复为窦性心律者（一般持续时间<48小时），为阵发性房颤；持续7天以上，需要药物或电击才能转复为窦性心律者，为持续性房颤；不能转复为窦性心律或在转复后24小时内复发者，为永久性房颤或称慢性房颤。有些房颤患者没有器质性心脏病证据，也没有明确的诱因，称为孤立性房颤。2%~11%的房颤是孤立性房颤，几乎半数的阵发性房颤属孤立性房颤，而且孤立性房颤多数情况下表现为阵发性房颤。高龄、糖尿病、高血压、既往心肌梗死、心力衰竭、瓣膜性心脏病都是与房颤有关的独立危险因素。37%~50%的房颤患者有高血压病史。房颤通常与冠心病无关，除非合并急性心肌梗死或心力衰竭。慢性稳定性冠心病一般不引起房颤，只有在冠心病而没有这些合并症的患者中，房颤的发生率只有2%。房颤最严重的并发症之一是体循环血栓栓塞，特别是脑卒中。我国房颤脑卒中的患病率为24.8%。华法林可以使房颤患者的脑卒中减少60%。房颤的射频消融疗法，尽管还在探讨之中，却早已显现出巨大的治愈效果。Ouyang等报道，对于阵发性房颤，CARTO指导下肺静脉前庭隔离术后平均随访6个月时的成功率高达95%，即使对于电复律无法转复的永久性房颤，中期随访的结果亦在80%以上。其中约有20%左右的患者进行了2次导管消融术。北京安贞医院的结果与之接近。阵发性房颤单次肺静脉前庭隔离术后6个月，82%的患者未再发作症状性房性快速心律失常。房颤肺静脉前庭隔离术并发肺静脉狭窄的发生率在1%左右。不少学者建议，在有经验的心脏电生理中心应该把导管消融作为房颤的一线治疗。

第一节 心房颤动电生理基础

房颤的确切发生机制尚不明了。目前对房颤发生机制的认识已从"多发子波折返"学说过渡到"局灶驱动伴颤动样传导"和肺静脉波学说。局灶驱动可为自律性增强、触发活动、局部微折返或外部刺激等所致的快速激动。房颤由主导频峰局部的快速激动所驱动，但快速激动不能1:1向周围传导，故产生颤动样传导而发房颤。主导频峰在阵发性房颤患者，主要位于肺静脉，在慢性持续性房颤患者可遍布肺静脉、左心房或右心房。

肺静脉是房颤发生和维持的重要解剖结构。肺静脉心肌袖细胞，部分具有自律性，而且不应期较短。肺静脉肌袖纤维排列紊乱，使得肺静脉局部的电活动易形成微折返。在肺静脉与心房交界部的肺静脉前庭，心肌纤维排列具有高度不均一性，是心房内各向异性传导最显著的部位，不但容易形成致心律失常局灶，而且容易形成肺静脉-左房折返，快速激动在此极易形成颤动样传导。肺静脉电活动是驱动房颤维持的关键因素。可表现为1:1的有序驱动，也可表现为不成比例的紊乱驱动。

肺静脉能自行发放电活动，其发放的单个电活动称肺静脉电位，其发放的短阵或持续电活动称肺静脉心动过速。前者如传导至心房即表现为房早，后者则可以触发房颤发作或维持房颤。肺静脉的自行放电能力依赖于心房电活动的传入，这种肺静脉—心房间交互性作用的机制尚不清楚。

Haissagueerre在房颤的"驱动"说和"多发子波折返"说的基础上，结合消融结果提出了"肺静脉波"假说（图14-1）。该假说认为，肺静脉及其周围的心房组织是房颤维持的关键部位，一方面有来自肺静脉的局灶快速兴奋在此处易于出现颤动样传导，另一方面易于在此处形成折返激动，从而使房颤的维持更具自稳性。起源于肺静脉的局灶快速激动在通过肺静脉前庭容易形成折返及颤动样传导，并进而导致房颤维持。

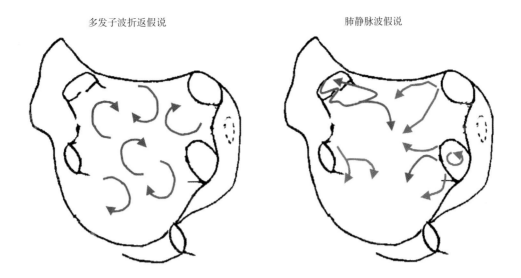

多发子波折返假说   肺静脉波假说

图 14-1 房颤的"肺静脉波"假说（引自 Haissaguerre M, et al. JACC, 2004, 12: 2290-2292）

心房电重构是指房颤的反复发作或连续电刺激所导致的心房肌有效不应期（ERP）进行性缩短和离散度增加，频率适应性下降、消失或反向变化等。心房电重构仅仅是房颤过程中的一种电生理现象，而并非房颤机制的本质。心房电重构的后果是使房颤趋向于一种自我维持的状态，即所谓"房颤引发房颤（atrial fibrillation begets atrial fibrillation)"。可见，"多发子波折返"学说描述的是房颤维持状态下心房电活动的一种表现形式。心房的自主神经节主要位于心外膜，但在分布上呈非均匀性分布，以心房和肺静脉交界部位的分布最为密集。在环肺静脉线性消融的同时，再实现迷走神经去神经化，则显著增加房颤治愈率。

第二节　心房颤动消融术前准备

一、消融适应证

接受电隔离治疗的病人多数为中老年病人，年龄 <75 岁，无出血性疾病。主要对象为反复发作的阵发性房颤和持续性房颤。慢性房颤或永久性房颤是否进行肺静脉电隔离目前尚无共识。从病因来说，特发性房颤和高血压病性房颤可首选肺静脉电隔离疗法。甲状腺功能亢进并发房颤，应首先治疗甲亢，不易首选肺静脉电隔离治疗。对心肌病、心脏瓣膜病或冠心病等器质性心脏病合并房颤者，是否进行肺静脉电隔离治疗，目前尚无定论。

二、手术人员

对于一个能独立开展肺静脉电隔离术的电生理导管室，至少有一名主诊医师应熟悉整个手术操作程序及所有仪器设备的使用，一名专职人员负责三维标测，一名专职人员负责刺激仪和消融仪，一名巡回护士，一名 X 线机技师配合主诊医师管理机器。由于多次房间隔穿刺和长时间在左心房操作导管，潜在着较大心包填塞和心肌意外损伤的危险，术前最好通知胸外科医师做好紧急开胸准备。

三、基本设备

（一）数字减影（DSA）X 线机

数字减影（DSA）X 线机必须具有可迅速调整投照角度的 C 形臂。具有较高的分辨率，以增强房间隔穿刺、静脉逆行造影及精细导管操作的准确性，并减少并发症。具有较低的 X 线曝光毫安量及射线散射，以减少射线对人体的损伤。

（二）多道电生理记录仪

多道电生理记录仪至少具有 32 道以上显示和记录功能，以满足同步记录体表心电图、冠状静脉窦、肺静脉环状电极及消融导管等。滤波范围在 0.05～1000Hz，有利于标测中的单极或双极记录选择。单极记录滤波常用较低频率，双极记录滤波常用较高频率。实时显示扫描速度常选择 200mm/s，回顾分析扫描速度选择 100～400mm/s。显示记录通道常规排列方式为：①体表心电图 Ⅰ、Ⅱ 和 V₁ 导联，但应全程保存 12 导联心电图。②放置右心房 20 极 Halo 导管进行右心房心电记录，仅在必要时设置。③Lasso 记录，选择 10 极环状标测电极导管记录肺静脉口部的电活动，以 1—2、2—3、…、9—10、10—1 配对形成双极，从上到下排列顺序。④冠状静脉窦电极导管记录，用于记录左心房电活动和起搏左心房。⑤消融靶点电位记录，同时记录消融导管远端、近端双极电图，近端的双极电图有助于判断消融导管的精确位置。较少采用单极记录。⑥右心室电位记录，右心室电极主要用于保护性起搏，可常规放置，也可不放置。

（三）程序刺激仪

房颤的诱发要求程序刺激仪能进行 <200ms 的 S₁S₁ 刺激和 3 个以上的程序刺激即 S₁S₂S₃S₄ 刺激，以诱发房颤。

（四）常规穿刺鞘管及标测电极导管

常规使用 6F 鞘管放置 10 极冠状静脉窦电极导管和 4 极普通电极导管，7F 鞘管放置 20 极 Halo 导管。

（五）房间隔穿刺器械

Swartz 鞘 SL1 或 SRO 型；直径 0.813mm（0.032in）长 260cm "J" 形交换导丝；房间隔穿刺针；穿刺鞘管。

（六）环状标测电极导管（Lasso 导管）

环状标测电极导管用于记录肺静脉周径上的电激动，为 6F10 极或 20 极，弯度可以调节，环状直径规格有 1.2cm、1.5cm、2.0cm 或 2.5cm，常用直径 1.5cm 或 2.0cm，极间距有 4mm、4.5mm、6mm 或 8mm。导管顶端较柔软，易于接近肺静脉。根据肺静脉造影直径选择环状直径。新型环状标测导管的环状直径可控且头端弯度可调（图 14-2）。

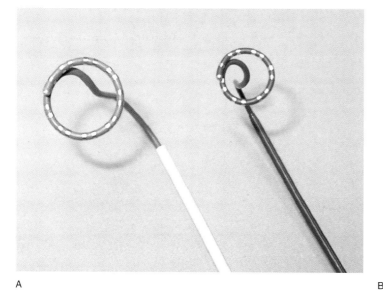
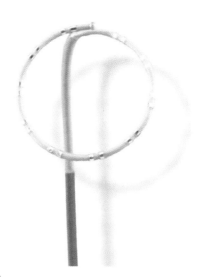

A   B

图 14-2 肺静脉环状标测电极

A. 固定直径的肺静脉环状标测导管（A-Focus，IBI）；B. 具有直径可调功能的肺静脉环状标测导管（Lasso 2515，Cordis-Webster）。

（七）冷盐水灌注消融电极导管

冷盐水灌注消融电极导管为中空 7F 导管，导管长度 115cm，头端电极长度 3.5mm，电极间距 2mm-5mm-2mm，头端电极周围有 6 个微型灌注孔。在射频消融期间，由尾端输注且经微孔喷出的生理盐水，对电极进行冷却，保持电极头端温度始终维持在较低水平，且电极表面凝聚物形成减少，能量传导有效，输出功率损耗少，保证预设功率的恒定输出，损伤范围较广而深。盐水灌注速度由灌注泵控制，在排气时，采用高速冲洗（60ml/min）；在标测过程中，低流量（2ml/min）保持导管通畅；消融过程中，切换至高流量（17ml/min）。流经灌注泵的液体中有气泡时，灌注泵自动报警提示。每500ml灌注盐水中，加入500U普通肝素。

（八）三维电标测系统

CARTO标测系统是将标测导管采集到的磁场信号转换为电信号，与同时采集的心电信号经计算机处理，获得心腔内三维解剖图像、心电激动传导顺序及消融标测导管位置。详见第二十一章。

（九）射频仪

肺静脉电隔离对射频仪无特殊要求，常规设置温度为43℃，功率为30～35W。

（十）心脏体外除颤器

可能需要多次房颤同步电复律，最好使用非手持电极板系统，术前将除颤电极板负极贴在心尖部偏腋下，正极贴在胸骨右缘第二肋间。另外备一台手持电极板心脏体外除颤器。

四、术前准备

（一）常规准备

同普通导管射频消融术，测定出凝血时间、血常规、电解质、肝炎免疫、肝肾功能、全导联心电图、24小时动态心电图、经胸心脏超声、正侧位胸片、经食管心脏超声心动图和左心房及肺静脉多层螺旋CT成像。青霉素皮试、碘过敏试验、备皮、术前禁食。除临床研究需要外，多不强调术前停用抗心律失常药物。然而，若为持续性房颤，术前必须采用口服华法林抗凝达标（维持INR值2～3）3周，术前3天停用华法林，改用低分子肝素皮下注射，术后继续使用肝素4天，术后1天起口服华法林3个月。进导管室前，留置导尿。术中给咪唑安定2mg和芬太尼负荷量0.05mg静注，继而静脉输注芬太尼0.05mg/h维持镇痛。

（二）医患沟通

首先向患者及家属阐述射频消融电隔离治疗的必要性、可行性和危险性，并介绍手术过程。在病人及家属均愿意选择导管射频消融电隔离治疗的前提下，了解患者心理状态，增强患者对医生的信任感，求得密切配合。认真履行心脏介入手术同意书签字手续，要求家属明确表示，万一术中术后有所不测，尤其是心包填塞，能持谅解态度并积极配合医师的抢救工作。

第三节　心房颤动消融的基本程序和技术

肺静脉前庭消融隔离术通常需做两次房间隔穿刺，分别导入两个长鞘。一个长鞘将用于导入Lasso环状电极，另一个长鞘将用于导入消融标测导管。在完成房间隔穿刺后，切记从鞘内注入肝素70～80U/kg体重，随后每小时追加肝素1000U。若用冷盐水灌注消融导管，注意将冷盐水中的肝素计入总量。

一、房间隔穿刺术

患者仰卧位，穿刺右颈内静脉或左锁骨下静脉，放置10极冠状静脉窦导管。股静脉穿刺，将直径0.813mm（0.032in）长260cm的指引导丝送入上腔静脉。沿指引导丝将房间隔穿刺鞘管送至上腔静脉，退出指引导丝。将造影剂注射器连接到房间隔穿刺针尾端，排尽针腔空气，充满造影剂，在透视下经房间隔穿刺鞘管，送入穿刺针。穿刺针在鞘管头端内0.5cm。在透视下顺时针转动穿刺针和鞘管，使针尖指向左后方约45°；向预定穿刺点处缓慢回撤，有时可见导管远端突然向左移动，提示导管顶端已进入卵圆窝。后前位透视下，在脊柱中线左心房影下缘上一个椎体高度为穿刺点高度，最大范围为0.5～1.5个椎体高度。常以冠状静脉窦电极最低点代表左心房下缘。在右前斜45°，适当旋转穿刺针鞘，使穿刺针及鞘管远段弧度消失呈直线状或接近直线状，此时穿刺针指向左后 45°，垂直指向房间隔。镜面右位心者采用左前斜位 45°。轻轻前送穿刺鞘，鞘管远端抵住房间隔卵圆窝，有些患者可通过鞘管感到左心房搏动，将穿刺针轻轻前送，即可穿破房间隔卵圆窝，进入左心房。穿刺后，经穿刺针注入造影剂，如造影剂呈喷射束状且左心房显影，则表明穿刺成功。可经 LAO 45°证实鞘管指向脊柱。确认穿刺针进入左心房后，将穿刺鞘管末端逆时针方向转动 15°，固定穿刺针，推送鞘管和扩张管进入左心房约 1cm，同时注射造影剂观察，确保鞘管与左心房壁保持距离。同时退出扩张管和穿刺针。

部分病例将鞘管送至上腔静脉重新定位，首先将穿刺针撤出，送入导引导丝，通过导丝将鞘管送至上腔静脉。也可不经导丝引导直接将鞘管和穿刺针送至上腔静脉，将鞘管撤至右心房中部，穿刺针头端撤至鞘管内，使方向指示器指向 12 点钟方向（胸骨方向），然后边左右摆动鞘管和穿刺针，边推注造影剂，边推送至上腔静脉（参见第三章）。

二、肺静脉造影

准确显示肺静脉开口，对于环状电极导管的选择和放置、肺静脉隔离线的定位十分重要。临床上常用逆行肺静脉造影来确定肺静脉开口。采用不同体位，展示肺静脉口的位置和大小，确定消融线的上下前后缘。左前斜位透视下左心耳有时与左肺静脉部分或完全重叠，因此，在放置左肺静脉导管时应尤加注意，对于鞘管放置困难的病例应首先行肺动脉造影，以确定左心耳及左肺静脉位置。在右前斜 30° 透视下，右肺静脉前庭开口大约在冠状静脉窦导管最低点上方 1~2 个椎体距离。在左前斜 45° 透视下，左肺静脉前庭大约在冠状静脉窦导管最低点上方 1.0~2.5 个椎体距离。

（一）非选择性左肺静脉造影（图 14-3）

穿刺房间隔后，将房间隔穿刺鞘指向左侧肺静脉开口。推注少许造影剂证实导管在肺静脉开口并使下肺静脉显影后，取 LAO 50°，10~20ml 造影剂，在 2~3 个心动周期内中速推入。在 LAO 50° 时，能最大限度地展示左肺静脉开口和左心房的连接。快速推入的造影剂可清晰地显示左上和左下肺静脉走行的开口。若造影鞘管在左上肺静脉，快速回流的造影剂可进入位于左上肺静脉下后方的左下肺静脉，多可清晰显示左下肺静脉近段。然后取 LAO 50°，再次造影，在该体位上，左肺静脉的开口平面垂直于射线走行方向，能最大限度地展示左肺静脉开口平面，显示左上下肺静脉的圆形或椭圆形开口。在 LAO 50° 体位，左肺静脉造影剂逆行进入左心耳，左心耳显影与左上肺静脉走行平行，左心耳位于左上肺静脉和左下肺静脉开口之间的左侧（图 14-4）。

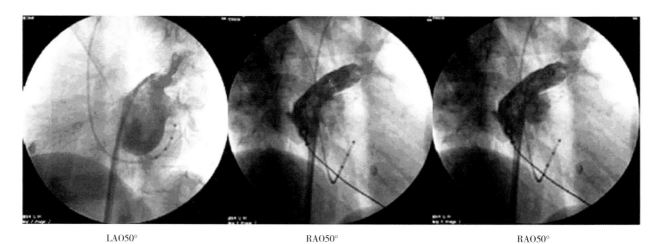

LAO50°   RAO50°   RAO50°

图 14-3 左肺静脉造影

左：LAO 显示左上肺静脉和左下肺静脉走行及与心房连接；中：RAO 显示左上肺静脉走行及开口和左下肺静脉血流回流造成的开口呈白色充盈缺损；右：延迟显示左下肺静脉开口。

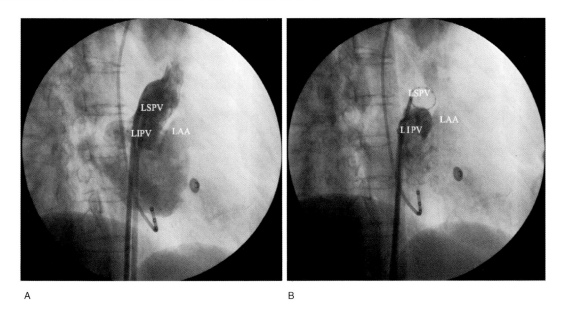

A   B

图 14-4 左肺静脉与左心耳的关系

A. RAO 位，左上肺静脉与左心耳平行走向；B. RAO 位，左下肺静脉开口与左心耳平行。

（二）非选择性右肺静脉造影（图 14-5）

在左肺静脉造影完毕，回撤鞘管约半个椎体距离，并顺时针方向转动房间隔穿刺鞘管，指向右后，靠近右上及右下肺静脉交界处，在 RAO 30°~45°，右肺静脉走行与射线近似垂直，推少量造影剂冒烟使右上及右下肺静脉同时显影。取 10~20ml 造影剂，在 2~3 个心动周期内中速推入，可显示右肺静脉上下界及上下肺静脉交界部。在 LAO 50°，右肺静脉开口平面几乎垂直于射线走向，再次造影，回流的造影剂清晰地显示出肺静脉开口。

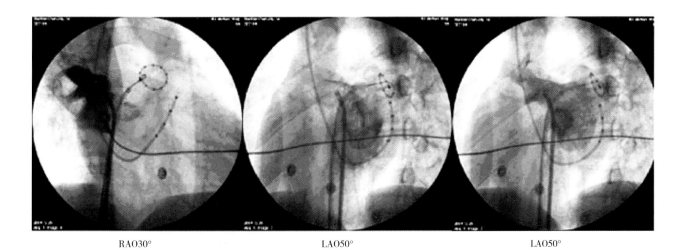

RAO30°   LAO50°   LAO50°

图 14-5 右肺静脉造影

左：RAO 显示右上肺静脉和右下肺静脉走行及与心房连接；中：LAO 显示右上肺静脉走行及开口和右下肺静脉血流回流造成的开口呈白色充盈缺损；右：延迟显示右下肺静脉开口。

（三）选择性肺静脉造影

非选择性肺静脉造影在部分患者不能有效充分显示左、右下肺静脉开口。可用右心导管分别行左、右下肺静脉造影（图 14-6）。

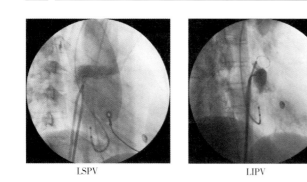
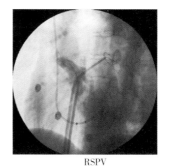
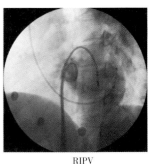

LSPV　　　　　　　　LIPV　　　　　　　　RSPV　　　　　　　　RIPV

图 14-6　选择性肺静脉造影
从左至右分别为左上肺静脉、左下肺静脉、右上肺静脉和右下肺静脉选择性造影。

三、左心房三维重建

(一) Carto 系统

1. 左心房采样取点

通过 CARTO 专用标测消融导管 (NAVY-Star，Biosense Webster) 于左心房取点行左心房三维重建。窦性心律或房颤时均可重建。取点过程就是沿左房壁移动导管，在确保导管与左房内膜稳定贴靠时采样，并在三维图上自动描绘左心房轮廓。取点时必须保持舒张末期稳定性，即在标测电极与心内膜接触时，连续 2 次心跳间的移动距离 <2mm，否则贴靠不好；还必须保持局部激动时间稳定性，即在心律规则时，标测电极连续 2 次心跳间的局部激动时间差别小于 2ms。初步重建完成后，需根据局部标测电位进行适当取舍，一般左房后壁及肺静脉开口周围区域应当多取点，在前壁可少取点 (图 14-7、图 14-8)。设定样点周围填充范围为 10mm，并应该保证取点的正确性及均匀性。

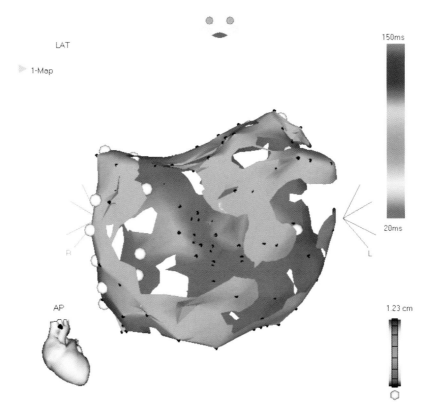

图 14-7　左心房及肺静脉口重建 (前后位)
填充域值为 7mm 时，可见左心房前壁取点较少。

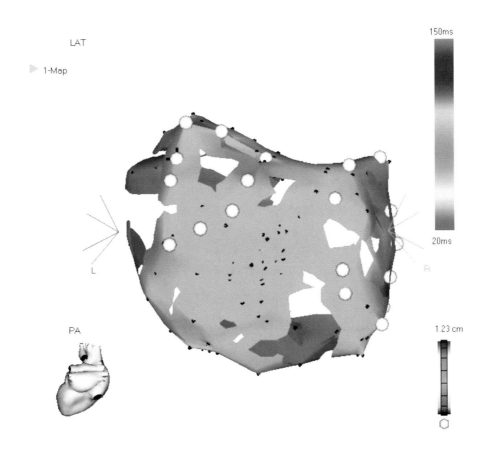

图 14-8　左心房及肺静脉口重建（后前位）
填充域值为 7mm 时，可见肺静脉口及左心房后壁取点较多。

2. 肺静脉开口确认

在左心房重建完成后，要确认肺静脉开口位置并标记。①影像定位：标测导管分别进入各肺静脉后缓缓回撤，回撤过程中导管头端的点头运动（drop-off）处常是肺静脉开口位置；后前位透视下，左右肺静脉前庭的后壁多数在脊柱的两侧。②标测定位：在导管由肺静脉内缓缓回撤过程中，肺静脉电位与心房电位振幅相当处，即为肺静脉开口位置（图 14-8）。③造影定位：左心房重建前，根据逆行肺静脉造影结果确定各肺静脉开口的前后及高低。在已重建的左心房几何构形上，标记肺静脉开口位置，一般应至少确定一侧肺静脉开口的最高点、最低点、前缘点及后缘点（图 14-3～图 14-6）。

3. 左心房三维图像的修饰

肺静脉造影时，可初步显示左心房结构，左高右低，后壁平坦。Carto 重建的左心房三维结构，应基本符合左心房造影所见。在左心房基本结构重建之后，应适当删除取点所形成的假腔，使其符合左心房造影的基本形态。肺静脉开口的确定对于消融至关重要，左上肺静脉开口位于左心房的左上角，左下肺静脉开口更靠近左心房后壁，左上和左下肺静脉开口并不在同一个平面上。因此，依照左上和左下肺静脉及前庭构建的左肺静脉与左心房长轴夹角较小，呈俯卧于左心房后侧壁的态势。右上肺静脉开口于左心房右上角，右下肺静脉开口于右上肺静脉口更后方的左心房的右下角，二者的开口更近似于矢状面上，表现为上下和前后的关系，因此在后前位上近似于与左心房长轴垂直。一般而言，两个左肺静脉的开口距离较近，两个右肺静脉的开口距离较远，所以左肺静脉前庭小于右肺静脉前庭。在得到满意的左心房几何构型之后，在肺静脉前庭位置，预设环肺静脉消融线（图 14-9）。

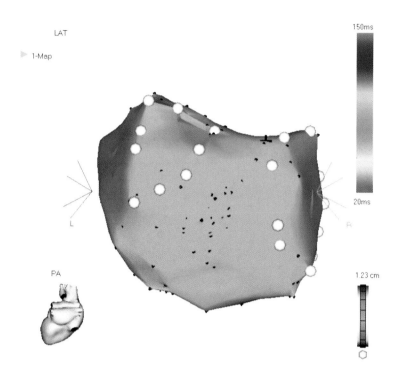

图 14-9 重建后的左心房及肺静脉（后前位）
填充域值为 15mm 时左心房解剖图，白色标记点为肺静脉口位置。

（二）三维非接触标测系统（Ensite Navx）

将三对能发出 5.6KHz 的低压电场的电极片，分别贴在前胸、后胸，左、右腋下以及颈部、大腿内侧，构成三维空间的 X、Y、Z 轴，用来感知标测和消融导管在心腔内的三维空间位置。参考电极可设置于体表、冠状静脉窦、主动脉等部位，用以确定标测和消融导管的相对空间位置。Ensite/Navx 在构建左心房几何构型可应用任何普通电极导管（普通消融大头导管、环状电极或冠状窦电极），系统能实时显示心腔内导管的位置及导管移动。在构建左心房时，首先将导管分别放入各个肺静脉开口，并拖动至左心房，通过观察导管的运动和导管记录的肺静脉电位，结合肺静脉造影确定标记肺静脉开口位置。然后在左心房内拖动导管，系统将自动将导管的运动轨迹与系统自动设定的中点显示成柱状三维构像。在每一方位，系统自动识别距中心最远的导管位置构建左心房。应当尽可能拖动导管至心房的不同位置如后壁、侧壁、顶部和前壁。在采样完成之后，根据左心房形状，适当修正左心房构型。在得到满意的左心房几何构型之后，在肺静脉开口位置，预设环肺静脉消融线。采用 EnSite/Navx 指导消融时，对于左心房三维构型的要求较高，肺静脉前庭开口的定位要准确（图 14-10）。

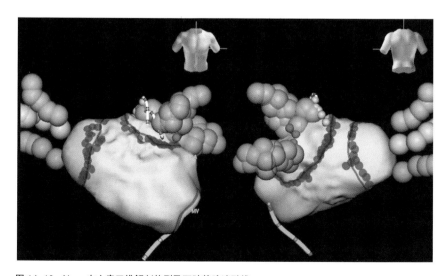

图 14-10 Navx 左心房三维解剖构型及环肺静脉消融线
左图为前后位，右图为后前位。灰色球状结构为重建后的肺静脉，黑色点线为环肺静脉线形消融线。

第四节　肺静脉前庭环形标测消融

一、肺静脉前庭标测

反复回放肺静脉造影，左前斜位判定左肺静脉的上下缘和右肺静脉的前后缘，右前斜位判定左肺静脉的前后缘和右肺静脉的上下缘。准确判定肺静脉开口，其外 0.5 ~ 1cm 为肺静脉前庭与左心房的交界部位。将 Lasso 环形电极导管放入待隔离肺静脉口处，作为标测消融的指示路牌。将冷盐水灌注消融导管置入肺静脉内，略打弯或旋转导管使其贴靠肺静脉内壁，沿肺静脉壁缓缓回撤导管的过程中，导管头端出现突然滑落的位点，就是肺静脉前庭开口。在后前位透视下，左右肺静脉前庭的后壁多数在脊柱的两侧。消融径线应沿肺静脉前庭开口走行，但注意避免在左心耳内标测放电。

（一）肺静脉电位（图 14-11）

窦性心律或心房起搏时，肺静脉内通常可记录到双电位，前一电位多数情况下振幅较低，少数情况下振幅较高，为心房电位或心房远场电位；后一电位多呈高频尖峰波，为肺静脉电位，在沿肺静脉长轴进行标测时，肺静脉电位呈现由开口向深部传导的激动顺序。房早或房颤发生时，肺静脉电位和其前的心房远场电位发生位置倒转，肺静脉电位在前，心房远场电位在后，同时该肺静脉呈现由深部向开口部传导的激动顺序。

窦性心律时，左肺静脉前壁的肺静脉电位与左心耳远场电位常常融合，难以区别。若起搏冠状静脉窦远端或左心耳，则有助于准确判定左肺静脉电位。窦性心律时，右肺静脉的双电位通常较为清楚，在右肺静脉开口近端记录到的高频电位即为右肺静脉电位，该处心房远场电位较低。少数情况下，特别是使用 10 极间距均匀的环状标测电极时，在右上肺静脉还可记录到一个相对高频的电位，此时需验证该电位是否为上腔静脉电位。若起搏高位右心房或冠状静脉窦近端，观察激动顺序，则有助于鉴别诊断。在心房起搏下，肺静脉前庭电位表现为双电位或者碎裂电位（图 14-14）。

在窦性心律、心房起搏或房性早搏时，肺静脉开口周径上的激动顺序常不一致，有激动顺序时差存在，提示左心房与肺静脉间的电传导并非均一，存在优势传导部位或突破部位。上肺静脉底部、下肺静脉顶部、上肺静脉后上和前上部及右下肺静脉下后部等常表现为优势传导。若窦性心律或冠状静脉窦远端起搏时，心房远场电位和肺静脉电位均容易识别，肺静脉电位最提前处往往也是心房电位和肺静脉电位间期最短的部位。

（二）致心律失常肺静脉

同一个肺静脉局灶发放的激动除可发动房颤或形成房早外，随其频率的变化还可按比例夺获心房，体表心电图呈现为房性心动过速，这个肺静脉称之为致心律失常性肺静脉。窦性心律或起搏冠状静脉窦或起搏左心耳时，若在肺静脉内记录到左房传入电位，则说明肺静脉与左房存在电连接，表现为心房远场电位在前，肺静脉电位在后。若肺静脉与左房存在电连接，则有可能为致心律失常肺静脉。若肺静脉有早搏产生，则认为是致心律失常肺静脉。与窦性心律比较，在肺静脉早搏时，肺静脉电位跃至心房远场电位前方，而在房颤发生时，若肺静脉内能记录到高频电活动，则为致心律失常肺静脉（图 14-12）。当异位灶位于肺静脉正开口部位时，肺静脉电位和心房远场电位并不一定发生明显的位置倒转，此时应标测心内最早激动部位，特别应排除非肺静脉起源局灶的可能性；肺静脉电位在传导过程中可能会出现肺静脉内阻滞，而并不一定都能激动心房形成房早。

二、肺静脉前庭环形消融

左、右肺静脉前庭环形消融隔离应分别进行，根据习惯可先做左侧，也可先做右侧，在三维标测导引下，建立左、右两个肺静脉前庭主消融环。实际的环形消融径线，是由多个消融点连接形成一个密闭的消融环，消融环应该环绕上下肺静脉前庭，沿肺静脉—左心房交界部走行，实现肺静脉电活动与左心房电活

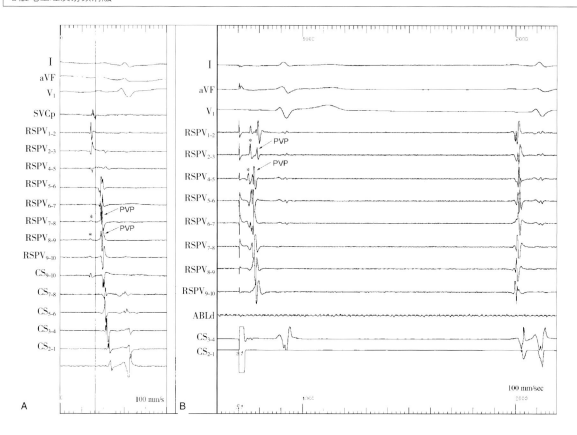

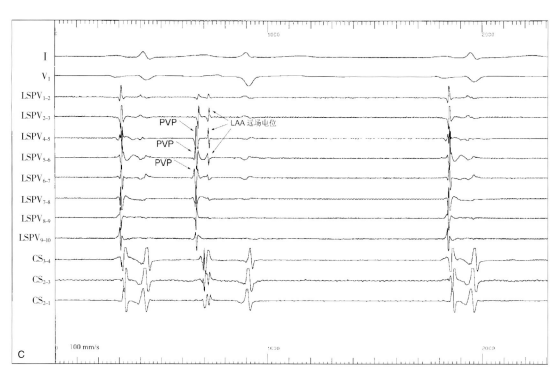

图 14-11 肺静脉环状标测的肺静脉激动顺序

A. 窦性心律下，右上肺静脉（RSPV）的环状标测可以记录到双电位，前面的低钝电位为上腔静脉（SVC）的远场电位（*），后面的高频电位为 RSPV 肺静脉电位（PVP），可见 RSPV 周径上激动并不同时，最提前的 PVP 位于 RSPV$_{4-5}$ 处。B. 左上肺静脉（LSPV）的环状标测，左侧心搏为冠状静脉窦远端起搏心律，右侧一个心跳为窦性心律，可见窦性心律下，心房远场电位（*）与 PVP 融合，冠状静脉窦远端起搏后二者分开，最早 PVP 位于 LSPV$_{6-7}$。C. LSPV 的环状标测，第 1 和第 3 个心搏为窦性心律，中间一个心搏为起源于 LSPV 的房早，可见窦性心律时 PVP 和左心耳（LAA）的远场电位融合，而在早搏时，PVP 跃至 LAA 远场电位之前，并有一定的激动顺序，以 LSPV$_{6-7}$ 处的 PVP 最为提前。

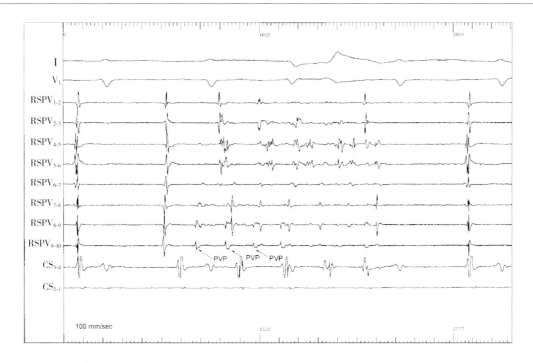

图 14-12　致心律失常性右上肺静脉（RSPV）

图示 RSPV 内出现快速紊乱的电活动，局部除极频率远快于冠状静脉窦。这是致心律失常肺静脉的重要特征。

动的完全隔离。消融环通常呈不规整椭圆形，长轴近似垂直。左右两个消融环在左心房后壁中部距离较近（图 14-13）。消融导管在沿肺静脉前庭左房交界部移动时，每点应该记录到双电位或复合高频电位，其由肺静脉电位和左心房电位组成，将这些点连接起来称为"双电位线"，代表"肺静脉口"，位于造影显示的真正的肺静脉口外，消融线应沿双电位线或在双电位线的心房侧走行（图 14-14）。

房颤消融的有效反应在少部分病例表现为放电过程中房颤突然中止，在大部分病例表现为环状电极记录的肺静脉电位有一个量变到质变的过程，其变化可发生在全导联肺静脉记录，也可仅发生在部分导联，包括：①肺静脉电位消失；②肺静脉−左心房电位传导比减少；③肺静脉环周激动顺序改变；④左心房−肺静脉电位间期延长；⑤肺静脉电位振幅降低至起初的 20% 或绝对值 <0.05mV。在出现有效反应的位点，应继续给予 30 秒左右的补充消融。

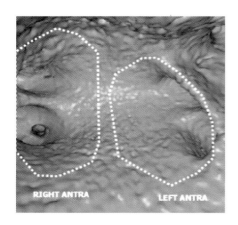

图 14-13　肺静脉前庭环形消融径线的左房内面观

实际的环形消融径线，是由多个消融点连接形成一个密闭的消融环，消融环应该环绕上下肺静脉前庭，沿肺静脉−左心房交界部走行。消融环通常呈不规整椭圆形，长轴近似垂直。左右两个消融环在左心房后壁中部距离较近。

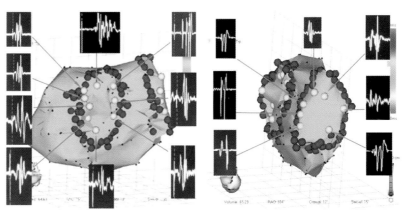

图 14-14　CARTO 系统重建的左心房三维构型及肺静脉口的"双电位线"和环肺静脉消融线

左心房三维构型重建后，在 X 线、肺静脉造影及三维影像指示下，于肺静脉口和左心房之间标测双电位点（图中白色点），每点记录呈双电位或复合高频电位，由肺静脉电位和左心房电位组成，将这些点连接起来称为"双电位线"，代表"肺静脉口"。在造影显示的真正的肺静脉口外，消融线沿双电位线或在双电位线的心房侧（图中黑色点线）。左图为左肺静脉，心内电图为起搏冠状窦时记录；右图为右肺静脉，心内电图为在窦性心律时记录。

肺静脉内消融时的阻抗通常为 $140 \sim 160\Omega$，肺静脉—左心房交界部位消融时的阻抗通常在 $100 \sim 120\Omega$。自肺静脉内缓慢回撤消融导管过程中，若出现阻抗骤降，则该处可被判为肺静脉和左心房交界部位。冠状静脉窦起搏时，肺静脉和左心房交界部的局部双极电图，通常表现为局部电位碎裂多折，且含有较多高频成分。

将 64 排 CT 的左房三维重建图像与 Carto 系统的左房重建图像融合，形成的融合图像更逼真，更立体化。从心房外膜面观察，见消融径线沿肺静脉前庭与左房交界部构成完整消融环（图 14-15）。

采用 Carto 专用冷盐水灌注导管或 EnSite/Navx 兼容的普通冷盐水灌注导管头端电极进行放电消融。预设能量 30W，预设温度为 43℃，盐水灌注速度在放电过程中为 17ml/min，放电间歇持续流速为 2ml/min。每一点放电至局部双极心内膜电图振幅降低至 <0.05mV，或有效放电至 30 秒，并将其标记在三维构像上，直至所有消融点连成一个消融环。消融时，导管的稳定贴靠是保证有效隔离的关键。若导管随心脏跳动位移小，在三维构像上导管头端呈实心成像，局部电位振幅高大稳定，则提示导管贴靠稳定。

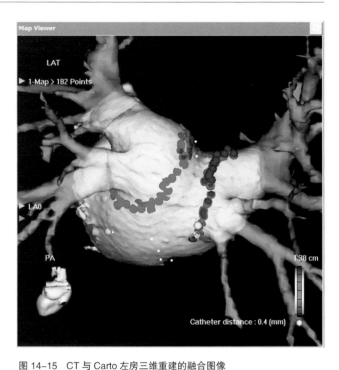

图 14-15　CT 与 Carto 左房三维重建的融合图像
将 64 排 CT 的左房三维重建图像与 Carto 系统的左房重建图像融合，形成的融合图像更逼真，更立体化。从心房外膜面观察，见消融径线沿肺静脉前庭与左房交界部构成完整消融环。

三、节段性补充消融

在完成主环消融径线后，通常肺静脉前庭的电学隔离还不完全，部分节段可能残存传导，因此需要在消融线上或偏肺静脉口侧，寻找残存传导部位的最早激动点，进行节段性补充消融（图 14-16）。将 Lasso 环状标测导管，先后置于同侧上、下肺静脉内进行残存传导节段定位，采用消融导管精细标测最早激动点及补充消融。补充消融左侧肺静脉宜采用右前斜 50°，补充消融右侧肺静脉宜采用左前斜 50° 投照体位，以便充分展开肺静脉口和环状电极平面，准确指导补充消融靶点。将消融导管放在已完成的消融环上，若局部电位振幅 <0.05mV，则认为该处被有效隔离。否则，应在该处补点消融。残存传导部位的腔内双极电图呈碎裂挫折波形。起搏冠状静脉窦远端或左心耳对于左肺静脉消融后残存电位来源的判读亦具有重要意义。如果完成上述消融径线后房颤未终止，则进行经胸直流电复律；如果电复律亦未能奏效，则返回病房后服用胺碘酮 2~3 周，之后再行电复律。

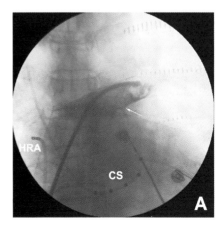
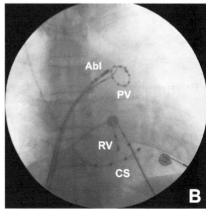
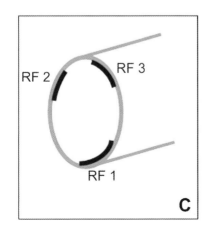

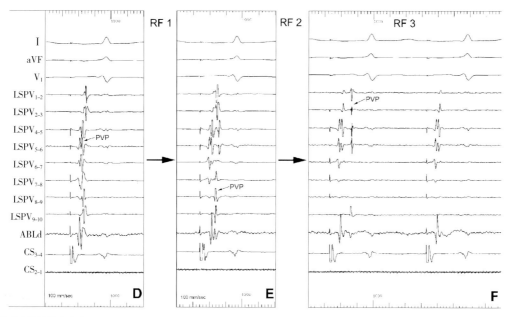

图 14-16 肺静脉阶段性补充消融

A. 左上肺静脉（LSPV）的选择性造影，箭头所示为 LSPV 的开口下缘；B. 肺静脉环状标测指导下行 LSPV 节段性补充消融的X 线影像；C. 右前斜位下 LSPV 开口部模式图，RF$_{1-3}$ 分别为位于 LSPV 前底部、后上部和前顶部的 3 个消融节段；D. 消融前 LSPV 的环状标测，A 波与肺静脉电位（PVP）呈融合状态，电极 5～6 处 PVP 最早；E. 消融 LSPV 前底部节段（RF1）后的环状标测，显示肺静脉电位延迟；F. 第 1 跳为消融 LSPV 后上部节段（RF2）后的环状标测，可见肺静脉电位（PVP）已经明显延迟，第 2 跳显示在消融 LSPV 前顶部节段（RF3）后该肺静脉的 PVP 消失，仅存左心耳远场电位，亦即被电学隔离。ABL＝消融导管；PV＝肺静脉环状标测导管；CS＝冠状静脉窦标测电极导管；RV＝右心室起搏电极导管；HRA＝高位右心房标测电极导管。

第五节　心房颤动消融的其他策略

一、心房峡部线性消融（图 14-17）

若术前有右房房扑发作史，或肺静脉隔离术后有右房房扑发作，则应对右房峡部进行线性消融，达到峡部双向阻滞。若肺静脉隔离术后有左房房扑发作，则应对左房峡部进行线性消融。左房峡部位于左下肺静脉与二尖瓣环的连线上。大约只有 40% 的患者可以经心内膜途径阻断左心房峡部的传导，另外，60% 的患者需要同时行冠状静脉窦内放电消融，方能实现左房峡部传导的双向阻滞，而在冠状静脉窦内放电无疑会显著增加心脏压塞和回旋支动脉损伤的风险。有学者认为，左房房扑的发生与肺静脉隔离不全有关，完全隔离的病例发生左房房扑显著减少。

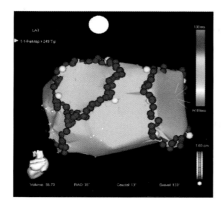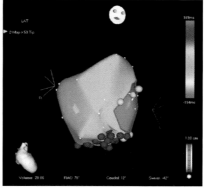

图 14-17 心房三维电解剖标测显示峡部消融径线

左图显示的环肺静脉消融径线和二尖瓣环峡部消融径线；右图显示三尖瓣环峡部消融径。黑色圆点为消融部位。

二、心房碎裂电位消融

心房碎裂电位消融属于房颤基质的消融。可结合罪犯肺静脉前庭环形消融，也可独成一种房颤消融策略。心房碎裂电位是指由 2 个或 2 个以上的碎裂波折组成的心房波或连续 10 秒以上、无恒定基线且平均周长≤120ms 的心房激动（图 14-18）。左房碎裂电位主要分布在右前、左上和下后部，于左房神经节分布一致。阵发性房颤和持续性房颤的心房碎裂电位分布区别不大，而慢性房颤的心房碎裂电位分布区较阵发性房颤广泛。

心房碎裂电位消融必须在房颤时进行，无房颤时应该诱发房颤，必要时加用异丙肾上腺素诱发。然后让患者吞钡显示食道，明确食道与左房的比邻关系。导入 Lasso 环状电极，标测确认罪犯肺静脉，若有肺静脉心动过速，则隔离罪犯肺静脉。若房颤转复，则再次诱发房颤。接着进行左房基质消融，消融心房碎裂电位，尤其是间隔和顶部。若房颤仍然持续，则考虑消融上腔静脉和冠状静脉窦。消融过程中，可见房颤波频率逐渐减慢，房颤常被消融终止。心房碎裂电位消融终点为心房碎裂电位完全消失或消融过程中房颤转为窦律，且不能被再次诱发，并不要求隔离所有肺静脉。若心房碎裂电位完全消失后，房颤转为房扑或房速，则进一步标测消融房扑或房速。

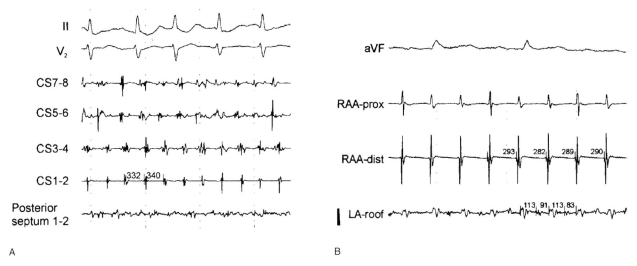

A   B

图 14-18　心房碎裂电位（CFAE）
A. 后间隔区（Posterior septum 1-2）CFAE，示连续持久低幅电激动特征；B. 左房顶部（LA-roof）CFAE，示极短周长的低幅电激动特征。

三、心脏神经节消融

消融左房肺静脉开口周围的迷走神经节是一种房颤消融新策略。肺静脉周围神经节分布在上肺静脉多于下肺静脉，在下肺静脉上壁多于下壁，在心外膜多于心内膜。在房颤持续过程中，所有神经节分布区均存在碎裂电位。在完成环肺静脉前庭的线性消融后，通过环状电极发放阈下刺激（频率 20Hz/ 脉宽 0.1ms/电压 12V），刺激过程中能够出现迷走反射的部位即为迷走神经节的分布部位，最后对这些部位施以射频消融，能明显提供房颤消融成功率，减少复发率。

四、上腔静脉标测消融

上腔静脉近心段有心肌袖存在，肌袖可向上延伸 2 ~ 4cm。肌袖异位兴奋灶对房颤的促发和维持均有作用。局限在上腔静脉的异位颤动节律可与正常窦性节律同时存在。据不完全统计，起源于上腔静脉的局灶性房颤约占阵发性局灶性房颤的 6%。

若考虑房颤异位灶来自右房，则沿终末嵴放置 12 极导管（极长 1mm，极间距 2mm），达右房－上腔静脉交界区（房腔交界区），或继续向上退送进入上腔静脉，至远端上腔静脉电位不小于 0.05mV。行手推注射法上腔静脉造影，确定房腔交界区，将向外凸出的右房壁与竖直的上腔静脉壁的交界部被定义为影像学房腔交界区。窦律时，上腔静脉电位的特征是一个时限 <50ms，振幅 >0.05mV 的快速波折。激动顺序为房腔交界区→上腔静脉远心端，可达房腔交界区上约 4cm。在房腔交界区，上腔静脉电位与局部心房电位的融合点，也被称为突破点，这是上腔静脉与心房间电传导的交通要道，随导管移向上腔静脉远心端，上腔静脉电位逐渐与远场心房电位分开，并越来越落后于心房电位，表现为典型的上腔静脉近端到远端的激动顺序。若在房腔交界区记录到双电位，则第一个电位成分是右房电位（A 波），第二个电位成分是上腔静脉电位。上腔静脉电位是将被追踪标测的目标电位。在上腔静脉远心端不再能记录到清晰电位信号的部位可被认为是上腔静脉的终缘。当上腔静脉异位波动发生时，上腔静脉电位与远场右房电位的时间顺序突然发生逆转，上腔静脉电位突然领先于远场右房电位，并向房腔交界区传导，表现为上腔静脉远端至近端的激动顺序。在上腔静脉异位灶兴奋初期或发作期间，在上腔静脉内或靠近房腔交界区常可记录到文氏传导或 2∶1 传导，能下传心房最早异位激动点的上腔静脉电位可较其相应的 P 波提前 10～90ms

窦律时，最早激动区的确定是根据上腔静脉最早负向快速波折及或心房电位与上腔静脉电位主要成分的融合。消融靶点为上腔静脉双电极图上较房颤起点提前最早的异位搏动点。使用 4mm 大头导管（温控），设置温度为 45℃，最大功率为 30W，每次放电时间最好不超过 40 秒。若病人诉烧灼痛，咳嗽或出现严重心动过缓，则应立即停止放电。消融终点是全部上腔静脉异位灶电位被消除或其电位振幅低于放电前的 50%。成功消融靶点多在房腔交界区上 1～3cm。

可采用 Carto 电解剖系统，重建三维上腔静脉激动图，在窦律下标测消融房腔交界区的上腔静脉最早激动点（突破点）。当第一个突破点被消融清除后，则有第二个提早的上腔静脉电位记录点或上腔静脉内激动顺序发生明显变化，则提示有第二个突破点的存在。可继续消融第二个突破点。消融终点是所有上腔静脉电位的消除或上腔静脉异位激动电位完全与右房电位分离。

上腔静脉内放电可因局部静脉壁水肿而导致上腔静脉狭窄，对于术后有症状的窦速或残余房早，可酌情给予 β 阻滞剂治疗。

五、复发病例的消融

环肺静脉前庭隔离术后，房速或房颤的复发几乎均与肺静脉隔离不完全或肺静脉—左心房传导恢复有关。对已行肺静脉电隔离术的复发患者，无论复发表现为房颤，还是房速，再次消融术中仅行再次肺静脉电隔离术即可获得较高的成功率，这一点已经成为绝大多数专家的共识。如果复发的心律失常为房颤，则需再次完成整个肺静脉前庭环形消融线；如果复发的心律失常为左房房速，则在 Carto 系统指导下根据激动顺序标测阻断折返环或再次肺静脉电隔离。

第六节 消融后电生理评价

肺静脉前庭环形消融达到终点时，最常见的表现形式是肺静脉电位突然完全消失。消融终点是经 Lasso 环状电极标测证实的两侧肺静脉均已实现电学隔离，即左心房—肺静脉电连接完全阻断。窦律或心房起搏，甚至房颤持续时，左房电位完全不能传导至肺静脉，肺静脉电位完全消失（图 14-19）；肺静脉内起搏时，肺静脉起搏电位也完全不能传导至左房。然而，在肺静脉完全隔离的病例，仍可记录到肺静脉自发电位，不过这种自发肺静脉节律和心房电活动无关，此即肺静脉—心房电分离现象，出现几率约为 12%，多见于右上肺静脉，常见型为缓慢性肺静脉节律，平均周长为（2300±1100）ms，而少见型为高频肺静脉节律，平均周长为（179±77）ms（图 14-20）。在肺静脉完全隔离的病例，若房颤仍然存在，则需进行电转律，然后在窦性心律下重新评价消融效果，如仍有残留的肺静脉电位则需进行节段性补充消融。对术前合并房扑者，需要同时消融三尖瓣环—下腔静脉峡部，造成右房峡部完全性双向阻滞。若术中出现左侧房扑，则加补消融左房峡部。若加补消融左房峡部后，房扑不终止，则进行快速电刺激，终止房扑。

若术中出现左侧房速，则需重新评价肺静脉是否被完全隔离。

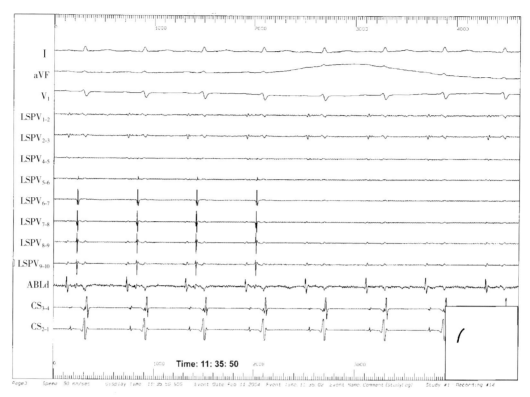

图 14-19 肺静脉电位消失为电隔离成功的标志

Lasso 电极在左上肺静脉记录到肺静脉电位（第 1~4 个心动周期），电隔离成功时，肺静脉电位立即消失。

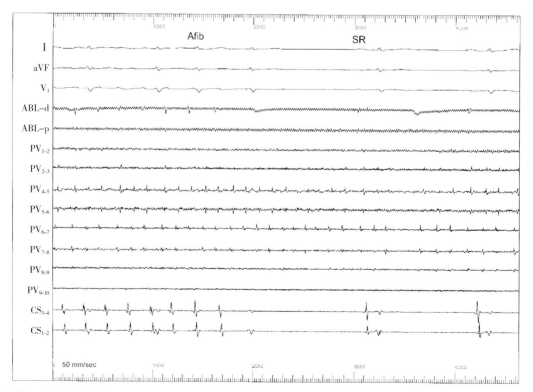

图 14-20 肺静脉—心房电活动分离

房颤心律下隔离右侧肺静脉过程中，肺静脉（$PV_{1-2} \sim PV_{9-10}$）被电学隔离，心房激动恢复为窦性心律（SR），然而肺静脉内的高频激动（平均周长 120ms）仍然持续存在。

第七节 心房颤动消融并发症

一、急性心脏穿孔

（一）病因及预防

房间隔穿刺有导致右心房、冠状静脉窦、主动脉根部和左心房等部位穿孔的可能。若一次房间隔穿刺失败，推荐通过导丝将房间隔穿刺鞘送至上腔静脉，然后重新穿刺，则可避免刺破右房。若穿刺针可进入左心房，但推送鞘管困难，最好更换穿刺点，以免撕裂间隔或因惯性进针太深而穿破左心房。左心房内操作导管致左心耳穿孔的几率很高。左心耳壁薄，收缩力差，当导管进入左心耳时，头端出现固定，此时若继续推送导管则可导致心耳穿孔，一旦穿孔开胸修补将不可避免。使用冷盐水灌注导管进行二尖瓣环峡部或冠状静脉窦内放电时，发生爆裂伤可导致心脏穿孔。设功率 <35W，每点放电≤30 秒，一般均可避免。

（二）诊断

①突发呼吸困难、烦躁、意识模糊或意识丧失。②血压突然降低（部分原有高血压者在心脏穿孔后血压测值在"正常"水平）。③初期常见心率减慢，但随后可出现心率增快，严重者可表现为心脏骤停。④心影增大，搏动消失。如心腔内标测电极仍在跳动，说明未出现心脏骤停。⑤心影内可见与心影隔开的随心脏搏动的半环状透亮带，距心影边缘 1cm 左右，分布于心尖部、前壁和下壁近心尖部，为心包脂肪垫的显影。

根据症状、体征（血压低）及 X 线特征，可初步诊断急性心脏压塞。若血流动力学状态尚稳定，动脉收缩压维持在 80～90mmHg 以上且神志清楚时，则进一步超声心动图确诊，否则应立即救治。若急性心脏压塞诊断可疑，且不能完全排除严重心动过缓 - 低血压综合征时，可静脉给予异丙肾上腺素或阿托品，若症状明显好转，则支持严重心动过缓 - 低血压综合征，若症状改善不明显或无效，则倾向于诊断急性心脏压塞。

（三）处理

一旦确诊急性心脏压塞，应争分夺秒立即抢救。但是，若无明确证据，尽量避免试探性心包穿刺。在积极联系外科做好紧急手术准备的同时，最为重要的抢救措施是立即在 X 线与造影剂指示下进行心包穿刺引流术（图 14-21）。患者取平卧或半卧位，将 18 号静脉穿刺针连于 10ml 带有造影剂的注射器上，于左肋膈角进针，进针方向为向左 30°、向下 45°，负压进针回抽，出血性液体后推注造影剂，如造影剂沿心包腔分布，证实穿入心包。经穿刺针送入直径为 0.889mm（0.035in）长为 145cm 的导丝至心包内，经长导丝送入动

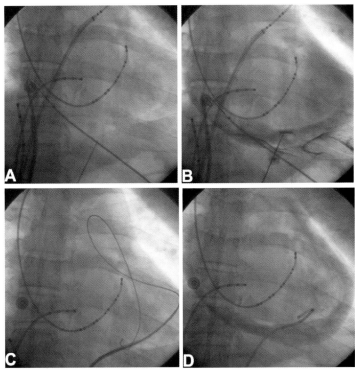

图 14-21 房颤导管消融术中发生急性心脏压塞 1 例
病例特点：因阵发性房颤行肺静脉电消融。术中询问病人有无不适时突然发现患者意识丧失，之前无任何主诉。心率 80 次 /min 左右，亦无明显变化。透视下可见典型心包积液征，即刻明确急性心包压塞诊断并予以穿刺引流。A. X 线透视下经肋膈角向左 30°、向下 45° 方向进针，针尖至心包影。可见心影（心包壁层）扩大无搏动，而心影内有透光度稍好的心脏影（心包脏层）搏动明显，心尖及下缘与心包积液之间可见特征性的半环透光带，为心尖的脂肪垫影；B. 继续进针 5mm，穿刺针刺入心包抽出回血后向心包内注射 5ml 造影剂，确定针尖在心包腔而非心腔内；C. 送入直径为 0.889mm（0.035in）长为 145cm 的 J 形导引导丝，沿导引导丝送入 6F 动脉鞘；D. 沿动脉鞘送入 6F 猪尾导管开始进行抽吸积血。

脉鞘，沿导丝经动脉鞘送入猪尾巴导管进行引流，多数患者在引流后症状迅速缓解，至无血液抽出后将引流管固定于皮肤，尾端连于三通后保持无菌，保留引流管 12～24 小时后可拔除。

急性心脏压塞开胸手术指征：①抽出积血 350ml 以上，仍需继续抽血才能保持血流动力学稳定；②左心耳穿孔；③虽难以再引流出血液，但患者症状无明显改善甚或加重（除外引流管闭塞及位置不当），此种情况常见于穿孔较大，出血较急，心包的去纤作用来不及发挥，导致血液凝固。开胸手术无论是在手术室或是导管室进行，在切开心包之前均应保证持续有效的引流以保证血流动力学基本稳定。对于不能及时开胸的患者，应持续引流维持血压，在抽出血液超过 350ml 后继续抽出的新鲜血液可经静脉自身回输以维持血压，但回输心包内血液量过大（>800ml）有导致肺栓塞或弥漫性血管内凝血（DIC）等并发症的危险。

二、血栓栓塞

血栓栓塞并发症绝大多数都是脑卒中，发生率在 1% 以下。原因包括血栓脱落、气体栓塞、消融焦痂脱落等。轻者表现为一过性脑缺血，重者可遗留不可恢复的神经功能损伤，甚至致命。

术前食管超声心动图（TEE）检查对于所有拟行导管消融治疗的房颤患者均是必需的，即使对于无任何已知血栓栓塞危险因素的阵发性房颤患者。TEE 检查的时机应该是术前 24 小时以内。

在房间隔穿刺和肺静脉造影过程中，应注意避免气体通过穿间隔鞘管进入左房及避免血液在鞘管内凝固。在通过鞘管注射造影剂或者送入导管之前，务必充分回吸鞘管内的血液，同时在推注造影剂前应确保注射器内气体不会进入左心房。术中通过微量泵以肝素盐水恒速冲洗左心房鞘管；穿间隔成功后应及时进行肝素抗凝，以防鞘管周围形成血栓。

所有患者术前口服华法林 1 个月，维持国际标准化率在 2.0～3.0 之间。术中持续抗凝，房间隔穿刺成功后按 60～80U/kg 的剂量给予单剂普通肝素，此后操作时间每超过 1 小时，追加肝素 1000U。常规采用盐水灌注导管和顶端电极为 8mm 的消融导管，避免采用普通温控导管在左心房内消融。

三、肺静脉狭窄

肺静脉造影（包括选择性肺静脉造影和磁共振或多排 CT 的肺静脉造影）显示肺静脉直径较消融前减少 50% 以上，则定义为肺静脉狭窄。肺静脉消融术后应在 6～12 个月时常规行肺静脉的磁共振血管造影或多排螺旋 CT 检查，除外肺静脉狭窄。

（一）病因及预防

肺静脉内消融或高温度（>50℃）消融为肺静脉狭窄发生的重要因素。若受治肺静脉开口直径较小，肺静脉节段性消融范围超过肺静脉周长的 1/2，追求电隔离效果而过度消融，则易招致肺静脉狭窄。若环状消融径线在肺静脉前庭而不在肺静脉口以及采用低功率消融（如设定功率为 30W，温度在 43℃），则基本可避免肺静脉狭窄的发生。需要特别强调的是，三维标测并不能避免肺静脉狭窄的发生。当三维标测重建的左房构型移位，而术者未能及时发现时，有可能误导在肺静脉内放电，导致肺静脉狭窄。

（二）诊断

单支轻度肺静脉狭窄常无症状，而单支完全闭塞肺静脉或多支肺静脉同时狭窄则多具有症状。最早期的症状为劳力性呼吸困难，大多呈进行性加重，常伴持续性咳嗽，其他还包括胸痛、血痰、低热、反复发作且抗生素治疗无效的肺部感染等。肺部听诊偶尔可闻及湿性啰音，其余无明显体征。若肺通气－灌注扫描发现部分肺野灌注缺损而通气正常，则提示肺静脉狭窄存在，确诊需依赖磁共振或多排 CT 的肺静脉和左心房造影（图 14-22，图 14-23）。

（三）处理

无症状的肺静脉狭窄除持续抗凝预防肺静脉血栓形成外无针对性治疗。症状性肺静脉狭窄药物治疗无效，通常需要进行球囊扩张或支架介入治疗，以缓解狭窄。而介入治疗虽有非常好的即刻效果，但术后再狭窄发生率很高。

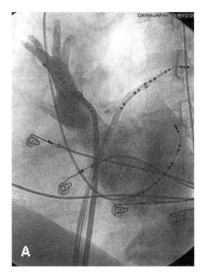 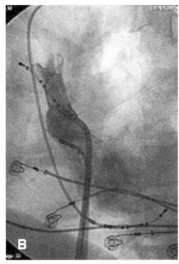 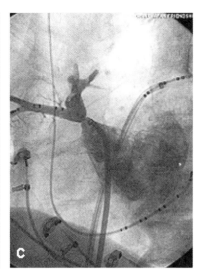

图 14-22　房颤导管消融术后出现肺静脉狭窄 1 例

A、B. 第一次房颤导管消融术中右上肺静脉消融前后的造影，未见肺静脉狭窄。消融技术为肺静脉内点状消融，功率为20～40W，累积放电 2900 秒。
C. 1 年后该患者因房颤复发而再次行电生理检查时的右上肺静脉造影，可见原消融部位已出现 70% 的狭窄。该患者临床无任何提示肺静脉狭窄的症状。

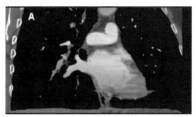 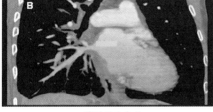 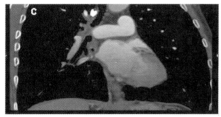

消融前　　　　　　　　　　消融后 3 个月　　　　　　　　　　消融后 6 个月

图 14-23　右下肺静脉消融后狭窄进展 1 例

肺静脉磁共振血管造影系列随访显示，肺静脉消融后 3 个月右下肺静脉近端已经可见程度约 80% 的狭窄，而至随访到 6 个月时该肺静脉已接近闭塞。

四、术后左房房速

左心房房速好发于肺静脉隔离术后数日到数周内，发生率为 1.2%～21%（平均 8%）。术后新发房速或房扑的心室率较难用抗心律失常药物控制，部分病例呈无休止性发作，较房颤更难耐受，已成为房颤消融的一个严重致心律失常副作用。左心房房速平均心动过速周长在 200～300ms 之间。环肺静脉消融线上有残存传导部位是其主要机制，亦即传导缝隙相关性心动过速。其他可能包括左心房大折返性房速和局灶机制引发性房速。

折返性左心房房速的运行环路多与二尖瓣环峡部或左房后壁有关。持久的隔离肺静脉是预防消融后房速发生的重要手段。部分左心房房速在术后 2～5 个月内自行消失，对新发左心房房速，不一定马上再次消融。

治疗新发左房房速的有效方法是再次消融。对于肺静脉—左心房传导恢复的左心房房速患者，应再次隔离肺静脉。对于非肺静脉局灶性房速，应标测心房最早激动点并消融之。对证实为大折返环机制的房速，应采取线性消融折返环。

五、左心房－食管瘘

主要见于左心房线性消融术。左心房—食管瘘是房颤导管消融最为严重的并发症，多于术后发现，表现为败血症等全身感染，具有高度致命性。左心房食管瘘的发生可能与左心房后壁消融时损伤过重和消融部位不当有关。在左心房后壁进行盐水灌注消融时，建议功率 <35W，而两侧肺静脉环形消融线之间的连线应尽可能位于左心房顶部，而不是左心房后壁，即消融损伤应尽可能避免食管的走行部位。

六、膈神经麻痹

主要见于右上肺静脉消融部位过深时。消融前，可行高电压起搏，确定产生膈肌刺激征的左房壁位点，消融时尽量避开膈神经走行部位。

（赵　学　马长生）

第十五章　室性早搏射频消融

　　近年来，随心脏电生理检查技术的完善和消融技术的成熟，使得室性心律失常的非药物治疗取得了飞速发展。目前射频消融术不仅可以治疗室性心动过速，也可以根治室性早搏。本章着重讨论有关室性早搏的射频消融术。

　　室性早搏（室早）是临床上较常见的心律失常，发生在心脏结构正常的单形性室早大多属良性心律失常，通常无致命性危险，预后良好。然而，频发室早可引起心慌、胸闷、疲劳及体力下降等明显症状，抗心律失常药物虽然有一定疗效，但属非根治性治疗方法，长期服用需监测药物副作用。有的药物本身可产生药物性致心律失常作用或因其他副作用患者不能耐受或因药物治疗无效而使治疗受到限制。

　　临床电生理揭示，单形性室早为局灶性起源，可被准确标测定位。临床电生理实践已经表明，采用射频消融术方法治疗室早安全、有效，可达根治的目的。对症状明显、药物治疗无效的频发单形性室早施行射频消融，可以消除室早及患者恐惧心理，改善相应症状，提高生活质量。特发性室性早搏与特发性室速的消融方法基本相同，消融成功率均达 90% 以上，并发症发生率低，安全性高。因此，对于符合射频消融指征的频发性室性早搏的患者，采用导管射频消融方法可作为理想的治疗选择。

第一节　消融适应证

　　室性早搏射频消融适应证目前并无统一规定。在我国心律失常的射频消融指南将其列为 II 类适应证。由于消融技术的成熟和良好疗效，已有越来越多的症状性频发室早患者将其作为首选治疗措施接受消融治疗。

　　适应证的选择可参考下列条件：

　　（1）心电图及动态心电图均证实为频发单形性室性早搏，而且频发室早稳定，24 小时动态心电图显示同一形态的室性早搏通常超过 1 万次以上者；

　　（2）有显著的临床症状，心理治疗加药物治疗无效或药物有效但病人不能耐受长期药物治疗或者不愿接受药物治疗者；

　　（3）因频发室早伴心悸、乏力症状和 / 或精神恐惧，明显影响生活和工作者；

　　（4）因频发室早影响到学习或就业安排，有强烈根治愿望。

　　需要指出的是，对有些无症状的频发性室早患者，通常查体或心电图检查时被发现，而对生活、工作或学习并无影响者，应尽量解除病人的思想负担和恐惧心理，避免"医源性症状"的出现，并不需积极建议消融治疗，除非动态心电图随诊证实伴有短阵频发室速者除外。而偶发室早或一般性频发室早则不宜消融治疗。

第二节　标测定位

　　特发性室性早搏最多见的起源部位以右室流出道居多，少数也起源于左室流出道、左室间隔部或游离壁部。右室非流出道部位起源的室早则需警惕有早期心肌病变存在的可能。室早的心电图定位、心内膜标测和消融方法与特发性室速基本相同，室速消融术的相关内容可供参阅。消融成功的关键在于靶点的精确定位。激动标测和起搏标测是常用的两种心内膜标测方法。根据心电图定位预测室早起源右室或左室的不同，分别经股静脉途径或股动脉途径将标测消融导管送达相应部位进行标测。

一、体表心电图定位

根据室早的 12 导联同步体表心电图 QRS 波形态和规律性特点分析，可对室早起源部位做出大致定位。一般来说，体表心电图 QRS 波呈 RBBB 图形的室早起源于左室，而呈 LBBB 形态者起源于右室。LBBB 伴电轴右偏或正常者，室早起源于右室流出道。LBBB 伴电轴右偏，Ⅱ、Ⅲ、aVF 导联主波向上，Ⅰ导联主波向下（Qs，Qr），起源于流出道偏向间隔部；Ⅰ导联主波向上（R，Rs），电轴正常则起源于流出道偏游离壁处；介于两者之间的区域，Ⅰ导联 QRS 波呈 rs、qR、qRs 型，电轴表现正常或轻度右偏。胸前导联 R/S 移行特点，R 波振幅逐渐增高，一般 V₃、V₅ 导联开始表现为 R/S>1。胸前导联 R/S 移行快，V₃ 即呈 R/S>1 者，提示室早起源点高（距肺动脉瓣近）或偏游离壁；反之，胸前导联 R/S 移行慢，V₄ 或 V₅ 导联才呈 R/S>1 者，起源点偏低或偏向间隔部。RBBB 伴电轴右偏者起源于左室流出道或左室游离壁部位。Ⅰ导联主波向下（rS），如Ⅱ、Ⅲ、aVF 导联主波向上，但非 R 型（qRs、Rs），室早起源于左室间隔前部；如Ⅱ、Ⅲ、aVF 导联呈单相 R 波，则起源于左室流出道上部。左室流出道室早可表现为不典型 RBBB 图形及胸前导联 QRS 波移行不规律（呈 V₁R>V₂R<V₃R）的心电图特征。QRS 波形态也有呈 LBBB 者，V₁ 呈 rS 或 QS 波形，但 R 波的移行发生在 V₂ 导联，rV₁ 较宽钝（r/S>0.3，r>QRS 时限 0.5），易于同右室流出道室早区别。起源于左室游离壁的室早则在胸导联 V₁~V₆ 通常表现为 R 波为主图形。RBBB 伴电轴左偏者通常起源于左室间隔部，如Ⅱ、Ⅲ、aVF 导联主波向下（呈 rS 或 QS），Ⅰ导联主波向上（R、Rs、qRs），起源点偏

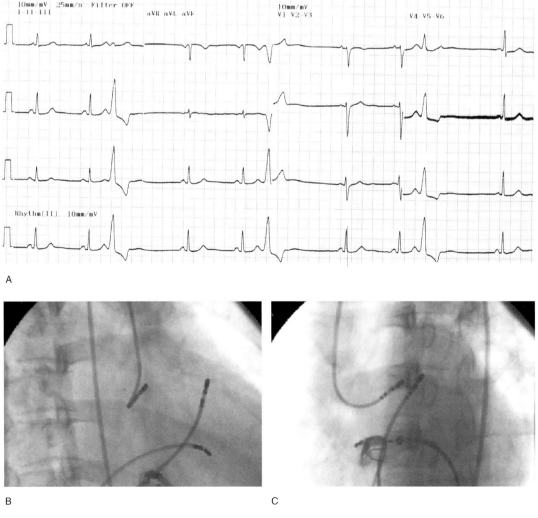

A

B   C

图 15-1 起源于右心室流出道的早搏

A.心室流出道室性早搏的 12 导联体表心电图；B、C.两个消融电极分别在左右心室流出道对吻消融 X 线影像（B.RAO30° C.LAO45°）。

于基底部，Ⅰ导联主波向下（rS），起源点靠近心尖部。LBBB 伴电轴左偏者，起源于右室流入道或心尖部，多见于有器质性心脏病的患者。心电图Ⅱ、Ⅲ、aVF 均呈 QS 型，室早起源于右室流入道间隔后下部。如Ⅱ导联呈 Rs 型，Ⅲ、aVF 呈 rS 或 rs 型，起源于右后游离壁。

根据上述规律，可以从室早的 12 导联体表心电图预测病灶的大致起源部位，有助于缩小心腔内标测定位的范围和节省标测时间，同时术前可以对非典型部位室早的消融治疗难度及成功率做出判断（图 15-1 ~ 图 15-6）。

二、激动标测

频发的室性早搏可以直接行心内膜激动标测。以室性早搏时最早的心室激动点作为消融靶点。激动标测方法以大头导管远端相邻的两个电极作为双极电图记录，标测到的最早心室激动电位通常较体表的 QRS 波起点提前多在 20 ~ 40ms 以上可作为消融靶点。需指出的是，该标测方法初步标测的最早激动电位往往仅是相对的，可能还会有更早的激动点未被标测。因此标测到"最早激动点"后应该在周围微移导管细致判断，并辅助起搏标测有助判断消融靶点的精确程度。也可同时记录单极电图，以大头导管远端电极为标测电极，以下腔静脉为参考电极。在室早起源点记录的单极电图呈 QS 型，激动时间测量是从单极电图上快速负向固有波折的起点，到体表心电图 QRS 波起点的时距。若室早频发状态采用激动标测可较快确定最早激动点所在的局域，而后结合起搏标测方法进一步精确定位最为快捷。

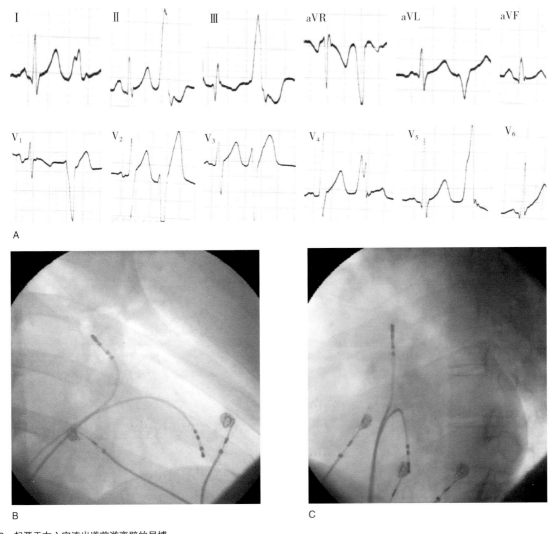

图 15-2　起源于右心室流出道前游离壁的早搏

A. 室性早搏源自右心室流出道前游离壁体表 12 导联心电图；B、C. 成功消融靶点 X 线影像（B.RAO30°，C.LAO45°）

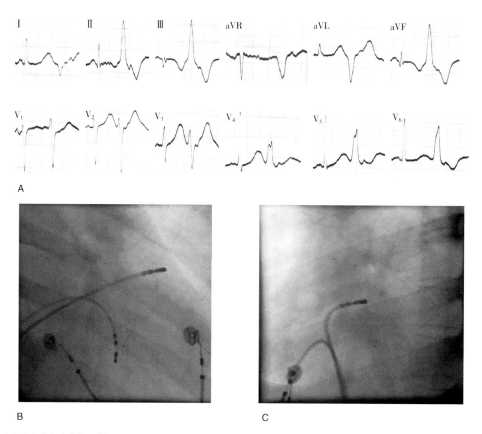

A

B   C

图 15-3　起源于右心室流出道室上嵴的早搏

A. 室性早搏源自右心室流出道间隔前壁体表 12 导联心电图；B、C. 成功消融靶点 X 线影像（B. RAO 30°、C. LAO 45°）。

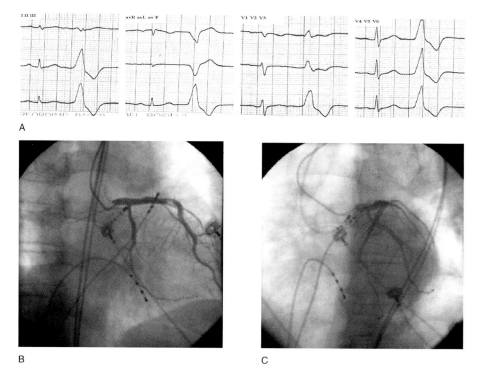

A

B   C

图 15-4　起源于左心室流出道瓣上的早搏

A. 左心室流出道主动脉瓣上室性早搏的 12 导联体表心电图；B、C. 左心室流出道源自主动脉瓣上（左冠窦口）室性早搏消融 X 线影像以及左冠状动脉造影影像（B. RAO 30° C.LAO 45°）。

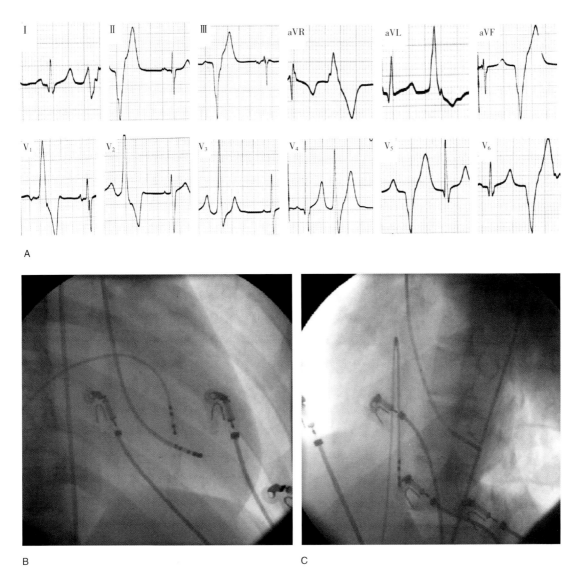

图 15-5 起源于左心室心尖部的早搏。B、C.左心室心尖部室性早搏消融 X 线影像（B.RAO30° C.LAO45°）

三、起搏标测

　　是右心室流出道室早的主要标测方法。以起搏与室早时描记的 12 导联心电图做对照，QRS 波形态完全相同部位即为消融靶点。"完全相同"包括 QRS 形态，振幅和切迹三个方面几乎没有任何差别。这种标测方法的优点是靶点精确度较高，实用和简便。如确实标测不到完全相同点时也可选用形态最接近部位作靶点试消融。起搏标测必须以同时描记 12 导联室早的心电图为参照，因不同次描记的心电图可因导联位置不同，图形会有变化，会影响标测的可靠性。

　　两种方法结合应用是室性早搏标测消融中最常使用的方法。可以根据体表心电图特征初步判定室性早搏激动的起源部位，然后采用起搏标测和／或激动标测方法寻找消融靶点。对于心电图定位不明确或者范围较大时，可首先采用激动标测尽快确定靶点区域，而后再行精确标测定位。

　　左心室流出道室性早搏可起源于主动脉窦或主动脉瓣下的左心室流出道，成功的靶点位于主动脉窦内时起搏有时不能有效夺获，而只能依赖激动顺序标测方法。主动脉窦内室早有时在左冠状动脉主干内也可记录到较提前的心室激动，此时若误放电会产生严重后果，需要高度警惕，位置可疑时需行冠脉造影判断。

第三节　消融导管操作

一、电生理检查和导管操作

经股静脉途径送入 5F 或 6F 四极标测电极导管，放置于希氏束及右心室心尖部或右心室流出道。同步记录体表 12 导联心电图及心内电图。观察记录自发室早，常规电生理检查证实是否有室速被诱发及其他心律失常并存。作为单形性室早消融病例，若自发性室早频度较高，也可直接送入消融导管至右心室流出道或左心室进行靶点标测与消融。消融成功后观察期再行电生理检测。若术中自发室早频度太低，则宜首先采用分级与程序扫描刺激方法或静脉点滴异丙肾上腺素诱发室早，观察记录室性早搏的发生情况，为随后手术的标测和消融及消融终点判断先行摸索好必备的前提条件。若术前发现室早极少或消失，在导管室穿刺前则应先行异丙肾上腺素激发试验，如室早不能被诱发较频繁出现，则不宜仓促消融治疗，否则不能达到满意的根治目的。诱发的室早必须要与临床自发性单型室早形态完全相同。若有同源室速被诱发，则归为特发性室速的诊断。

二、消融导管选择与标测

室早与室性心动过速的射频消融方法基本相同，需针对不同部位的室性早搏选择导管与标测方法。

（1）右室流出道室性早搏：多种型号的标测消融电极导管均可选择，以可调双弯的大弯消融导管为优选，Bard 消融导管双弯可调，操纵灵活和更便于导管的局部贴靠。X 线透视以 LAO 45° 为主，LAO 45° 透视即可判断消融电极位于右室流出道间隔部或是游离壁部，亦可以细致地调整导管上下左右的位置，有助于定位和指导导管操作。起搏标测为主要方法。

（2）右室非流出道室早：对右室流入道室早和心尖部室早，可采用较大弯度的标测消融电极导管，以利于到位。激动标测和起搏标测法组合。

（3）左室间隔部室早：采用较小弯度的标测消融电极导管。X 线透视以 RAO 30° 和 LAO 45° 相结合。RAO 30° 的主要意义是判断消融电极在间隔的精确位置，LAO 45° 的主要意义是判断消融电极是否贴靠于室间隔。激动标测法首选。

（4）左室流出道室早：可采用多种型号的大弯导管，可调双弯导管为优选。X 线透视以 LAO 45° 为主或 RAO 30°，依个人操作习惯而定。消融靶点位于主动脉窦内时必要时需行选择性冠状动脉造影，以避免损伤冠状动脉，保证治疗安全。激动标测和起搏标测法组合。

（5）对于病灶位于心外膜的顽固性室性早搏可用冷盐水灌注消融电极，可提高消融成功率。

第四节　放电消融与电生理评价

一、试消融

采用温控导管放电，预设温度为 55 ~ 60℃，功率为 30 ~ 50W，先观察 10 ~ 30 秒，如果放电有效，即表现为室性早搏减少和消失，继续巩固消融 120 ~ 180 秒，以消融后有临床意义的室早消失为成功标准。采用功率控制消融时，根据电极贴靠程度与位置选择不同功率，贴靠紧时选择较低的功率，消融部位在重要部位，于邻近希氏束或窦内放电时选择较低功率。放电 10 ~ 30 秒早搏无减少或者消失说明靶点不精确，应停止消融，重新标测靶点。

二、消融终点

消融后室早消失，重复心室刺激及静脉滴注异丙基肾上腺素不能诱发室性早搏，观察半小时后仍无室早出现时，可作为消融成功的终点。

三、消融后电生理评价

射频消融后经半小时观察，心电监测、心室刺激及异丙基肾上腺素激发试验均无室早再现，说明即刻消融成功，终点可靠。术后半年内应给予动态心电图随诊观察，无室早复发者说明根治成功。如室早复发，多数于术后早期即可显现，仍室早频发的情况可以择期再行消融治疗。

（张薇薇　张奎俊）

第十六章　室性心动过速（VT）诊断标测概述

起源于希氏束分叉以下的异位激动，连续≥3 个，频率≥100 次 /min，QRS≥0.12 秒，称室性心动过速（室速，VT）。发作持续＜30 秒的 VT，称非持续性 VT；VT 发作持续≥30 秒，或虽未达 30 秒但病人已有意识丧失，称持续性 VT；VT 每次发作的 QRS 波相同而稳定称单形性 VT；VT 一次发作中有两种或更多种形态，称多形性 VT；尖端扭转型 VT 属多形性 VT 范畴。单型性 VT 时，若 V₁ 主波向下呈 QS、rS 或 qrS 型，称左束支阻滞图形；若 V₁ 主波向上呈 rsR′、qR、RR′、RS 或 R 型，称右束支阻滞图形。约 90％的 VT 有器质性心脏病或明确的病因；约 10％的 VT 无器质性心脏病临床证据，称特发性 VT。病理学研究提示特发性 VT 起源灶可有组织学异常。VT 可起源于左室，也可起源于右室，发生机制以折返激动为主，也有自律性增高和触发活动。快室率 VT 易致血流动力学障碍。器质性心脏病 VT 目前仍以药物治疗为首选，无效者可考虑植入心脏自动复律除颤器或射频消融，特发性 VT 射频消融成功率高而且可以根治。

第一节　体表心电图诊断

一、室速定性诊断

心电图诊断 VT 的准确性约为 90％，QRS 综合波时限≥0.12 秒的心动过速称宽 QRS 心动过速，VT 约占宽 QRS 心动过速的 70％～80％。确诊 VT 时，必须先排除 SVT 伴差异传导，再排除 SVT 经旁道前传。Brugada 等提出的分步诊断法流程图如下：

（一）VT 与 SVT 伴差异传导鉴别

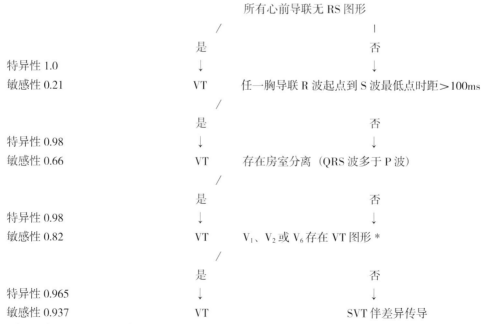

　　* 当 QRS 波呈右束支阻滞图形时，①V₁ 呈 R、QR 或 RS 型，一般无小 r 波；②若 V₁ 为三相波，须电轴左偏且 V₆ 的 R/S＜1。当 QRS 波呈左束支阻滞图形时，①V₁ 或 V₂ 的 r 波时限＞30ms，或 r 波起点至 S 波最低点的时距＞60ms，或 S 波降支有切迹；②V₆ 有 Q 波，呈 qR 或 QS 型。符合一项即诊断 VT。

（二）VT 与 SVT 经旁道前传鉴别

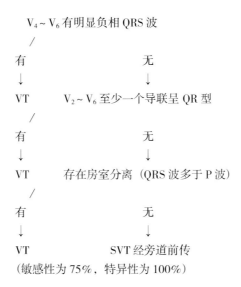

$V_4 \sim V_6$ 有明显负相 QRS 波

/

有　　　　　　　　　无

↓　　　　　　　　　↓

VT　　　$V_2 \sim V_6$ 至少一个导联呈 QR 型

/

有　　　　　　　　　无

↓　　　　　　　　　↓

VT　　　存在房室分离（QRS 波多于 P 波）

/

有　　　　　　　　　无

↓　　　　　　　　　↓

VT　　　SVT 经旁道前传

（敏感性为 75%，特异性为 100%）

二、室速定位诊断（图 16-1 ~ 图 16-4）

体表心电图只能大致定位 VT 起源。定位原则用于特发性 VT 准确性较高，用于器质性 VT 准确性较差。一般认为，VT 呈右束支阻滞图形者起源于左室，呈左束支阻滞图形者起源于右室；Ⅱ、Ⅲ、aVF 导联 QRS 主波向上者，起源于右室流出道或心室游离壁前上部；Ⅱ、Ⅲ、aVF 导联 QRS 主波向下者，起源于下壁（膈面）或心尖部。Ⅰ、aVL 导联 QRS 主波向下者，起源于左室侧壁；Ⅰ、aVL 导联 QRS 主波向上者，起源点远离左室侧壁。Ⅰ、V_1、V_2 和 V_6 导联有 Q 波者，起源于心尖部；Ⅰ、V_1、V_2 和 V_6 以 R 波为主者，起源于左室心底部；呈左束支阻滞图形且 Ⅰ 和 V_6 有 Q 波者，起源于室间隔近心尖部；呈左束支阻滞图形且 Ⅰ 和 V_6 有 R 波者，起源于室间隔近心底部。

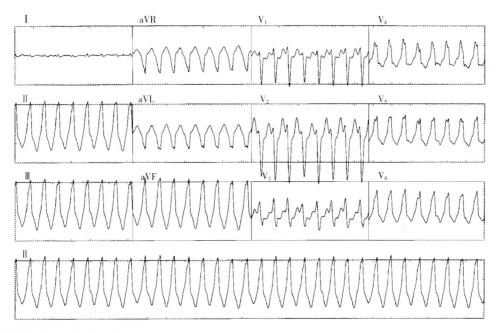

图 16-1　右室流出道室速 12 导联体表心电图

右室流出道室速标准电压 12 导联体表心电图。胸导联 QRS 呈左束支阻滞型、Ⅱ、Ⅲ、aVF 导联 QRS 呈高 R 波型，Ⅰ 导联 QRS 呈低幅双相波，这些心电图特征可确定该室速起源点在右室流出道，并且位于右室流出道间隔部（Ⅰ 导联 QRS 低幅双相）。

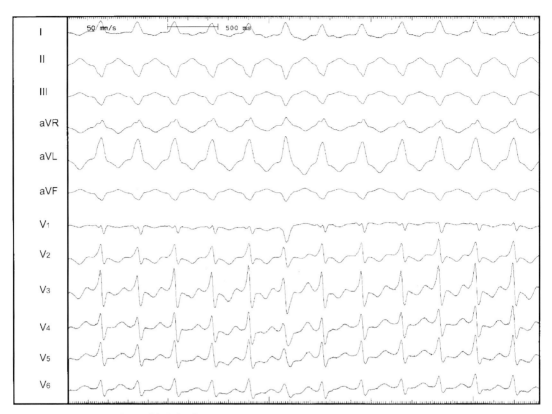

图 16-2　右室流入道室速 12 导联心电图（非标准电压）

V_1 导联呈左束支阻滞形态、V_6 导联呈右束支阻滞形态、$V_1 \sim V_6$ 导联 R 波振幅逐渐增加，V_3 导联 R 波振幅最大，然后又逐渐减小；II、III、aVF 导联 QRS 呈 QS 形，I、aVL 导联 QRS 呈 R 型，aVR 导联 QRS 呈相对低幅 R 波。该心电图定位思路：II、III、aVF 导联 QRS 型提示室速起源点在心脏下壁，V_1、I、aVL 导联 QRS 形态提示室速起源点在右心室，aVR 导联 QRS 呈相对低幅 R 波提示室速起源点在心尖与基底部之间，根据这 3 条可将该室速定位于右心室下壁右室流入道。纸速为 50mm/s。

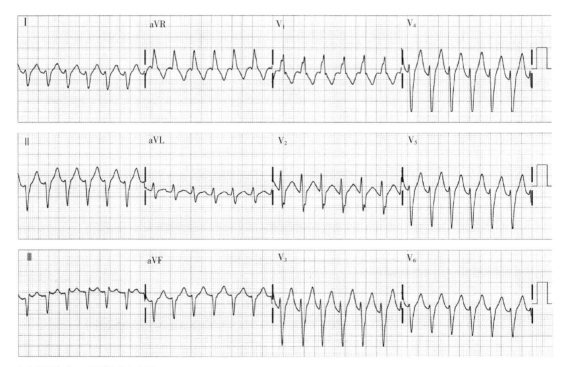

图 16-3　左室间隔室速 12 导联体表心电图

QRS 呈右束支阻滞型，QRS 宽度为 0.12 秒，电轴极度右偏，多个导联不规律的 T 波提示室房非 1：1 关系。成功消融点在左室后间隔、心尖与基底部的后 1/3 与中 1/3 交界处。

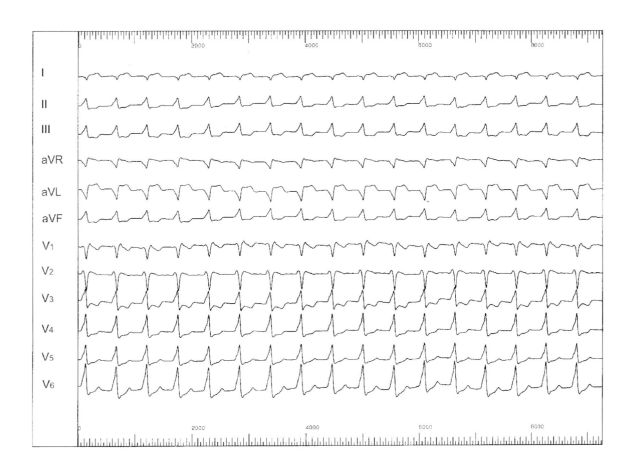

图 16-4 左室流出道室速 12 导联体表心电图

Ⅱ、Ⅲ、aVF 导联 QRS 呈高幅单向 R 波，提示室速位于心室流出道，V$_1$ 导联 QRS 呈右束支阻滞形态（rSr'）提示室速起源于左室，除此之外，该图与右室流出道室速显著区别还表现在：V$_4$～V$_6$ 导联 QRS 终末部有小 s 波。（该心电图为非标准电压，各导联振幅比标准电压低）纸速为 25mm/s。

第二节 心内电生理诊断

一、电极放置

经左股静脉穿刺放入 6F 4 极标测电极分别至右室心尖部和希氏束，记录双极电图，精确测量窦性心律的 HV 间期。经右颈内静脉或左锁骨下静脉穿刺放置冠状窦电极。在消融导管送入左室时，应首剂注入肝素 3000U，随后每小时追加 1000U，直至操作结束。

二、室速诱发方案

首先刺激右室心尖部，若完成下列程序未诱发 VT，则将右室电极移至右室流出道，重复此方案。

1. RS$_2$ 法

R 波同步予一个早搏刺激，RS$_2$ 联律间期从 400ms 开始，步长 −10ms，S$_2$ 负扫至 VT 发作或 S$_2$ 心室不应或 RS$_2$ 间期＝200ms。

2. RS$_3$ 法

R 波同步予两个早搏刺激，设置 RS$_2$＝400ms，S$_2$S$_3$＝心室不应期＋30～50ms，步长 −10ms，先递减 S$_3$，再递减 S$_2$，S$_2$ 负扫终点同上。

3. RS$_4$ 法

R 波同步予三个早搏刺激，设置 RS$_2$=400ms，S$_2$S$_3$=S$_3$S$_4$=心室不应期 +30 ~ 50ms，步长 –10ms，S$_2$ 负扫终点同上。

4. S$_1$S$_2$ 法

S$_1$S$_1$ 分别取 600ms 和 400ms，必要时再取 300ms，步长 –10ms，S$_2$ 负扫，至 VT 发作或心室不应期或 S$_1$S$_2$ 间期＝200ms。

5. S$_1$S$_2$S$_3$ 法

S$_1$S$_1$ 分别取 600ms 和 400ms，必要时再取 300ms，设置 S$_1$S$_2$=400ms，S$_2$S$_3$=心室不应期 +30 ~ 50ms，步长 –10ms，扫描至 VT 发作或 S$_2$ 不应期。

6. 心室 S$_1$S$_1$ 法

S$_1$S$_1$ 频率从 100 次 /min 开始，做分级递增刺激，每次 10 ~ 20 秒。当 S$_1$S$_1$<300ms 时，宜每次刺激 5 ~ 10 秒。直到 VT 发作或不能 1：1 心室夺获或 S$_1$S$_1$＝240ms。

7. 心室 S$_1$S$_2$S$_3$S$_4$ 法

S$_1$S$_1$ 分别取 600ms 和 400ms，必要时再取 300ms，设置 S$_1$S$_2$=400ms，S$_2$S$_3$=S$_3$S$_4$=心室不应期 +30 ~ 50ms，步长 –10ms，扫描至 VT 发作或 S$_2$ 不应期。

8. 异丙肾上腺素激发刺激

若右室心尖部和流出道刺激均未诱发临床 VT，则予异丙肾上腺素 1 ~ 4 μ g/min，静滴，提高窦性心率的 20% ~ 30%，或 150 次 /min 以上时，依次重复上述刺激方案，有助于诱发心动过速。

9. 左室刺激

若考虑为左室 VT，上述刺激方案未能诱发，则行右股动脉穿刺，导入 7F 4 极 4mm 大头导管至左室，在以体表心电图初定的 VT 起源点附近，进行 S$_1$S$_2$ 或 S$_1$S$_1$ 刺激。

三、室速定性诊断

心动过速诱发前，应确保记录到标准的 H 波；心动过速诱发后，应确保希氏束导管位置不变。

（一）排除室上性心动过速

若心房刺激无旁道前传证据，则排除房扑或房颤伴旁道前传及逆向型 AVRT。若心室起搏时的最短 1：1 VA 传导周期明显大于心动过速周期，而心动过速时又伴 1：1 房室关系，则排除 VT。当心动过速伴房室分离时，若排除 AVNRT 伴逆传阻滞及结室旁道或束室旁道参与的折返性心动过速，则诊断 VT。据报道，75％的诱发性 VT 示 AV 分离，25％的诱发性 VT 示 1：1 AV 关系。

（二）依据 HBE 诊断 VT

心动过速时，若 HBE 示 V 前无 H 波，或 HV 间期<窦性心律的 HV 间期，或 H 波与 V 波无关，则诊断为 VT（图 16-5）。若心动过速的 HV 间期≥窦性心律的 HV 间期，仍不能完全排除 VT，应想到束支折返性 VT。若窦性心律时，有 H 波分裂，心动过速时有 AV 分离，尚需排除希氏束内折返性心动过速。希浦系起源的左室特发室速发作时，HV 间期 <25ms，多在 0ms 左右。

（三）心房起搏诊断 VT

若 HBE 不能定性诊断 VT，则在心动过速时，行快速心房起搏。设置 S$_1$S$_1$ 周期＝心动过速周期 –40ms，逐渐递减 S$_1$S$_1$ 周期，若能产生室上性夺获，使心动过速加速且把心动过速的宽 QRS 波变成窦性心律时的窄 QRS 波，则确诊 VT（图 16-6）。若心房起搏时，心室率和 QRS 波形态无任何变化，则支持 VT，因 VT 的心室冲动逆传可使房室传导系统产生隐匿性传导，而阻滞心房起搏冲动下传。若心房起搏能夺获心室，使心动过速加速，但不伴 QRS 形态变化，则支持室上速。

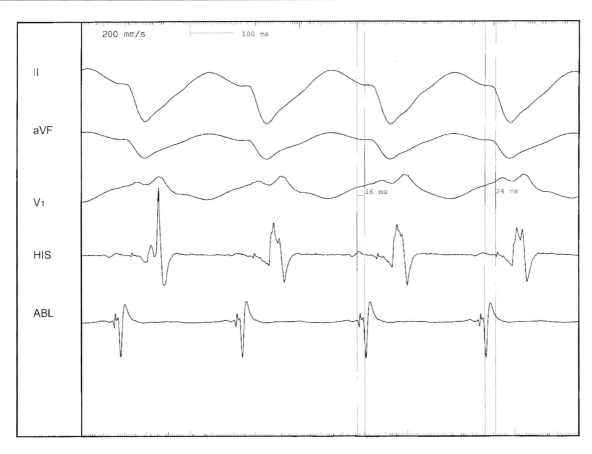

图 16-5　室速发作时希氏束电图

HIS 示希氏束电图，H-QRS＝-24ms。

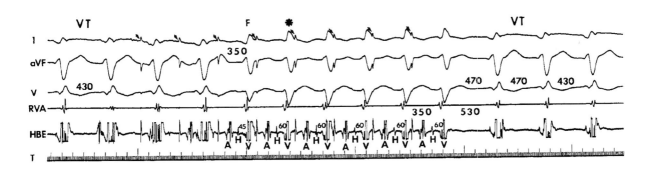

图 16-6　心房起搏拖带室速

室速周长为430ms，心房起搏开始周长为350ms，最终导致全部室上性夺获，HV 间期为60 ms，起搏终止时，室性心动过速恢复，伴有延长的回归周期（470ms）。（Almendral JM, et al.Am J Cardiol 1985，56:298）

四、VT 终止方案

（一）心室 S_1S_1 超速起搏

这是终止 VT 最有效的方法，设置初始 S_1S_1 间期＝VT 周期 -20ms，每次发放 5～10 秒，可重复发放，直至 VT 终止（图 16-7）。若 VT 出现超速加速，则适当缩短 S_1S_1 周期，重复发放。

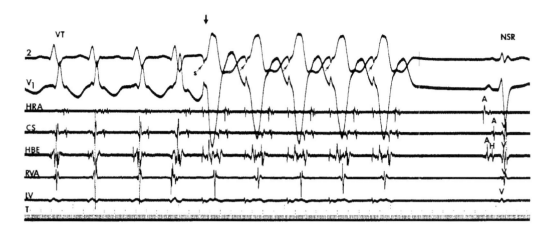

图 16-7 超速抑制终止室速

室速周长为 420ms，超速起搏周长为 400ms。

（二）心室 RS₂ 法

以 R 波同步引入 S_2 早搏刺激，设置初始 RS_2 间期＝VT 周期 −20ms，步长 −5～−10ms，S_2 负扫至 VT 终止或 S_2 不应期。

（三）心室 S₁S₂ 法

设置 S_1S_1＝能起搏拖带 VT 的最长 S_1S_1 间期，S_1S_2＝S_1S_1−10ms，步长 −5～−10ms，S_2 负扫至 VT 终止或 S_2 不应期。

（四）电复律

若刺激方式无效或有明显血流动力学障碍，则立即同步电复律。

第三节　心内膜标测定位

一、心内膜定位

（一）心室内膜定位分区（图 16-8）

心室内膜定位分区通常将左、右心室划分为 18 个区，分别用 1～18 数码表示，每区面积 5～10cm²，1～12 区在左心室，13～18 区在右心室。左心室内膜分区：1 区为心尖部，2 区为室间隔近心尖部，3 区为室间隔中部，4 区为室间隔心底部，5 区为下壁中部，6 区为下壁心底部，7 区为侧壁近心尖部，8 区为下后壁心底部，9 区为前侧壁近心尖部，10 区为侧壁基底部，11 区为前壁中部，12 区为前壁心底部。室间隔各区沿上下方向可进一步分为上、中、下间隔部。右室内膜分区：13 区为右室流出道侧后壁，14 区为右室心尖部，15 区为右室间隔部，16 区为右室流出道间隔部，17 区为右室流出道肺动脉瓣下区，18 区为右室右侧游离壁。

（二）左心室间隔面分区

RAO 30°对左心室间隔面分区，分为前间隔和后间

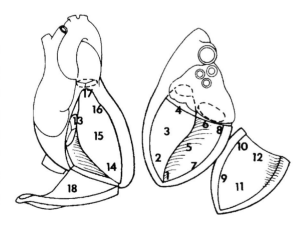

图 16-8 心室内膜定位分区

（引自 Josephson ME. Clinical Cardiol Electrophysiology）

隔，又分别分为前中后 1/3 部。左心室间隔面前壁和下壁之间分为前间隔和后间隔，邻近前壁的一半为前间隔，邻近下壁的一半为后间隔。左心室间隔面自心尖至基底部之间均分为 3 部分，分别称为前 1/3 部（近心尖部）、中 1/3 部和后 1/3 部（近基底部）。希氏束的位置：按以上分区希氏束位于左室前间隔间隔后 1/3 部（图 16-9）。

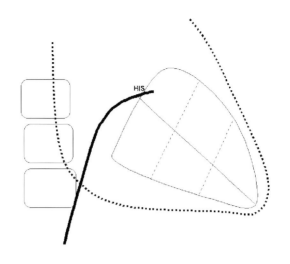

图 16-9 RAO 30° 室间隔分区

图中细实线将室间隔分为上下两部分，上部称为前间隔，下部称为下后间隔；2 条虚线将间隔自心尖至基底部分为 3 等份。

二、标测方法

必须先诱发出临床 VT，而且必须确认诱发 VT 与临床 VT 相同或相似，方可标测消融，否则可能为非特异性 VT，应终止后再行诱发。若诱发 VT 与临床 VT 的 QRS 时限、束支阻滞类型和电轴都相同，且 RR 间期相差＜50ms，则认为二者相同。VT 时，若冠状窦电图 V 波领先，则提示左室 VT，反之为右室 VT；若希氏束电图 V 波领先，则提示右室流出道 VT；若冠状窦电图 V 波与右室电图 V 波同相或近似同相，则可能为间隔 VT。VT 时，若血流动力学不稳定，病人不能耐受，则在记录资料后立即终止 VT。若为右室 VT，则经股静脉导入消融导管细标。若为左室 VT，则经股动脉导入消融导管细标。在 VT 起源目标区，按一定顺序移动导管，先大范围粗标，再小范围细标，每个标测点至少记录 6 个稳定 V 波。若血流动力学稳定或比较稳定，则首选激动标测；若血流动力学欠稳定，可交替诱发和终止 VT，进行激动标测；若 VT 不持续，但存在与 VT 同形的室性早搏，则行早搏激动标测。若血流动力学不稳定，或 VT 不能持续，则行起搏标测；若起搏标测不易成功，且 VT 时血流动力学不稳定，可予小剂量抗心律失常药如心律平或普鲁卡因酰氨，待心室率减慢后，再行激动标测，抗心律失常药虽可改变 QRS 波形态，但不改变激动顺序。若激动标测结合起搏标测或隐匿拖带标测，则可明显提高定位精确度。

（一）激动标测

指在 VT 发作时，操作消融导管在目标区域进行细标定位。若标测电图存在下列特征，则提示消融电极在 VT 起源点，或在 VT 折返环出口，或在缓慢传导区。在消融标测电图上，心室局部电位第一个快速波折与基线的交点，到体表心电图 QRS 波起点之间的距离，为心室局部激动时间。最长的心室局部激动时间记录点，即为最早心室激动点。先行多点标测，寻找较早心室激动点，再围绕较早心室激动点，寻找最早心室激动点。若消融标测电图示心室局部激动时间≥30ms，可称最早心室激动点（图 16-10），适用于各类 VT 的标测。注意，最早心室激动点根据不同的病人变异较大，应灵活掌握。

（二）起搏标测

以消融电极远端 1～3 极作双极起搏电极，2～4 极作记录电极，起搏心室不同位点，设置起搏频率接近 VT 频率，同步记录 12 导联心电图。在窦性心律时起搏，若起搏的 QRS 波与临床 VT 的 QRS 波形态包括电轴、束支阻滞类型及 R 波移行，在 12 导联心电图上有 11 个或 12 个导联完全相同，则此标测位点即 VT 折返环出口或出口邻近，可做消融靶点（图 16-11）。在有弧立舒张中期电位（DP）的标测位点，以 600ms 起搏，若体表 12 导联心电图有 11 个或 12 个导联与临床 VT 一致，且 S_1-QRS 间期＝DP-QRS 间期，也表明邻近 VT 起源点，可作消融靶点。起搏标测较安全但费时，若与最早激动点标测配合应用，则更为理想。此法适用于各类 VT 的标测。

（三）隐匿拖带标测

VT 时，记录 12 导联心电图，以消融标测电极起搏心室，S_1S_1 间期比 VT 周期短 20～100ms，在每个频率起搏 10～20 个周期。若随起搏频率递增，VT 被加速达到起搏频率，停止起搏后 VT 依然存在，且起搏时的 12 导联心电图 QRS 图形与 VT 图形完全相同，起搏后间期＞90ms，则称 VT 隐匿拖带（图 16-12）。

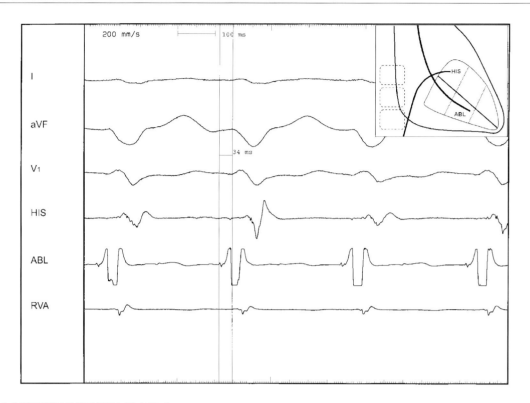

图 16-10 左室间隔后部室速激动标测电图（ABLd）

VT 发作时在左室间隔后部中 1/3 部位标测到最早 P 电位，较体表 QRS 波提前 34ms。

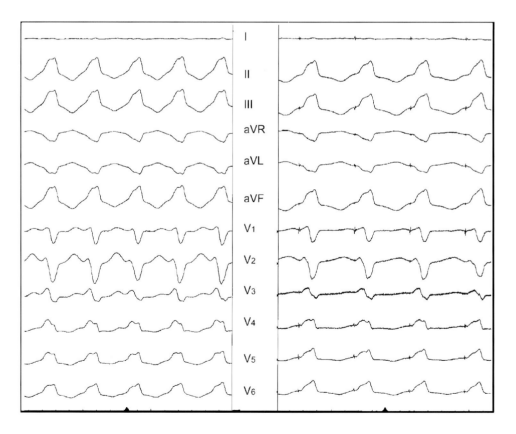

图 16-11 右室流出道室速起搏标测电图（ABLd）

左图为自发心动过速时同步 12 导联体表心电图；右图为窦性心律下以 400ms 周长刺激右室流出道间隔部时的同步 12 导联体表心电图记录，全部 12 导联 QRS 形态（包括切迹和振幅）与心动过速时完全相同，在此消融成功。

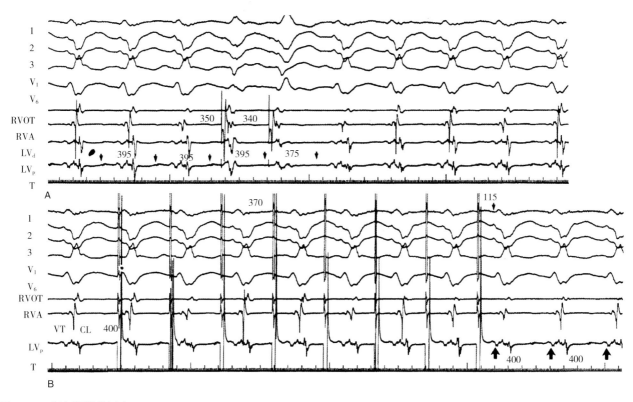

图 16-12 室速隐匿拖带标测

室速周长为395ms，A.RVA 成对刺激第二个刺激重整室速。B.LVd 起搏370ms，导致 LVp 夺获，S-QRS 间期为115ms，等于室速时从舒张中期到 QRS 起点的间期，停止起搏时的回归周期等于室速周长。（引自 Josephson ME. Clinical Cardiol Electrophysiology211-214）

起搏后间期指起搏标测电图上，最后一个拖带起搏刺激信号到随后而来的第一个非刺激性 V 波起点的间期。若起搏后间期与 VT 周期之差值大于30ms 则消融成功率明显降低。产生 VT 隐匿拖带表明消融标测电极位于折返环的缓慢传导区或邻近折返环处，可作为消融靶点。隐匿拖带时，若 S-QRS 间期>60ms 且<VT 周期的70%，也可为消融靶点。S-QRS 间期指刺激波到体表心电图 QRS 波起点的时距。此法适用于各类 VT 的标测。

（四）阈下刺激标测

先以隐匿拖带标测，确定缓慢传导区。再施以不能传播的阈下成串超速刺激，若能终止 VT，则进一步肯定标测点位于 VT 折返环上。此法适用于各类 VT 的标测。

（五）三维标测（见第二十二章）

（赵　学　郑强荪）

第十七章　左心室特发性室性心动过速射频消融

第一节　体表心电图诊断

一、左心室间隔室速

特发性左室间隔室速又称分支型室速，可起源于希蒲系统任何部位，包括左后分支区域、左前分支区域、左室侧希氏束旁和希氏束内。左后分支区域起源最多见，可在左后分支区域远端（近心尖部），也可在左后分支近段（近基底部），两者之间最多见，即后间隔中 1/3 部（图 16-9）。左前分支区域起源少见，左室侧希氏束旁起源少见，希氏束起源罕见。绝大多数为持续性单形室速。患者无明显器质性心脏病证据。因维拉帕米可有效终止室速发作，故又称维拉帕米敏感性室速。多数病人心律平也有效。室速可被程控刺激诱发和终止，并可产生起搏拖带。室速的 QRS 波呈右束支阻滞图形伴电轴左偏者，起源于左后分支蒲肯野纤维网，多位于左室心尖部下间隔区，也可在左室中间隔区。室速的 QRS 波呈右束支阻滞伴电轴右偏者，起源于左前分支蒲肯野纤维网，位于左室心尖部前上游离壁。

（一）左后分支区域起源（图 17-1）

V_1 导联 QRS 波呈右束支阻滞形态（RBBB），QRS 波宽度多在 0.11～0.14 秒之间，电轴左偏或极度右偏，可有室房分离或一定比例传导的室房关系，aVR 导联 QRS 波的 q 波较大、R 波振幅偏小者，起源点邻近基底部；但是 q 波较小者起源点不一定偏离基底部。QRS 波额面电轴是判断室速起源部位重要线索之一，随着电轴右偏、左偏到 -90° 的变化，起源部位由高位间隔到低位间隔至近心尖部。这种心电图特征不是 100% 可排除室上速伴差异性传导，事实上左后分支起源室速的 QRS 波形态和"RBBB＋左前分支阻滞"的形态类似，只是室上速合并这种特殊差传的机会少。

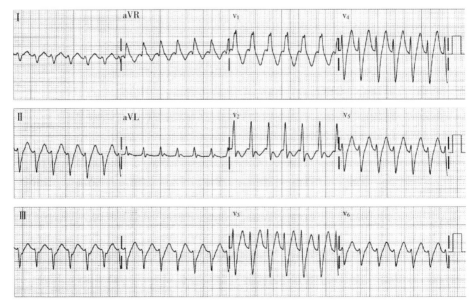

图 17-1　左后分支室速 12 导联体表心电图

12 导联体表心电图呈右束支阻滞形态，电轴极度右偏，从 Ⅱ、aVR 和 V_2 导联 T 波形态不规律性推测有室房分离。因此该心电图可确诊左室间隔室速。成功消融靶点在左室间隔面前中 1/3 交界处。

（二）左前分支区域起源（图 17-2）

V₁ 导联 QRS 波呈 RBBB 型，QRS 波宽度较左后分支起源者宽，电轴右偏，可有室房分离或非一定比例传导的室房关系。少数情况下，室上性心动过速 QRS 波形态可以表现为"RBBB＋左后分支阻滞"相似心电图。

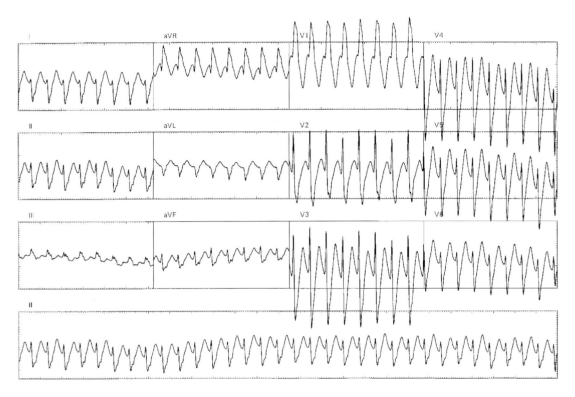

图 17-2　左前分支室速 12 导联体表心电图

QRS 波呈右束支阻滞形态、电轴右偏，符合左前分支室速心电图特征。标测消融时在前间隔中部左前分支部位记录到最早 P 电位，较 QRS 波提前 15ms，在该点消融成功。

（三）左室侧希氏束旁起源

可呈多种形态室速，既有与左后分支室速形态相同者、又有与左前分支室速形态相同者，多形左室分支室速多数是左室侧希氏束旁 1 点起源的室速。

（四）希氏束起源的（室性）心动过速

QRS 波形态与窦性心律完全相同。

二、左室流出道室速

（一）室速起源

左室流出道室速是指起源于主动脉瓣上或瓣下的左室流出道部位心肌的室速。主动脉窦内起源的左室流出道室速，其成功消融部位在主动脉瓣上，多在左冠窦内，所谓主动脉窦内起源并非指室速起源于主动脉窦内或主动脉壁，而是消融导管在主动脉窦内经主动脉瓣膜将消融能量传导至邻近的左室流出道心肌。主动脉瓣下起源的左室流出道室速，其标测消融导管需跨过主动脉瓣，进入左室流出道，成功消融部位在主动脉瓣下。

（二）室速心电图特征（图 17-3）

Ⅱ、Ⅲ、aVF 导联呈高幅 R 形态，仅此 1 条可确诊流出道室速。胸导联 QRS 波形态多变，但是均与右室流出道室速不同，对诊断左室流出道室速准确性高。在做出流出道室速诊断的基础上，若符合以下四条之一，则可独立诊断左室流出道室速：①V₁ 导联呈右束支阻滞形态；②V₁ 导联主波向上或 r 波振幅较大

（右室流出道室速 V_1 导联的 r 波极小）；③V_1 导联呈 rS 型，但是 V_1 导联 R 波振幅 >V_2 导联；④V_1 导联虽然呈左束支阻滞形态，但是 V_5、V_6 导联 QRS 波终末部有 s 波，V_5、V_6 导联 QRS 波的小 S 波与室速在主动脉瓣上或在主动脉瓣下关系不大。此外，I 导联 QRS 波可呈多种形态，但是均与右室流出道室速不同，I 导联可呈 rs、rS、RS 或 QS 型，振幅超过 0.5mV，右室流出道间隔部室速 I 导联 QRS 波振幅极小，而且不规则，右室流出道游离壁部室速 I 导联呈 R 型。aVL 和 aVR 导联均呈 QS 形态，aVL 导联 QS 振幅（深度）>aVR 导联的 QS 振幅。

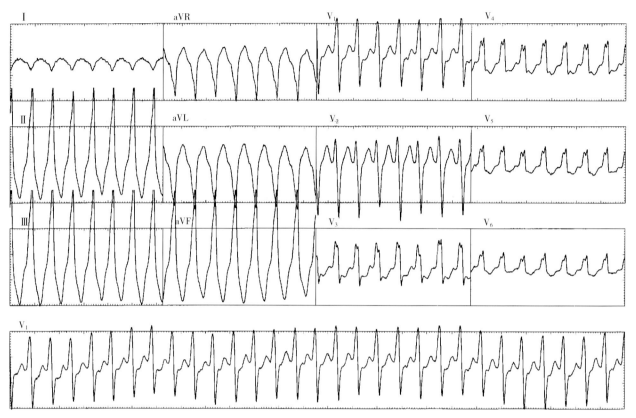

图 17-3　左室流出道室速

II、III、aVF 导联 QRS 波呈高幅 R 型，V_1 导联 R 波振幅大，胸前导联 QRS 波移行不规则，R 波振幅为 V_1>V_2<V_3，结合下壁导联高幅 R 波诊断左室流出道室速。

第二节　心内膜标测定位及消融导管操作

一、心内膜标测

（一）最早 P 电位标测（图 17-4 ~ 图 17-6）

在室速起源点附近 2 ~ 3cm² 的范围内，于 V 波前常可记录到一个高频低幅的碎裂电位，与 V 波连续或不连续，此电位被认为起源于蒲肯野纤维网，故名 P 电位。几乎所有左室特发室速（分支性室速）都以心动过速时的最早 P 电位记录点为消融靶点。若 P 电位起点较体表 QRS 波起点提前 ≥20ms，则为理想靶点（P 电位标测的有效靶点只有一个）。P 电位在窦性心律和室速时均可记录到，消融后仍存在。窦性心律时，P 电位标测不十分可靠，因较大范围内可记录到 P 电位，最早心室激动点可能与 P 电位记录点相距 ≥1cm。（在记录到 P 电位后，还应结合最早心室激动点共同确定消融靶点。左室间隔面室速起源部位 P 电位最早），P 电位与局部 V 波之间可有等电位线，也可和局部 V 波接近融合。确定最早 P 电位的方法：在记录到较早的 P 电位后，应向周围微移动电极，以寻找更早的 P 电位。对左侧希氏束旁起源室速，仍应以最早 P 电位为消融靶点，最早 P 电位记录部位邻近希氏束，在消融之前一定要确信该 P 电位明确早于 QRS 波，也早于希氏束电位，并且最早。在起源于左后分支希蒲氏系统的左室间隔部室速，当起源点偏心尖时，窦性心律靶点图的 P 电位与局部 V 的间期短，表现为 P 电位在 V 波起始部与之融合；当起源点偏基底部时，窦性心律靶点图 P 电位与局部 V 波之间的间期长，表现为 V 波之前独立提前的 P 电位，但是左室间隔室速也有少数例外。

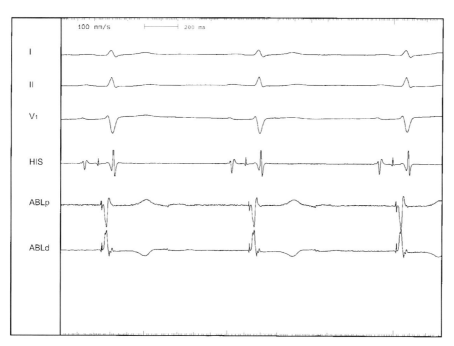

图 17-4A　窦性心律时靶点记录

自上至下依次为体表心电图 I、II、V₁ 导联和希氏束（His）及标测消融电极（ABLp、ABLd）记录。标测消融电极位于左室间隔面中点，ABLd 记录的 P 电位晚于 ABLp 记录的 P 电位，并且均晚于希氏束电位。

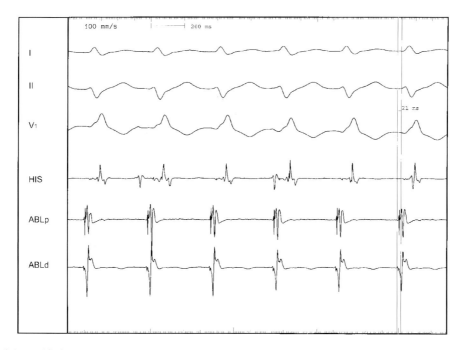

图 17-4B　心动过速记录的靶点图

记录同图 17-4A，心动过速时 ABLd 记录的 P 电位最早，P-QRS 波间期=21ms，ABLp 记录的 P 电位次之，希氏束电位更晚。

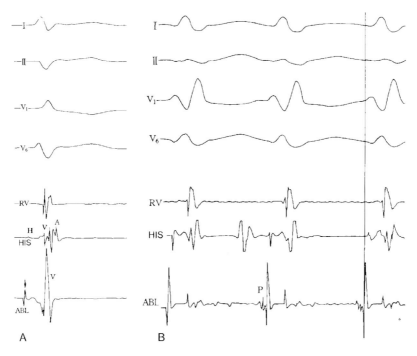

A   B

图 17-5　左室特发室速消融靶点图

A、B.为不同左室间隔室速记录,自上至下依次为体表心电图Ⅰ、Ⅱ、V₁、V₆导联和右室心尖部(RV)、希氏束(HBEd)和标测消融导管(ABLd)的心内记录。A. 靶点图 P 电位和局部 V 波之间有明确的等电位线,P-QRS 波间期=35ms,PH 间期=20ms;B.靶点图 P 电位和局部 V 波融合,P-QRS 波间期=25ms,PH 间期=30ms。

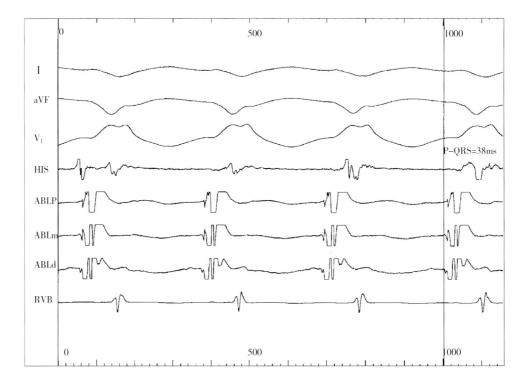

图 17-6　P 电位标测靶点图

自上至下依次为体表心电图Ⅰ、aVF、V₁导联和标测消融电极在左室间隔面(ABLp、ABLm、ABLd)和右室心尖部(RVA)的心内记录。标测消融导管远端电极(ABLd)在左室间隔面前中 1/3 交界处记录的 P 电位最早,局部 PV 融合(靶点近心尖者 PV 一般融合),P-QRS 波间期=38ms,在该点机械损伤终止心动过速,并且终止心动过速时电极位置稳定,故在此巩固放电,消融成功。纸速为 200mm/s。

（二）激动标测

在室速中记录标测电极的局部电位，可以双极或单极记录，以双极记录最为常用（用于左室流出道室速的标测，图17-7），以心动过速时，心室最早激动点为消融靶点，一般应较体表心电图QRS波起点提前20ms以上。

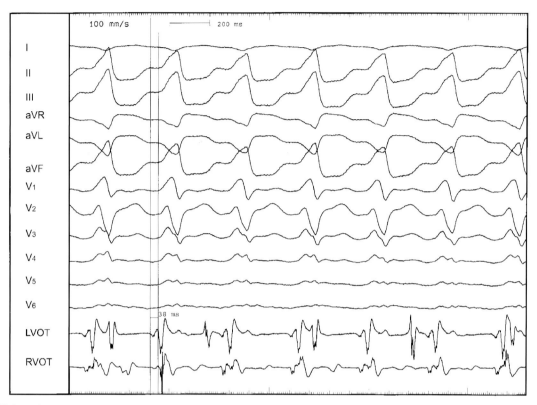

图17-7　激动顺序标测

心动过速时标测消融电极（LVOT）在主动脉左冠窦内记录到最早心室激动点，较QRS波提前38ms，较右室流出道起搏点激动早6ms（RVOT）。

（三）起搏标测

当自发的室速同形的室性早搏或自发的室速较少或不易诱发、血流动力学不稳定等情况下（用于左室流出道室速的标测，也是分支性室速标测的辅助方法）可以起搏标测单独或与激动标测相结合标测靶点，强调起搏频率与室速频率相近，至少11/12个导联的QRS波形态和振幅完全相同，包括QRS波振幅、形态（切迹）及ST段和T波。标测不到完全相同点时，也可以最接近部位为靶点。起搏远端电极为负极，在主动脉窦内有时需较高的起搏电压才能夺获心室。患者对起搏标测耐受好，可长时间进行。

（四）隐匿拖带标测

室速时，若能产生隐匿拖带且可记录到P电位，则为良好靶点。特发性室速标测中较少使用。

二、消融导管操作（图17-8）

（一）室间隔起源室速

标测要在心动过速下进行，即最常采用激动标测。必要时，结合起搏标测，可选7F小弯或中弯（BardEPT和Osypka）消融导管，其顶端易于弯曲，便于伸直，张力好控，利于操作Bard导管双弯可调，使用方便。也可选用Webster、Daig或USCI消融导管。加硬导管有利于心尖部标测，普通导管适合于间隔区标测。经股动脉导入消融电极导管，逆行跨越主动脉瓣口，送达左室心尖部。取左前斜位45°～60°透视，有利于指导和判断导管顶端指向间隔。取右前斜位30°透视，有利于指导和判断导管顶端从心底部移向心尖部或从上间隔移向下间隔。右前斜位30°时，在视屏上左室长轴从左后上向右前下展开，室间隔平面正对术者视线，以冠状窦电极为心底部标志，以心尖部轮廓或右室心尖部电极为心尖部标志，以心影前上缘为室间隔上缘，以冠状窦口与心尖连线为室间隔下缘。保持消融导管顶端指向室间隔侧，若指向有变或对指向有怀疑，则应及时在左前斜位确认调整。标测顺序通常从心尖部到心底部，从上间隔到下间隔。在目标区域操纵消融导管细标定位，标测点距0.5～1cm。主要采用右前斜位透视，松弯后前送易使导管移向心尖部，回撤或打弯可使导管移向心底部；顺时针方向旋转使导管移向下间隔，逆时针方向旋转使导管移向上间隔；在间隔区标测时，若增大头端弯度，则张力增加；若弯度减小则张力减低。张力过大易促发非特异性室性心律失常，同时产生张力波，影响标测电图记录；张力过低则接触不良，稳定性差；以消融标测电图上无张力波产生且能产生1：1稳定起搏的最低张力为宜。若在间隔区未找到理想靶点则移动消融导管至游离壁标测。导管易机械损伤中止心动过速，应及时发现并定位机械损伤部位，机械损伤中止心动过速后一般可被再次诱发（图17-8）。

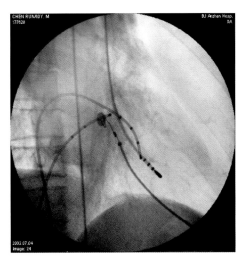
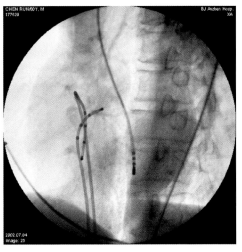

图17-8　标测消融导管成功靶点影像

远端电极（ABLd）在左室间隔面前中1/3交界处记录的P电位最早，局部PV融合（靶点近心尖者PV一般融合），P-QRS波间期=38ms（图17-5），在该点机械损伤终止心动过速，并且终止心动过速时电极位置稳定，故在此巩固放电，消融成功。成功消融部位X线影像：左图RAO 30°，右图LAO 45°。

（二）左室流出道起源室速（图17-9）

X线投照取右前斜位或左前斜位。从股动脉导入小弯标测消融导管，推荐选用双弯导管，分别在主动脉瓣上主动脉窦内壁侧或主动脉瓣下左室流出道，缓慢顺时针旋转导管，寻找最早心室激动点。放电之前要排除消融电极在冠状动脉内或冠状动脉开口的可能性，同时进行冠状动脉造影，并留置冠脉造影管于待消融靶点侧冠状动脉口处。进一步调整靶点，尽量偏离冠状动脉开口。

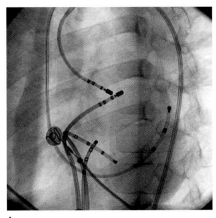
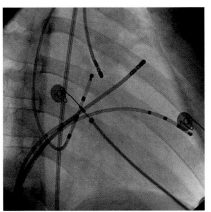
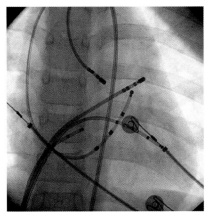

A　　　　　　　　　　　　B　　　　　　　　　　　　C

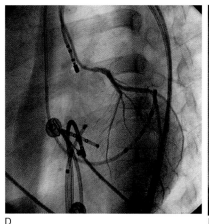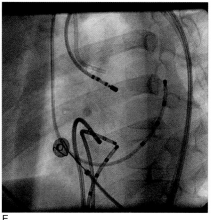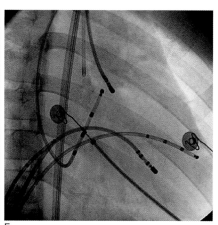

图 17-9　左室流出道起源室速消融 X 线影像

A ~ C. 为主动脉左窦内成功消融靶点和右室流出道标测到最早心室激动点的 X 线影像的相对位置关系；A. LAO 45°、B. RAO30° ；C. 后前位；D 为造影明确左冠状动脉主干开口位置；E. 为成功消融影像 LAO 45° ，消融电极位于左冠窦内，不在左冠状动脉主干内，可见冠状动脉造影管位于左冠状动脉主干内；F. 为成功消融影像 RAO 30° 。

第三节　放电消融及电生理评价

一、试消融

温控消融的预设温度为 55 ~ 70℃，同步监测局部温度、阻抗和功率。功率控制消融的预设功率为 10 ~ 30W，张力偏大宜用小功率，张力偏小宜用大功率。最好采用激动标测，试消融时若室速在 15 秒内不终止，则停消融，重标靶点；若室速在 10 秒内终止，则巩固消融。若采用起搏标测，则在窦律下消融，试消融为 30 ~ 40 秒，也可至 60 秒，而后在诱发窗口进行室速诱发刺激，若室速不被诱发或原持续性室速转为非持续性室速，则试消融有效。非邻近希氏束的室速应在心动过速发作时放电消融，放电即刻提示有效的表现是：①心动过速终止（图 17-10、图 17-11）；②心动过速频率短暂加快；③心动过速频率变慢。起源希氏束邻近的室速，不能在心动过速持续发作过程中单次长时间或反复多次消融，心动过速时在该部位消融会有四种结果：①终止心动过速而保存正常房室传导；②终止心动过速同时也阻断希氏束；③未终止心动过速但阻断了希氏束，在继续消融或刺激终止心动过速后才能发现希氏束被阻断；④既未终止心动过速也未阻断希氏束。因此对这类室速不可在心动过速时放电较长时间，如果放电 5 秒未终止心动过速应

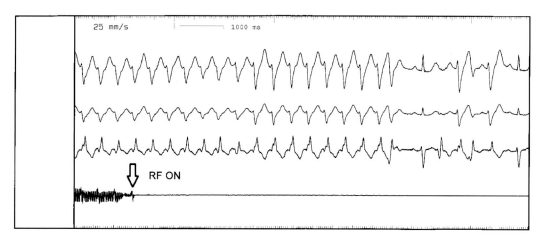

图 17-10　试消融

在满意标测靶点部位放电 5 秒后，心动过速终止，跟随同型室早，而后室早消失，继续巩固放电，该例消融成功。

立即停止放电，并且在心动过速下标测到理想靶点后刺激终止心动过速，在窦性心律下放电，通过程序刺激评价消融效果。主动脉窦内消融左室流出道室速，需在消融前行冠状动脉造影明确消融导管与冠状动脉开口之间的关系，以免损伤左主干造成严重后果。最好采用温控消融，放电功率一般取60℃30W，以免损伤主动脉瓣造成瓣膜反流。

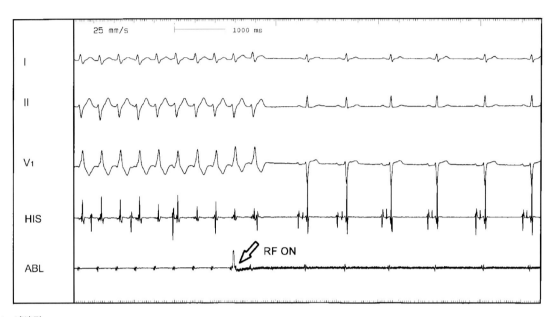

图 17-11　试消融

在满意标测靶点部位放电，心动过速立即终止，无室早，继续巩固放电，该例消融成功。

二、消融终点

若试消融 5 秒内室速终止，则用相同功率或温度继续消融至 60～90 秒，必要时至 120 秒；若室速在 10 秒内终止，可提高功率 5～10W 或温度 5～10℃，继续消融至 120 秒，必要时至 150 秒。若窦律下试消融有效，在右室心尖部和右室流出道刺激均不能诱发出临床室速，则在原靶点以相同条件重复消融一次。希氏束旁起源室速易被机械损伤终止，可在机械损伤部位巩固放电。

三、消融监测

消融过程中，必须持续 X 线透视。尤其消融靶点位于室间隔中部时，一旦消融导管移位，则易损伤左束支甚至希氏束。消融过程中，若出现房室阻滞、体表心电图显示左束支阻滞图形、其他类型的恶性心律失常或阻抗升高时，应立即停止消融。

四、消融后电生理评价

巩固消融后即刻 30 分钟后进行室速诱发刺激，程序与消融前相同，若刺激程序通过了消融前室速诱发窗口而未诱发出临床室速，则应继续进行至刺激终点。多建议右心室两个部位、3 个早搏的程序刺激。消融后还可以进行异丙肾上腺素激发状态的心室程序刺激。判断消融成功的标准是临床室速不被诱发。出院后 3 个月动态心电图随访。

（赵　学　杨延宗）

第十八章　右心室特发性室速射频消融

特发性右室室速为持续性或反复非持续性单型室速，多于青壮年起病，症状轻微或无症状，体力活动或情绪应激可诱发。心律平可有效防治室速发作，兴奋迷走神经、按摩颈动脉窦、腺苷（ATP）、维拉帕米和 β-阻滞剂对部分患者有治疗作用。心电图见持续或反复短阵非持续性室速，或与室速同形的室早。室速频率为 130~210 次 /min。

第一节　体表心电图定位

一、右室流出道室速

II、III、aVF 导联呈高幅 R 型，仅此 1 条即可确诊流出道室速。若 QRS 波呈左束支阻滞图形伴电轴下垂（右偏），aVR 主波向下，则起源于右室流出道。I 导联 QRS 型与室速在右室流出道内的位置有关，低幅多相提示右室流出道间隔部室速，呈 R 型（振幅≥0.5mV）提示右室流出道游离壁部室速。aVL 导联和 aVR 导联呈 QS 型；若 aVL 导联 QS 振幅≥aVR 导联提示间隔部起源；若 aVL 导联 QS 振幅<aVR 导联游离壁部起源。胸前导联 QRS 移行规律与室速起源点的关系，起源点接近肺动脉瓣和偏向游离壁时移行快，V_3R>S；起源点离肺动脉瓣远和在间隔部时，胸导联移行慢，在 V_3 导联之后。绝大多数右室特发性室速，起源于右室流出道间隔部（图 18-1，图 18-2）。

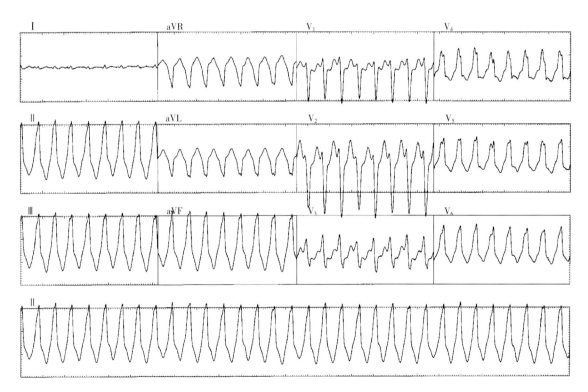

图 18-1　右室流出道间隔部室速 12 导联体表心电图

胸导联 QRS 呈左束支阻滞型、II、III、aVF 导联 QRS 呈高 R 型，I 导联 QRS 呈低幅双相波，这些心电图特征可确定该室速起源点在右室流出道，并且位于右室流出道间隔部（I 导联 QRS 低幅双相）。

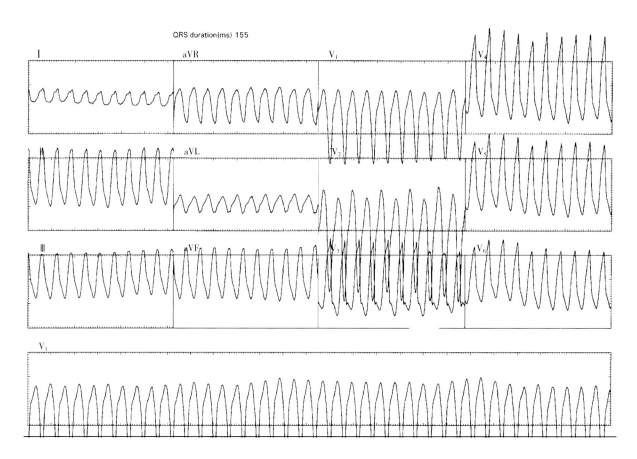

图 18-2　右室流出道游离壁部室速 12 导联体表心电图

胸前导联 QRS 呈左束支阻滞形态提示室速右室起源；Ⅱ、Ⅲ、aVF 导联 QRS 呈高幅单向 R 波，提示室速位于心脏流出道；Ⅰ导联 QRS 波呈宽 R 型，提示室速起源点在右室流出道前外游离壁部。纸速为 25mm/s。

二、右室非流出道室速

右室非流出道室速一般也起源于较为局限的几个部位，即右室心尖部和右室流入道：起源点在右室心尖与三尖瓣环之间的右室下壁；右室心尖部；右室流出道与心尖之间（中点）右室前壁。

（一）右室流入道

LBBB+ 电轴左偏，下壁导联 QRS 呈 QS 型，胸前导联 QRS 移行快，多在 V_2 导联，V_2 导联 QRS 呈 Rs 型；aVR 导联 QRS 呈 R 型（图 18-3）。

（二）右室前壁

LBBB+ 电轴左偏或正常，胸前导联 QRS 移行慢，在 V_3 导联以后；下壁导联 QRS 多呈双相，aVR 导联 QRS 双相（图 18-4）。

（三）右室心尖部

LBBB+电轴左偏，胸前导联 QRS 移行慢，在 V_4 导联以后（这是与流入道室速的主要区别）；下壁导联 QRS 呈 QS 型，aVR 导联 QRS 呈 R 型。

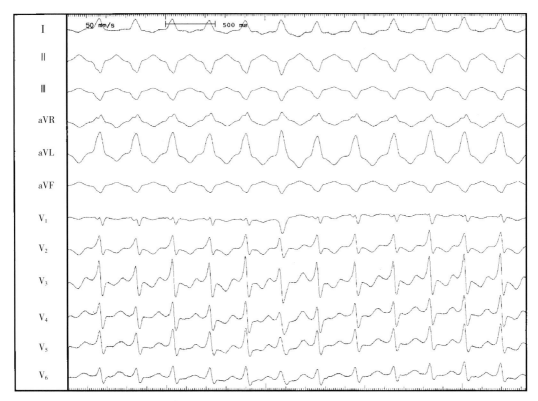

图 18-3　右室流入道室速 12 导联心电图（非标准电压）

V_1 导联呈左束支阻滞形态、V_6 导联呈右束支阻滞形态，$V_1 \sim V_6$ 导联 R 波振幅逐渐增加，V_3 导联 R 波振幅最大，然后又逐渐减小；Ⅱ、Ⅲ、aVF 导联 QRS 呈 QS 型，Ⅰ、aVL 导联 QRS 呈 R 型，aVR 导联 QRS 呈相对低幅 R 波。该心电图定位思路：Ⅱ、Ⅲ、aVF 导联 QRS 型提示室速起源点在心脏下壁，V_1、Ⅰ、aVL 导联 QRS 型提示室速起源点在右心室，aVR 导联 QRS 呈相对低幅 R 波提示室速起源点在心尖与基底部之间，根据这 3 条可将该室速定位于右心室下壁右室流入道。纸速为 50mm/s。

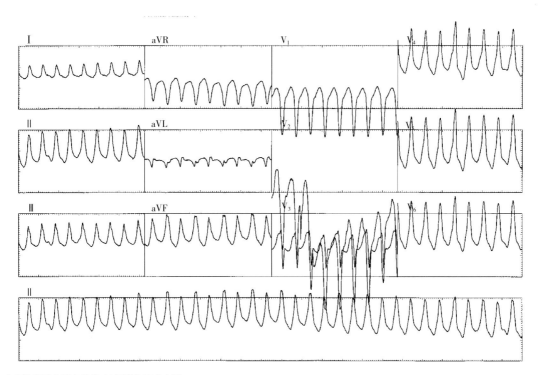

图 18-4　右室游离壁上部室速的 12 导联体表心电图

QRS 呈左束支阻滞形态，Ⅱ、Ⅲ、aVF 导联呈单向 R 波，但振幅不够高，提示室速起源点在接近右室流出道部位；Ⅰ导联 QRS 呈 R 型，提示室速起源点应在右室游离壁上部。

第二节　心内膜标测定位

经股静脉插入 3 根标测电极导管，分别至希氏束、右室心尖部和右室流出道。部分病例用异丙肾上腺素激发后更易诱发，故又称儿茶酚胺敏感性室速。室速时，先记录 12 导联体表心电图，并比较右室流出道、右室心尖部和希氏束的双极电图，以 V 波领先者最靠近室速起源点。因室速的血流动力学常较稳定，故可选激动标测，以局部 V 波较体表 QRS 波提前＞20ms 的最早心室激动点为理想靶点。也可按与室速同型的室早进行激动标测。大多数右室室速起源于肺动脉瓣下右室漏斗部侧后壁或间隔部。一般先通过激动顺序标测找到最早激动点，多可顺利消融成功。试放电不成功，或自发室早、室速较少，可再通过起搏标测确定消融靶点。相对而言，起搏标测时，如起搏心电图与心动过速 QRS 形态 12/12 导联完全相同，多数情况下在起搏部位放电会消融成功。

一、激动标测

以心动过速时最早心室激动点为消融靶点，一般应较 QRS 提前 20ms 以上。适用于较多的自发性室性早搏或室速，或临床类型的室速容易诱发，血流动力学稳定。心动过速频率较快（时），患者不能长时间耐受的情况下，采用普通标测系统进行激动标测有一定困难。

二、起搏标测

起搏标测是右室室速最常用的标测方法。以与心动过速接近的频率起搏，以起搏时 11-12/12 导联 QRS 形态与心动过速完全相同点为消融靶点，"完全相同"包括 QRS 振幅、形态（切迹）及 ST 段和 T 波。标测不到完全相同点时，也可以最接近部位为靶点。起搏远端电极为负极。起搏标测可长时间进行，患者耐受好（图 18-5）。

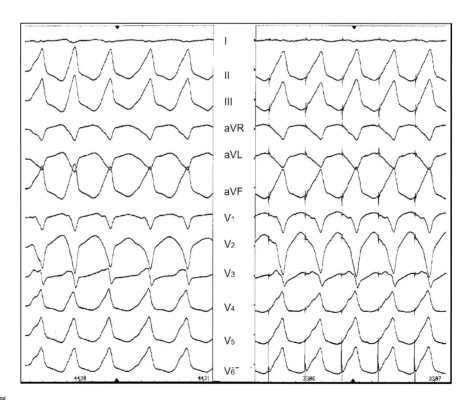

图 18-5　起搏标测

左图：Ⅱ、Ⅲ、aVF 导联 QRS 呈高幅 R 波，Ⅰ导联低幅多向，胸前导联呈典型左束支阻滞形态，符合右室流出道间隔部室速。右图：起搏标测在右室流出道间隔部以 300ms 周长起搏时 QRS 形态与心动过速时完全相同。

第三节　消融导管操作

选择 7F 大或中弯消融导管，经右股静脉导入，以双弯导管为首选。正位透视，送达右室（心尖部），回撤至三尖瓣口上缘，轻轻顺时针旋转同时前送即进入右室流出道，继续前送至肺动脉瓣下区，导管顶端稍弯曲即可得到稳定的标测电图。因流出道心室肌薄弱，易被导管损伤或促发非特异性心律失常，故操作宜轻柔。寻找新靶点时，应松弯后前送或回撤。在右前斜位 30°，希氏束导管位于流出道下缘，若导管指向视屏右侧即指向流出道前壁，若导管指向视屏左侧(指向脊柱)即指向流出道后壁；左前斜位 45°，展示右室流出道短轴平面，若导管指向视屏右侧即指向流出道间隔侧，若导管指向视屏左侧即指向流出道游离壁外侧，微调标测消融导管，寻找靶点。若流出道无理想靶点，可试标右室间隔部、右室游离壁或右室流入道（图 18-6）。

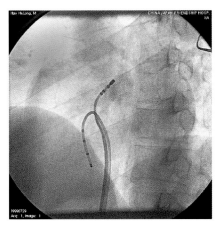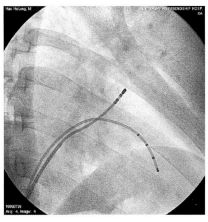

图 18-6　消融导管操作
X 线影像。左图为 LAO 45°，右图为 RAO 30°，可见标测消融电极位于右室流出道间隔部。

第四节　放电消融及电生理评价

一、试消融

首次试消融功率为 5～10W，随后试消融功率为 10～15W，最大不应超过 25W；温控消融一般采用 60℃，不超过 65℃。室速时，试消融时间为 15 秒，若持续性室速终止，或短阵室速减少或消失，或同型室早减少或消失，则试消融有效，否则重标靶点。部分病例心动过速被消融终止前，可表现为心动过速先变慢或短暂加快。在右室流入道间隔区试消融，功率宜低，以免损伤希氏束。起搏标测窦律下消融时，试消融时间为 45～60 秒，若右室刺激不能诱发室速，则试消融有效（图 18-7）。

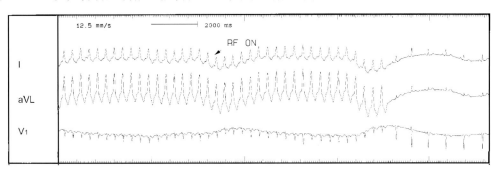

图 18-7　放电消融
在标测的靶点处放电 8 秒后心动过速终止。纸速为 12.5mm/s。

二、巩固消融

若室速时试消融有效，则以相同功率或 15～20W 或温控消融 60℃，巩固消融 60～90 秒，必要时功率增至 25W 或时间增至 120 秒。若窦律下试消融有效，则以相同功率或 15～20W，巩固消融 60 秒，必要时至 120 秒。在右室流出道巩固消融，最大功率不应超过 30W。消融时，若出现 PR 间期延长，或右束支传导阻滞，或阻抗升高，则立即停止消融。

三、消融后电生理评价

消融后即刻或 30 分钟，按消融前刺激方案进行室速诱发刺激，包括静脉滴注异丙肾上腺素同时激发刺激。以不能诱发临床室速为消融成功标准。若刺激诱发出非临床室速，应立即终止其发作，术后密切随访。非临床室速的出现并不说明消融失败，但不排除患者同时存在两种临床室速。

（赵　学　高连君）

第十九章　器质性心脏病室速射频消融

　　器质性心脏病所致的室速以冠心病、心肌梗死后最常见，此外，也还见于任何类型的器质性心脏病。除束支折返性室速外，器质性心脏病室速的标测较困难，且成功率低，复发率高，因此选择病人应十分慎重。文献报道的心肌梗死后室速和扩张型心肌病引起的室速消融成功率分别为 30%~70% 和 68%。致心律失常性右室发育不良（AVRD）为进展性疾病，其并发室速的消融不易成功，射频消融后室速的复发率或新发率较高。器质性心脏病，尤其是 AVRD 的室速消融成功后可能出现与消融前的 QRS 波群形态不同的室速。束支折返性室速的消融成功率接近 100%。本章仅讨论束支折返性室速和心肌梗死后室速射频消融。

第一节　束支折返性室速射频消融

　　束支折返性室速属持续性单型室速，约占单型持续室速的 6%，多见于器质性心脏病，以扩张性心肌病最多见。希蒲系病变是形成束支折返的前提，折返环由右束支→心室肌→左束支→希氏束→右束支构成，也可经左束支前传。室速时，血流动力学多不稳定，抗心律失常药疗效差，多需电复律终止。射频消融右束支成为束支折返性室速的简单有效方法，成功率可达 100%。

一、体表心电图诊断

　　窦律时，常有 Iº 房室传导阻滞或不完性左束支传导阻滞或室内 0 阻滞。室速频率多在 170~250 次 /min，QRS 波常呈完全性左束支阻滞图形，由右束支前传，左束支逆传所致；偶呈完全性右束支阻滞图形，由左束支前传，右束支逆传所致，常伴房室分离。体表心电图不能定性诊断束支折返性室速（图 19-1 ~ 图 1-3）。

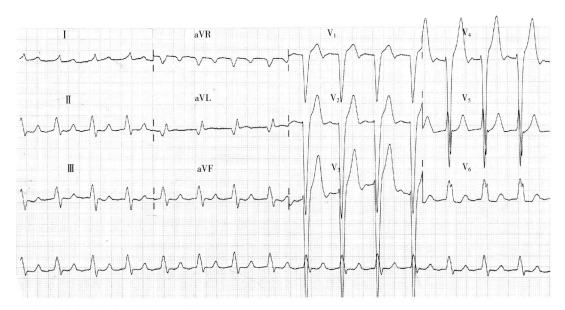

图 19-1　束支折返性室速窦性心律 12 导联体表心电图
PR 间期为 280ms，QRS 波呈左束支阻滞形态。

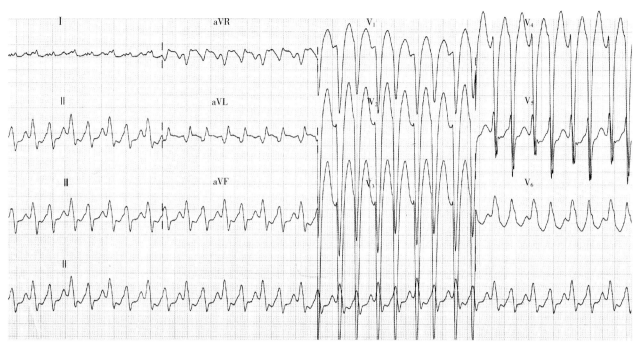

图 19-2　束支折返性室速 12 导联体表心电图

心动过速周长 320ms，QRS 波形态与窦性心律时完全相同，呈左束支阻滞形态；P 波在 Ⅰ、Ⅱ、Ⅲ、aVF 导联直立，aVR 导联倒置，符合窦性 P 波规律，QRS：P=2：1 只是巧合，在以后的心电图中证实是室房分离。

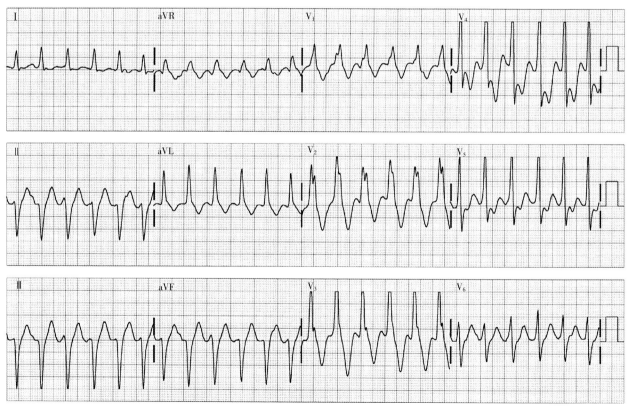

图 19-3　右束支阻滞型束支折返性室性心动过速

与图 19-2 为同一病例，在左室内操作导管时诱发心动过速，呈右束支阻滞形态，室房分离，心动过速周长为 440ms，束支折返性室速可以相反的方向折返。

二、心内电生理检查

经股静脉穿刺放置 6F 4～6 极标测电极导管至三尖瓣环，同时记录希氏束电图和右束支电位（RB），再放置右室心尖部电极导管，必要时，还可放置左室导管记录左束支电位（LB）。右室刺激易诱发左束支阻滞型室速，左室刺激易诱发右束支阻滞型室速。

（一）RB 电位判别标准

①在记录到希氏束电位后再向前推送导管 1～2cm 处记录到；②在 V 波前出现，比 H 波晚至少 20ms，呈尖锐快速波折，时限及振幅近似 H 波；③无 A 波存在。

（二）心内电生理特征

①窦性心律时，HV 间期延长，常≥65ms；②右室刺激诱发心动过速依赖于 VH 间期延长；③室速时每个 V 波前都能记录到希氏束电位（H）或右束支电位（RB），心动过速的 HV 间期≥窦性心律的 HV 间期；④心动过速的 H-RB 间期＜窦性心律的 H-RB 间期；⑤左束支阻滞型室速的激动顺序为 LB→HBE→RB，右束支阻滞型室速的激动顺序为 RB→HBE→LB；⑥若心动过速频率有变化，则 HH 间期或 RB-RB 间期变化先于 VV 间期变化；⑦在希氏束不应期给予心室 RS_2 刺激能终止心动过速；⑧多有 VA 分离（图 19-4）。需要注意的是，束支折返性室速常合并起源于心肌的单型性室速。

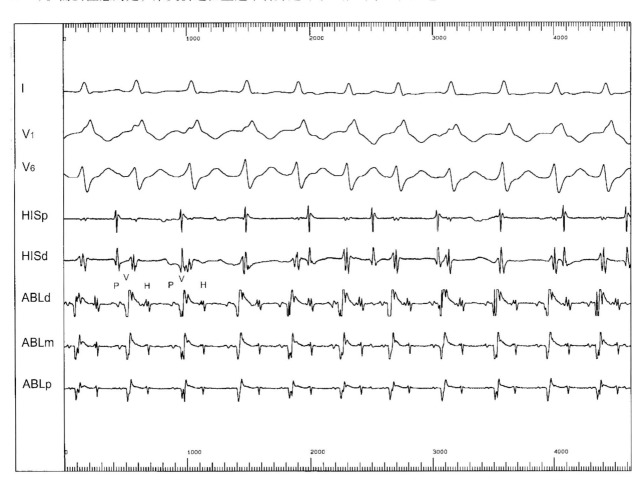

图 19-4　右束支阻滞型束支折返性室性心动过速记录

自上至下依次为体表心电图 I、V_1、V_6 导联和希氏束电极（HISp、HISd）及标测消融电极导管在左室间隔面（ABLd、ABLm、ABLp）的双极心内记录，室房分离。右室侧希氏束电极近端（HISp）记录呈大 A 小 V，远端记录（HISd）呈大 A 大 V，记录不到希氏束电位；标测消融电极导管在左室间隔面（ABLd：远端；ABLm：中端；ABLp：近端）的记录呈 H-P-V 关系，H 是希氏束电位，P 代表左后分支电位，V 是心室波，激动顺序是 H→P→V→（RB）→H，如此形成环行运动，右束支电位（RB）未记录到。

三、标测消融

（一）右束支消融（图 19-5）

经股静脉导入消融导管，跨三尖瓣口进右室，记录确切的最大希氏束电位，然后向前推送 1～2cm，为更好地稳定导管，可经 Swartz 鞘管导入消融导管。在窦律下，寻找右束支电位 RB，以稳定的大 V 波前存在稳定 RB 的记录点为理想靶点，在窦律下试消融功率为 15～30W，温控为 55～65℃。若 10 秒内出现完全性右束支阻滞图形，则消融有效，随后巩固消融至 60 秒。若无阻抗升高，再以相同功率和时间加强消融一次。若血流动力学尚稳定则在室速时消融，若室速于消融 10 秒内终止，室上性下传冲动呈完全性右束支阻滞图形，则消融有效。在证实室速终止后无导管移位时，按窦律下消融条件巩固消融。若出现房室传导阻滞，应立即停止消融。

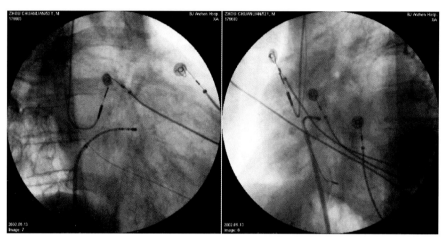

图 19-5 右束支消融 X 线影像

左图为右前斜位，标测消融电极经 Swartz 鞘管送至右束支部位；右图为左前斜位，消融导管位置可见贴于间隔顶部。

（二）左束支消融

极少数病例反复消融右束支难以终止室速，需进行左束支消融。经股动脉导入 7F 中弯消融导管，逆行送至左心室心尖部。取左前斜 45°～60°投照，回撤并旋转导管，使其在希氏束水平以下指向室间隔，寻找左束支电位，心动过速时左束支电位（LB）在 V 波后且领先于 H 波。试消融功率为 15～20W。若窦律下消融出现完全性左束支传导阻滞图形或室速时消融心动过速在 10 秒内终止，则消融有效。巩固消融至 40～60 秒。

（三）心内电生理评价

巩固消融后即刻或 30 分钟，重复室速诱发刺激，若束支折返性室速不被诱发，且完全性右束支阻滞图形持续存在，则消融成功。注意有 20%～50% 的病人尚可诱发其他室速。进行心房递增起搏，若 S_1S_1 周期>430ms 时，AV 不能 1：1 传导，且窦律时 HV 间期>100ms，则应考虑置入永久起搏器。有学者认为，束支折返性室速病人的希蒲系弥漫受损，且左束支受损程度常重于右束支，尤其在窦律时已呈不完全左束支阻滞者。若右束支被消融阻断，则 HV 间期会进一步延长，故提倡消融左束支，以减少安置永久起搏器的可能性。束支折返性室速消融成功率高，但是预后差，部分病例消融后需安装起搏器或 ICD。

第二节　心肌梗死后室速射频消融

冠心病室速最多见于心肌梗死后，因原发病广泛而严重，故常有严重血流动力学障碍。发生机制被认为主要是梗死边缘区瘢痕组织中残存的心肌细胞带，具有缓慢传导和不均匀传导的电生理特性，易于形成"8"字形折返，折返环出口及入口是残存心肌与正常心肌相连接的部位。鉴于冠心病室速的标测技术不完善，室速灶定位困难，消融效果较差，易于复发或出现新的室速灶，故消融疗法的推广应用受到限制。仅就常规的设备和标测技术，临床上仅有 10%~20% 的患者可作为射频消融的对象。目前仅对药疗无效或不能耐受药疗或不愿长期药疗，易被刺激诱发且血流动力学较稳定的持续性单型室速及无休止性室速进行消融，成功率为 60%~80%。

一、体表心电图定位

心肌梗死后室速体表心电图形态多呈右束支阻滞型，少数可为左束支阻滞型（图 19-6）。

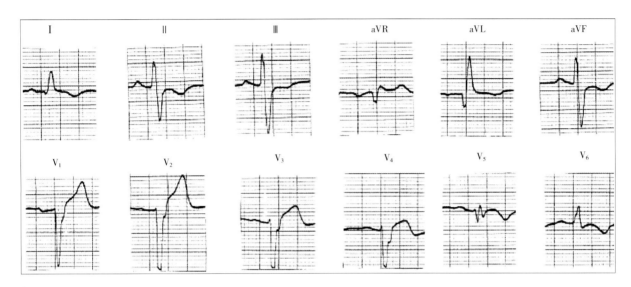

A

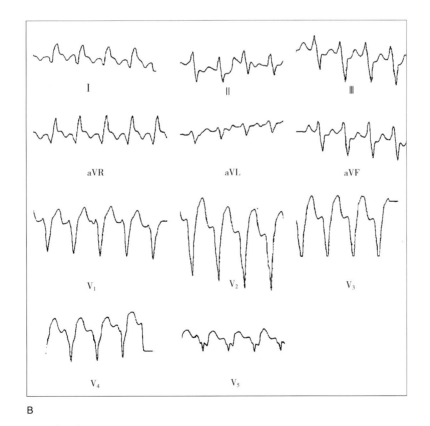

B

图 19-6 陈旧性前壁心肌梗死后体表心电图

A. 窦性心律时心电图；B. 室速发作时心电图。

二、心内膜标测定位

冠心病室速几乎均起源于左室心内膜下，既可呈右束支阻滞型，也可呈左束支阻滞型。左束支阻滞型室速几乎都来自左侧室间隔或邻近室间隔处，右束支阻滞型室速可来自左室任何部位。超声心动图提示的室壁运动障碍区或其邻近可作为标测目标区。下壁梗死可先标测邻近二尖瓣环的左室游离壁下基底段。目前尚无统一标准预测室速消融的成功靶点，故多采用综合标测技术，先找缓慢传导区，再标折返环，最后确定折返环关键区或峡部。符合消融靶点的条件越多，消融成功率越高。

（一）三维标测

心肌梗死后室速的常规定位方法有起搏标测、寻找碎裂电位、隐匿性拖带标测、刺激后间期测量等方法，但这些方法或可靠性差，或异常复杂，标测时间长，患者不能耐受，因此严重限制了射频消融的成功率。在一项心肌梗死后室速的射频消融研究中，所有诱发出的室速只有 40% 被消融。Carto 系统采用完全不同的标测方法，电压图反映了不同部位电压的最大振幅（图 19-7），直观地显示出瘢痕区及瘢痕区内残存的心肌组织，激动图可以显示室速发作时折返环的位置和激动顺序，传导图可以判断不同位置的传导速度和线性消融后两侧有无传导，使折返环的慢传导区一目了然，对线性消融的连续性可以作出准确判断。

对于室速发作时血流动力学不稳定者应采用新型三维标测系统（如 Carto 系统、Ensite3000），前者于窦性心律下标测，能够显示梗死区瘢痕的几何形状，消融时往往需要封闭心肌瘢痕区之间所有的传导通道，后者显示心动过速时心脏激动顺序。当然这种标测方法也适用于室速发作时血流动力学稳定者。

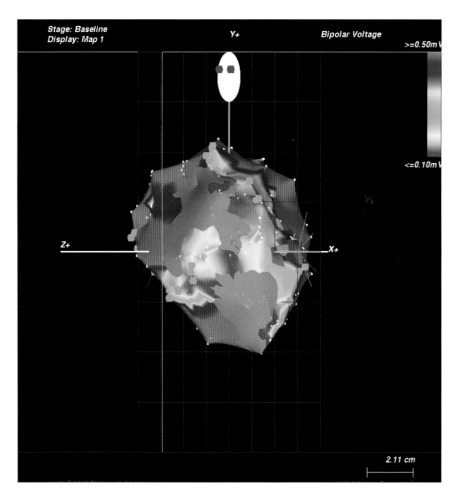

图 19-7 Carto 系统标测的电压图

不同颜色表示各取样点的电图的最大振幅，紫色为最高振幅，红色为最低振幅，异常低电压区（灰色）代表瘢痕区。褐色箭头表示线性消融路径，将两大瘢痕区之间径线消融连接，达到瘢痕区内与瘢痕区外的存活心肌无电学传导的目的。

（二）窦律标测

窦性心律时可记录到晚电位，晚电位是局部心室电图上在 QRS 波终末或之后产生的低幅碎裂电位。晚电位常分布较广而室速起源较局限；室速起源点可在晚电位记录区内，也可在晚电位记录区外，故晚电位对室速起源点不具定位价值。

（三）起搏标测

若窦性心律时起搏找到与室速图形完全一致的 11 或 12 导联心电图，即可作为消融靶点，但常十分困难。在较大范围内起搏可能产生相似图形，在室速起源点邻近 1～2cm 内起搏可能产生完全不同的图形，这种情况在起源于间隔的室速尤为常见。起搏标测常用于冠心病室速的初步定位。

（四）持续电活动

室速时，心室消融标测电极在舒张期记录的振幅<1mV、时限>50ms 的碎裂电位，多持续整个舒张期，故称持续电活动，提示缓慢传导区所在。因持续电活动也可产生于远离折返环的部位，或由导管不稳定所致，故确定消融靶点必须结合其他特征。

（五）孤立舒张中期电位（DP）

室速时，在 QRS 波后至下一个 QRS 波前出现的振幅<1mV、时限<50ms 的低幅碎裂电位，即 DP。DP 应与随后的 QRS 波有固定关系即 DP-QRS 间期固定，且与随后的局部心室电位（V 波）有等电位线相隔。DP 发现率约 60%，产生于缓慢传导区，不一定在折返环处。室速时，DP 提示标测导管位于缓慢传导区。若 DP 符合下列条件，则认为消融标测电极位于折返环上，可为理想消融靶点。①在室速的 QRS 波起始前恒定出现；②存在于室速时或心室早搏刺激产生的 V 波前；③在室速终止前消失；④DP-DP 间期变化先于 V-V 间期变化。适用于冠心病室速的标测，也有报道在左室特发性室速可记录到 DP。

（六）最早心室激动点

首先在 DP 记录区寻找最早收缩期前电位记录点。收缩期前电位指在局部 V 波前出现并与 V 波连续的碎裂电位，收缩期前电位时间指收缩期前电位起点至体表心电图 QRS 波起点的时距。若收缩期前电位时间>60ms 称最早收缩期前电位，可作为消融靶点。若无收缩期前电位，则标测心室局部激动时间，若≥30ms，则亦为最早心室激动点，可作为消融靶点。

（七）隐匿拖带

隐匿拖带是电生理标测的主要方法，需在室速发作时进行标测，因此这种标测方法仅限于室速发作时血流动力学稳定的患者。Josephson 认为，以消融电极导管的 1～3 极作刺激电极，以 2～4 极作记录电极。室速时，在收缩期前电位提前>60ms 或有 DP 时，进行拖带起搏，若拖带后产生的 12 导联体表心电图与室速形态完全一致，则为隐匿拖带。若①拖带刺激致室速周期变化时或室速周期自发变化时，DP 与随后的 QRS 波有恒定关系；②S-QRS 间期大致等于 DP-QRS 间期，或 S-QRS 间期与室速时的收缩期前电位时间差值<20ms；③拖带刺激后的起搏后间期等于室速周期，则标测导管位于室速折返环上，可作为消融靶点。因 1～3 极刺激和 2～4 极记录的位置有差异，故②和③这两条标准常难获得。

（八）阈下刺激

若已标知导管位于室速折返环上，且阈下刺激可终止室速，则可确定导管位于室速折返环的关键区或峡部，如此可为理想靶点。

第三节　消融导管操作及放电消融

由于心肌梗死后室速的缓慢传导区一般较大较宽，有时共同传导通路比较深，故为增加消融损伤的范围和深度，建议首选三维标测系统及盐水灌注消融导管进行消融，使用盐水灌注消融导管时温控在 40～45℃，于缓慢传导区的出口和入口分别做线性消融，隔离缓慢传导区。基于三维标测的心室电激动图，将导管顶端置于左室基底部，在左室腔形成一个大弯，从此部位开始向下做线性消融至室壁中部，并继续向心尖方向消融，将大瘢痕区之间径线消融连接，达到瘢痕区内与瘢痕区外的存活心肌无电学传导的目的

（图 19-8）。

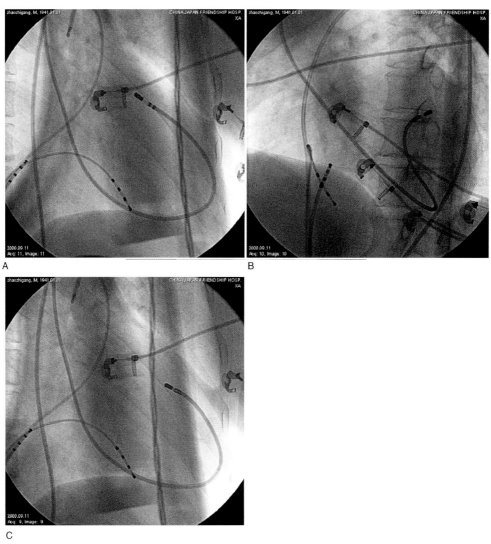

图 19-8 盐水灌注消融导管在 Carto 引导下行两条线性消融时 X 线影像

A、B 为前侧壁线性消融时 LAO 45°和 RAO 30°，显示导管顶端位于左室前壁基底部，从此部位开始向下行线性消融至前壁中部（C）并继续向心尖方向消融。

　　采用常规方法标测消融冠心病室速，很不完善，常用 7F 4 极 4mm 端头消融导管，有专家认为，8mm 端头消融导管可提高成功率。Bard 双弯可调导管，操作灵活，便于调整、标测靶点。尽可能在室速时消融，文献报道试消融功率为 20~40W，温控时设置温度为 65~70℃，若室速于试消融 10 秒内终止，则巩固消融至 30 秒，观察证实局部电图稳定且导管无移位，再加强消融 30~60 秒，随后进行室速诱发刺激。若认为靶点条件理想，但室速在试消融 10 秒内不终止，可提高功率 5~10W 或提高温控温度 5~10℃，试消融 10~15 秒，若室速终止则巩固消融，若无效则重标靶点。若室速被早搏终止，不应视为有效指征。起搏标测窦律消融时，消融条件基本同左室特发性室速。消融时，密切观察阻抗或温度，持续 X 线透视，最好能连续监测动脉压力，有异常时立即停止消融。

第四节　心内电生理评价

　　消融后即刻或 30 分钟，系统进行室速诱发刺激，但不做异丙肾上腺素激发试验。若同样室速不被诱发或仅诱发出非临床室速，则消融成功。若诱发出室颤，则立即电复律。术后心电监测一周，检查

CK–MB 3 次，服抗凝剂 2 个月。消融后 1～2 周，最好重复一次心内电生理检查。

由于心脏器质性病变和严重的心功能损害，部分患者射频消融后仍会复发或发作其他类型的室速，甚至室颤。研究表明，术中不能诱发出室速、诱发出另一种形态的室速和仍能诱发出室速的患者射频消融后 18 个月随访，室速的复发率分别为 16%、13% 和 83%，所以射频消融术后置入 ICD 是非常必要的。射频消融术后诱发出室颤通常认为是一种非特异性反应，其预后的意义尚缺乏研究，MADIT 研究表明，对这类心肌梗死后心功能差的室速患者，置入 ICD 后随访 2 年，与药物治疗（80% 接受胺碘酮）相比，死亡率从 32% 降低到 14%。所以只有置入 ICD 才能有效地降低患者的死亡率，射频消融作为减少 ICD 电转复的有效手段，有一定价值。

（马长生　赵　学　王祖禄）

第二十章 不适当窦性心动过速射频消融

第一节 概 述

不适当窦性心动过速（inappropriate sinus tachycardia，简称不适当窦速）又称慢性非阵发性窦性心动过速（chronic non-paroxysmal sinus tachycardia）、持久性窦性心动过速（permanent sinus tachycardia）及不适当窦性心动过速综合征等，实际上是一种心动过速的 P 波形态与正常窦性心律 P 波形态相同的房性心动过速（简称房性心动过速）。目前尚缺乏有关不适当窦性心动过速患病率的流行病学资料。既往认为，该病在临床上极为少见，但近几年随着文献报道的增多，临床确诊的病例呈不断增加的趋势。

一、病理机制

不适当窦性心动过速的病理机制尚未完全阐明，可能包括以下 3 个方面：①自主神经功能障碍。Bauernfeind 等报道，7 例不适当窦性心动过速患者，在使用普萘洛尔和阿托品将心脏的自主神经完全阻断后，仅发现 1 例患者的心脏固有心率明显增高；普萘洛尔可使其中 2 例患者的心动过速频率显著变慢，这 2 例患者的压力受体反射正常；5 例患者对阿托品增加心率的作用反应迟钝，并且存在压力受体反射的异常。因而该组作者推测不适当窦性心动过速的机制为支配窦房结的自主神经功能障碍。②窦房结的自律性异常升高。即窦房结存在原发性病变，表现为心脏固有心率增高。Morillo 等报道，6 例不适当窦性心动过速患者，均存在心脏固有心率的增高，而且心率变异性分析未见交感神经张力的升高和（或）迷走神经张力的下降。需要指出的是，与 Bauernfeind 等报道 7 例患者不同，在 Morillo 等报道的 6 例患者中有 5 例静息心率正常；此外，尽管这组患者的心率变异性分析未见自主神经张力的失衡，但这组患者的冷加压反射和对异丙肾上腺素的剂量——反应曲线却提示存在迷走神经张力的下降和对交感刺激的高敏性。所以，Morillo 等认为，不适当窦性心动过速的机制除与自主神经张力失衡有关之外，窦房结的原发性自律性升高（表现为固有心率的增快）亦可能是重要的机制。③起源部位邻近窦房结的局灶性房性心动过速。当房性心动过速的起源部位紧邻界嵴上段时，其心动过速的 P 波形态与不适当窦性心动过速的 P 波形态常难以区分。虽然多数房性心动过速的临床特征与不适当窦性心动过速有所不同，但部分房性心动过速对儿茶酚胺类物质敏感，亦可在运动时被诱发，故仅根据临床特征难以将二者区别开来。

二、临床特征

不适当窦性心动过速最显著的临床特征是休息状态下即有心率增快和（或）在轻体力活动时心率明显增快（即"不适当"的增快）。该综合征具有一系列与心动过速相关的不适症状，如心悸（最常见）、胸闷、疲倦和近似晕厥（pre-syncope）等，常导致患者的运动耐量明显下降，严重者甚至可完全丧失活动能力。该病的发病年龄多在 30~50 岁，从目前已发表的文献看，女性似乎更易罹患该病，约占 90%。除个别患者的超声心动图检查发现轻度二尖瓣脱垂外，绝大多数患者无器质性心脏病的证据。在不适当窦性心动过速患者中，约有一半从事医疗卫生职业，其原因尚不清楚。该病的无创性心电检查通常具有如下特点：①体表心电图为"正常窦性 P 波"；②24 小时动态心电图的平均心率 >90 次 /min，尽管睡眠中的心率可降至 60~70 次 /min，但清醒状态下的心率保持在 100 次 /min 以上；③标准 Bruce 活动平板试验的最初 90 秒内，心率即超过 130 次 /min；④心率变异性的 LF/HF 比值增高，PNN50 和 RMSSD 值降低。

三、诊　断

对于任何拟诊不适当窦性心动过速的患者均需要首先排除其他生理或病理因素所致的继发性窦性心动过速，如运动、情绪激动、饮酒或咖啡等引起的急性自限性窦性心动过速；甲状腺功能亢进、嗜铬细胞瘤、糖尿病伴自主神经受损、慢性贫血或失代偿性心肺疾病导致的慢性窦性心动过速等。

不适当窦性心动过速的临床诊断标准为：①休息状态下或轻微活动（例如从坐椅中站起或慢走）时心率即明显增快（>100 次 /min），同时伴有与心动过速相关的临床症状；②心动过速的 P 波电轴和形态与正常窦性心律时完全一致或近乎完全一致；③除外继发性窦性心动过速；④除外起源部位邻近界嵴的局灶性房性心动过速和窦房结折返性心动过速。

内电生理检查可以确定不适当窦性心动过速的诊断，并可与界嵴上段的房性心动过速和窦房结折返性房性心动过速进行鉴别诊断（表 20-1）。不适当窦性心动过速的电生理诊断标准包括：①能排除被心房程序刺激诱发的心动过速；②证实心房激动顺序为自上而下，最早激动点位于界嵴上段；③心动过速开始和终止时，心率呈逐渐增快和逐渐减慢的特点；④当心动过速的频率出现变化时，伴有界嵴最早激动部位的向上或向下移动。不适当窦性心动过速和窦房结折返性房性心动过速的最主要鉴别点是后者可以重复被程序期前刺激诱发。不适当窦性心动过速的电生理检查时通常需沿界嵴放置一根 10 或 20 极的界嵴电极导管，通过心动过速时界嵴的激动顺序可对绝大多数不适当窦性心动过速和起源部位邻近界嵴的局灶性房性心动过速进行鉴别。不适当窦性心动过速的特点是随着心动过速频率的变化，心内最早激动点亦随之变化：心动过速频率增快时心内最早激动点向界嵴上段方向移动，而心动过速频率减慢时心内最早激动点向界嵴下段方向移动。而对于起源部位邻近界嵴的局灶性房性心动过速，无论频率如何变化，其心内最早激动点始终不变。

对于已确诊不适当窦性心动过速的患者进行心脏固有心率的测定不但有助于其机制的判定，而且可能有助于治疗方案的选择。通过药物阻断自主神经的方案通常为，首先静脉注射普萘洛尔（0.2mg/kg），间隔 2 分钟后再静脉注射阿托品（0.04mg/kg）。固有心率的预测值通常按如下公式进行计算：118.1-（0.57×年龄）。

表 20-1　不适当窦性心动过速与起源部位邻近界嵴的局灶性房性心动过速和窦房结折返性心动过速的鉴别

	不适当窦速	窦房结折返性心动过速	局灶性房速
诱发方案	异丙肾上腺素或阿托品	期前刺激	期前刺激 /Burst 刺激 / 异丙肾上腺素
发作时的频率变化	经过数秒或数分钟逐渐达到最快频率	立即达到最快频率	立即达到最快频率或呈"温醒"现象
心动过速频率的变化	逐渐变化	突然变化	突然变化
心内局部电图	正常	正常	碎裂
终止特征	逐渐终止	突然终止	突然终止
对增加迷走张力动作的反应	频率逐渐减慢 / 心内最早激动点沿界嵴下移	突然终止	无效

四、治　疗

目前尚无大样本的临床试验对不适当窦性心动过速的不同治疗策略进行评价。虽然药物治疗通常被作为首选治疗，但效果往往较差或者无效。经验性的药物治疗通常首先选择 β - 受体阻滞剂。患者对运动或静脉滴注异丙肾上腺素的反应既可用于药物的选择，还可用于判断疗效。钙拮抗剂，如维拉帕米，通常用于固有心率增高和对异丙肾上腺素有正常反应的患者。对窦房结自律性具有更强抑制作用的药物，如胺碘酮和普罗帕酮虽可用于部分患者，但所需剂量通常较大，因而药物副反应发生率亦较高。虽然目前已开发出特异性抑制窦房结功能的药物，如特异性抑制窦房结 P 细胞 4 相起搏电流（If）的药物 zatebradine，但目前尚未见将这类药物用于不适当窦性心动过速患者治疗的报道。对于症状明显且药物治疗无效的患者需要考虑进行非药物治疗。

不适当窦性心动过速的非药物治疗包括外科治疗和经导管介入治疗。外科手术主要是通过手术的办法来切除窦房结。导管介入手段包括：化学消融（用无水酒精）窦房结动脉、射频消融房室交界区（同时置入永久性起搏器）及射频消融改良窦房结等多种，其中射频消融改良窦房结的临床效果较为满意，临床应用逐渐增多。

第二节　窦房结改良射频消融

一、窦房结改良的理论依据

正常情况下，窦房结的起搏细胞广泛分布于几乎整个界嵴长轴，即从上腔静脉与右房耳部交界处开始，直到下腔静脉与低位右房交界点都有窦房结起搏细胞的存在。在自主神经或药物作用下，窦房结内的主导兴奋点或最早激动点可沿着界嵴上下游走约 3cm 的距离，同时伴有窦性心率的变化。例如，当交感神经兴奋时，最早激动点游走到窦房结的头端，产生频率较快的窦性心律；当迷走神经兴奋时，最早激动点游走到窦房结的尾端，产生频率较慢的窦性心律。根据窦房结的这一解剖和生理特性，有人提出通过介入治疗对整个或部分窦房结进行消融，便可能达到有效控制窦性心率的目的。这种设想首先在动物实验上得到了证实。

二、窦房结改良的方法

（一）常规方法

Lee 等系统介绍了射频消融改良窦房结的常规方法（图 20-1）。简述如下：电生理检查时除常规放置高右心房、冠状窦、希氏束和右心室心尖电极导管外，还需放置一根 10 或 20 极的界嵴电极导管来标测和显示整个界嵴的激动顺序。要求将界嵴导管远端电极准确地放置在上腔静脉与右心房的交界处。对于术中窦性心率 <120 次 /min 的患者，给予持续静脉滴注异丙肾上腺素（1 ~ 2μg/min）使心率 >120 次 /min 或增加≥30%。异丙肾上腺素的作用是促使最早激动点上移至界嵴的上段，以便于术中标测有效消融靶点；同时也作为评价消融疗效的可靠条件。如果静脉滴注异丙肾上腺素不能有效地增快心率，可选用氨茶碱开始剂量为 15 ~ 20 分钟内静脉注射 6mg/kg，随后静脉注射维持剂量 0.5mg/（kg·min）。放电需在 X 线影像和心内超声指导下进行，消融的靶点为界嵴上段（即改良窦房结）。消融成功的终点为：静息心率降至 90 次 /min 以下，静脉滴注消融前相同剂量的异丙肾上腺素时，窦性心率较消融前降低至少 25% 以上，并保留正常窦性心率的 P 波形态，或出现一过性低位右房逸搏心律。Man 等报道，在不适当窦性心动过速的消融过程中存在两种消融反应。一种是心内最早激动点由界嵴上段向界嵴下段逐渐移动，同时伴有心动过速的频率逐渐降低。这一反应过程约占 60%；另一种是心率突然减慢，同时不伴有心内最早激动点的下移。这种反应过程约占 40%。后一种现象提示，部分不适当窦性心动过速的产生机制可能是由于一个位于窦房结内部的或与之邻近的局灶发放激动所致。对不适当窦性心动过速进行消融时应特别强调心腔内超声的使用。研究表明，心内超声对指导消融电极准确地到达有效消融部位、减少放电次数和 X 线透视时间都起着十分重要的作用，明显优于 X 线影像技术。

（二）三维标测系统指导下的窦房结改良术

近年来，三维标测系统的临床应用日趋广泛，其在不适当窦性心动过速射频消融术中的重要作用也得到了充分体现。现阶段，临床应用的三维标测系统主要包括三维电解剖标测系统（Carto）和非接触性标测系统（ESI Array）两种。虽然二者的成像机理不同，但在指导不适当导管消融过程中均具有如下优势：①精确定位不适当窦性心动过速的起源部位，减少无效放电；②三维展示靶点周围的毗邻解剖，例如上腔静脉开口位置、心外膜膈神经的走行部位（通过心内膜刺激）等，降低并发症风险；③直观显示消融效果，即改良成功后窦性起搏点的位置。下面以一例 Carto 系统指导下的不适当窦性心动过速窦房结改良术进行说明（图 20-2）。

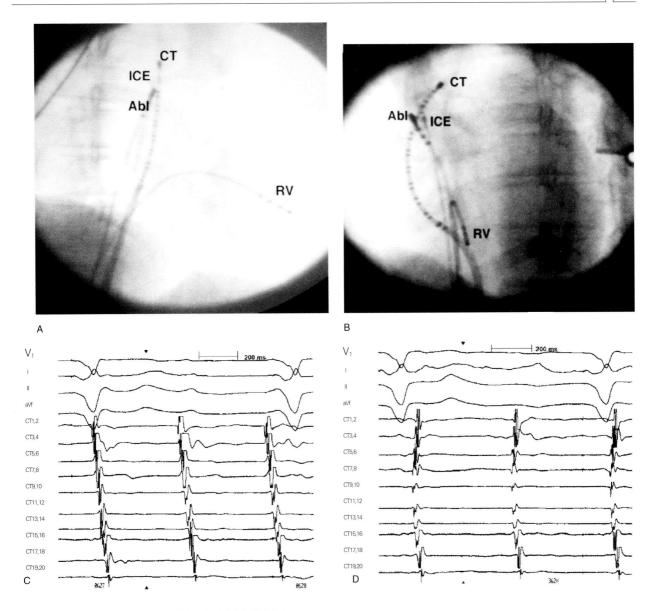

图 20-1 心腔内超声指导下的不适当窦性心动过速窦房结改良术

A、B.为导管放置的 X 线影像，A 为右前斜位，B 为左前斜位，显示在心腔内超声（ICE）的指引下放置的界嵴（CT）导管的位置，CT 导管的远端电极（CT1，2）位于上腔静脉与右心房的交界部位；C、D.为消融前后的心内记录。可见消融前心内最早激动点位于 CT 上段，消融后心内最早激动点下移至界嵴中段（CT9，10）。ABL 为消融导管，RV 为右室导管。（引自 Lee RJ, et al.Circulation, 1995, 92：2919-2928）

三、窦房结改良的并发症

射频消融改良窦房结的主要并发症包括：①消融损伤过度，导致术后出现严重窦性心动过缓或窦性停搏而需置入永久起搏器；②毗邻结构损伤，主要是右侧膈肌麻痹和上腔静脉狭窄。Callans 等报道 10 例不适当窦性心动过速共 13 次窦房结改良术。术前上腔静脉和右房连接部位的平均内径为（16.4±2.9）mm，术后该部位的平均内径降至（12.6±3.3）mm（降低 24%），其中开口直径降低 30% 的患者有 5 例。根据现有研究结果，在三维标测系统指导下进行不适当窦性心动过速的窦房结改良术的安全性要远远好于在普通 X 线透视及常规标测系统下进行的窦房结改良术。

四、窦房结改良术的临床评价

目前有关不适当窦性心动过速窦房结改良术的效果和安全性评价尚无大样本的临床报告。文献报道的

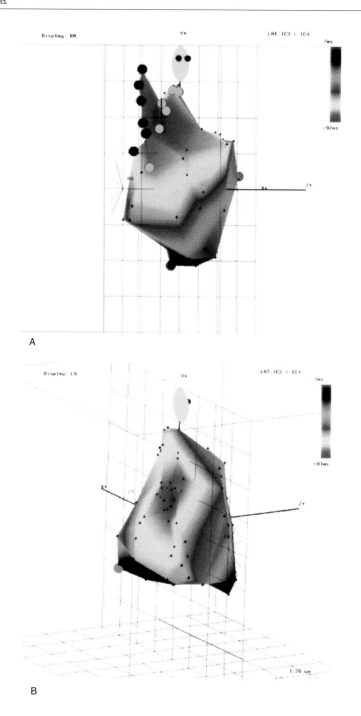

图 20-2　Carto 系统指导下的窦房结改良术

A. 为不适当窦性心动过速发作过程中重建出的右房三维构型（右前斜位）。图中深色部分为最早兴奋点，即不适当窦性心动过速的起源部位。黑色点标记为经心内膜电刺激确定的右侧膈神经走行部位，灰色点标记为界嵴的解剖部位。标记出这些部位后不但有利于指导消融，而且能够减少膈神经损伤等并发症的发生。B. 为消融后有关右房的三维电解剖标测，可见窦性心律的起源点（中心深色区）较消融前已经显著下移。（引自 Marrouche NF，J Am Coll Cardiol，2002，39：1046~1054）

远期成功率为 27%~66%。Man 等报告，连续 29 例不适当窦性心动过速患者，术中达到成功消融终点的有 22 例（76%）。平均随访（4.4±3）个月后 6 例患者（27%）复发。这 6 例复发患者中有 2 例接受了再次消融，1 例接受了第 3 次消融。平均随访（32±12）个月后，最终成功的患者共 19 例（69%）。2 例患者出现并发症。其中 1 例在术后第 4 天出现长达 4 秒的窦性停搏和近似晕厥，在置入双腔起搏器后无症状期维持了 10 个月，之后因不适当窦性心动过速复发而接受了房室交界区消融术；另 1 例在第 25 次放电后出现右侧膈肌麻痹，随访 41 个月后，右侧膈肌运动虽仍未恢复，但该患者一直无任何症状。除可在 X 线影像和心腔内超声指导下改良窦房结外，新近 Marrouche 等报告在 Carto 标测下对 39 例不适当窦性心动过速患者行窦房结改良的结果。消融前的平均心率为（99±14）次 /min，消融后降至（72±8）次 /min；平均随访 32±9 个月，无一例患者需置入永久起搏器，术后 21% 的患者复发，均通过再次消融成功治愈。

五、现阶段的适应证选择

综上所述，尽管现阶段不适当窦性心动过速的窦房结改良术较为安全，特别是在三维标测系统指导下相对有效，但仍需要严格掌握适应证。治疗的对象应严格限制在药物治疗无效且临床症状明显的患者。此外，鉴于现阶段有关不适当窦性心动过速的确诊在一定程度上还属于排他诊断，因此，对于部分高度疑似不适当窦性心动过速的患者在施行此术前更应格外慎重。例如，不适当窦性心动过速常合并直立位心动过速，此时确诊常有困难，而有报道对于这部分患者施行窦房结改良术虽可有效减慢心率，但却未能有效改善患者的临床症状。

（刘兴鹏　刘少稳）

第二十一章　心脏导管射频消融术并发症

一般而言，心脏射频消融是安全的。但是，该项技术对设备和医师都具有较高要求，而且消融适应证不断扩大，手术的复杂性增加，目前总体手术并发症发生率约 5%。工作仔细严谨和技术娴熟可减少并发症，及早诊断和治疗可减轻并发症。各种导管相关和消融相关的并发症包括穿刺部位出血、血肿或感染、心包穿孔、心包填塞、气胸、血胸、动静脉血栓或栓塞、肺栓塞或脑栓塞、血管损伤、神经损伤、麻醉意外、房室传导阻滞、冠状动脉痉挛、损伤或气体栓塞、瓣膜反流、迷走反射和各种心律失常等，严重者或抢救不及时会导致死亡。

第一节　急性心包填塞

心包腔是心包壁层与脏层之间的空隙，其内有少量润滑作用的淡黄色液体。心脏介入诊治时如果导致心脏壁或心包内的血管壁破裂，则引起心包积血。由于心包缺乏弹性，当急性积血量超过 150ml 时，则引起急性心包填塞，若延误诊治则有生命危险。心包填塞是射频手术最严重的并发症之一，发生率为 0.1% ~ 0.7%。

一、原　因

冠状静脉窦电极放置时操作不当穿破冠状静脉窦。右心房内用力推送导管，使导管进入右心耳后，头端固定，力量易传导至远端，过分用力再推送则会导致心房穿孔。左心房内操作导管时，导管经房间隔进入左心耳，头端固定，如果误以为进入肺静脉，继续推送导管可导致左心耳穿孔，该处房壁较薄，缺乏弹性，穿孔后不易闭合，即使心包穿刺引流也不易控制心包填塞。经主动脉逆行途径消融左侧旁道，在导管跨主动脉瓣时，因用力操作电极导管可经主动脉窦穿入心包。

左心室内操作导管可致心包填塞。消融电极以大弯跨过主动脉瓣后，在左心室内伸直时可能顶破左心室。经主动脉逆行法消融左侧旁路尤其是左前侧壁旁路时，消融电极钩挂在左心室前侧壁，用力推送或增加导管张力会导致左心室前侧壁穿孔。经主动脉逆行法消融左侧旁路时，导管跨二尖瓣口入左心房操作时，导管未能跨过二尖瓣口，相反顶到左心室下后壁，如果过度钩挂并且用力推送导管，会导致心室穿孔。消融电极钩挂二尖瓣环用力过猛导致瓣下穿孔。

房间隔穿刺时误穿右、左心房壁和冠状静脉窦，将导致穿孔的可能。房间隔穿刺不成功时，回撤并向上腔静脉方向推送穿刺针时易于穿破右心房。穿刺针进入左心房，但是鞘管通过房间隔困难，过分用力会因惯性作用，导致进针太深而穿破左心房壁。使用长鞘管时，由于有较强的支撑力，推力易传送至导管头端，如推送过深可穿破心脏。导管误经开放卵圆孔进入左心房，未及时识别，继续用力推送，导致心房穿孔。

消融过程中，温度过高发生焦痂，内膜与电极粘连时，过度用力回撤导管而导致心脏破裂，或温度过高组织内气化发生爆裂引起心脏破裂。

二、临床表现

症状：射频消融治疗过程中或治疗后，突然出现烦躁不安、呼吸困难、面色苍白、皮肤湿冷、意识淡漠、严重者意识丧失。

体征：呼吸急促、面色苍白、初始心率减慢或增快、血压降低、奇脉、心音遥远、颈静脉怒张、严重者呼吸心跳停止。

X线：透视下可见心影稍增大（或不增大）、搏动减弱或消失，心影内可见与心影隔开的随心跳搏动的半环状透亮带，距心影边缘1cm左右，分布于心尖部、前壁和下壁近心尖部。

心脏超声：心包积液、右心房和右心室舒张受限，心腔变小、下腔静脉扩张。

如连接有测压装置，可见左心房、右心房及静脉系统压力增高。少量积液时可能只表现为一过性类似迷走反射样症状，应及时超声检查明确，并动态观察。

三、诊　断

迅速做出诊断是抢救成功的关键。术前了解不同体位心脏的搏动情况，是每个术者应该养成的习惯，X线视窗不能过小，应包括整个心脏。心脏介入治疗过程中或治疗后出现的意识模糊、血压低、心率慢等首先应想到心包填塞。术中经常比较心脏搏动的变化，尤其是未按常规操作导管，导管到达心影之外或病人有不适表现时，应立即提高警惕，明确有无心脏穿孔，争取在症状出现之前发现心包填塞，为及早治疗争取时间。根据心脏压塞的症状、体征，X光透视（心影搏动消失和透亮带）以及排除迷走反射（静脉应用阿托品不缓解），可做出诊断。心脏超声是最可靠的诊断方法，症状严重并需紧急处理时不需超声确诊，当动脉收缩压维持在80～90mmHg以上，且神志清楚时可先行超声确诊。在实施这些操作过程中保持高度警惕，一旦出现应与患者做适当交流（非深镇静患者），并密切观察其反应、脉搏、血压、心率及心影的搏动情况，以免贻误诊断。

四、治　疗

（一）心包穿刺引流

X线和造影剂指示下实施心包穿刺引流，是快速、准确、有效地缓解心包填塞症状的紧急措施，一旦初步诊断心包填塞即可采用这种方法。多数病例引流后完全缓解并避免开胸手术。即使对少部分出血不止，必须外科手术的患者，心包穿刺引流术仍是首先应用的抢救措施，可基本保持血流动力学稳定至外科手术。

迅速做出正确诊断后，在X线或超声引导下紧急心包穿刺，抽取心包积液及放置多侧孔引流导管引流心包积液，是心包填塞安全、迅速和有效的治疗方法。患者平卧位或半坐位，用锁骨下静脉穿刺针连于10ml带有造影剂的注射器，经左肋膈角向病人左侧30°～45°、向下30°～45°的方向进针，X线透视，回抽出血性液体后推注造影剂，如造影剂沿心包分布，证实穿入心包，经穿刺针送入导丝至心包腔内，撤除穿刺针，沿导丝送入锁骨下静脉留置管或猪尾巴导管，引流至无血液抽出。多数患者一次引流便可完全缓解，引流管留置12～24小时，对于穿孔较大、穿孔部位不易闭合者，通过这种引流方法可保持患者血流动力学稳定，为开胸手术治疗提供机会。对于穿刺引流量大于350ml者，心包抽出血液可经静脉回输，有助于维持血压，回输最大量为800ml，但目前还没有循证医学证据。回输血量过大，可能导致肺栓塞或弥散性血管内凝血等并发症。

若出血量较大，同时快速而积极补液及输血是必不可少的支持治疗手段。术中应用肝素者，立即给予鱼精蛋白中和肝素，鱼精蛋白的剂量由肝素使用量决定。肝素使用后15分钟内，1mg鱼精蛋白能中和100U肝素。鱼精蛋白溶于生理盐水中静脉推注。如果肝素使用后长时间用鱼精蛋白，所需的量要相应减少，可根据ACT结果调整鱼精蛋白用量。

（二）开胸修补

外科开胸手术指征：经鱼精蛋白中和后，且已实施有效心包穿刺引流，一次性从心包抽出积血350ml后仍需继续抽出才能保证血流动力学稳定。经鱼精蛋白中和后，1小时引流量大于800ml，且血流动力学不稳定。经鱼精蛋白中和后，每小时引流量大于200ml，连续4小时，并无减少迹象，血流动力学不稳定。穿孔部位明确为心耳部，估计不能自行闭和者。排除引流管阻塞和位置不当，虽不能再引流出血液，但患者症状不能明显改善甚至加重，可能是因为穿孔较大，出血过快，心包的去纤作用来不及发挥作用，血液凝固所致。

五、预　防

心包填塞经积极处理预后一般相对较好，心包填塞导致死亡的主要原因是：未及时诊断，导致治疗延误。心室或心耳破裂或心脏不易闭合部位破裂，心包填塞速度快、症状重，并迅速出现呼吸心跳停止。未能进行有效的心包穿刺引流。

应充分了解冠状静脉窦的解剖，放置冠状窦导管操作要轻柔，遇到阻力时不能用力，应回撤导管并逆时针方向旋转，然后再推送，少数逆时针方向旋转无效则需要顺时针方向旋转；避免导管插入过深。清楚左心房解剖，尤其是心耳和肺静脉的毗邻关系，必要时应左心房和肺静脉造影，导管头端固定后，不要用力推送。经主动脉瓣逆行途径消融时，不要使用较硬的电极导管，应使导管打弯顺时针方向旋转进入左室，不能粗暴用力。消融电极以大弯跨过主动脉瓣后，在左心室先松弛导管张力，边回撤边顺时针方向旋转以到达预定位置，不允许在顺时针方向旋转时直接推送导管。当大弯消融导管总是钩挂左室壁时，更换小一号弯度的导管，避免导管头端固定时过度用力推送。房间隔穿刺不成功时，撤出穿刺针并通过导丝将房间隔穿刺鞘送至上腔静脉，然后重新穿刺。换穿刺点至真正卵圆窝，此处阻力小，但是少数情况下间隔较厚，各处阻力均较大，主要见于有风湿性心脏病患者。保证穿刺针与鞘管之间匹配好，鞘管通过房间隔时对导管要有足够的控制力，以免鞘管突然通过房间隔后大幅度快速前进，尤其要牢固穿刺针，明确扩张管进入左房，撤出穿刺针，可将长导丝送入左房，沿导丝同时推送扩张管和鞘管进入左心房，可避免左心房穿孔。推送导管一定要在 X 光透视下，避免盲目推送过深而穿破心脏。放电时，若发生焦痂粘连电极，应适当旋转导管解除粘连后方可回撤导管，使用温控消融电极可减少该并发症，避免能量过大、温度过高。冠状静脉窦口及窦内消融时应特别小心。

第二节　房室传导阻滞

完全性房室传导阻滞是射频消融治疗中的严重并发症，其发生率为 0.2% ~ 1.0%。在希氏束邻近消融时，易于发生，一旦发生完全性房室传导阻滞，多需安装永久性人工心脏起搏器。

一、原　因

消融部位接近希氏束，如中间隔旁道消融、房室节双径路消融、间隔室速消融和间隔房速消融。若原有束支阻滞，因消融或机械损伤导致另一束支阻滞，即发生完全性房室传导阻滞。对心脏解剖不够熟悉，消融治疗经验不足，消融导管不稳定，放电过程中移位。为追求完美如为追求双径现象消失，加大输出功率，增加放电时间和次数。放电过程中心电监护因干扰而不清晰。发现预兆没能及时停止放电。近年来，随着导管介入技术的发展，介入技术越来越成熟，发生率下降，但并非能够完全避免。

二、预　防

掌握心脏解剖，术中精确标测，对于可能导致房室传导阻滞的部位进行消融时应格外谨慎，手术组成员均应保持高度警惕，一旦出现危险信号如 P－R 延长、房室结前传或逆传阻止，应立即停止放电，并再次对危险性进行评估。房室传导阻滞最常见于房室结双径路消融。消融前调整好希氏束导管位置，保证记录到明确的 H 波。消融位点应远离希氏束区，采用后位法消融，从冠状窦口水平开始，并以低能量起始，逐渐提高消融能量或上移位置，一旦出现快速交界性心律、房室正传或逆传阻止，应立即停止放电。在房室结双径路患者，快径位于慢径位置约占 1%。Koch 三角过于水平，会导致希氏束与冠状窦口距离过近，宜采用低功率短时滴定消融。不强求所有病例慢径阻断，只要不能发作心动过速即为手术成功，不要长时间多部位消融。消融靠近希氏束的间隔旁道、间隔室速和间隔房速时，要明确消融靶点与希氏束的关系，在窦性心律下放电，杜绝心室起搏或室速时发电，一旦出现房室传导阻滞立即终止放电。若在Ⅲ度房室传导阻滞发生后 3 秒内终止放电，一般都有恢复可能，一般需观察 3 天至 1 周，前 3 天可给地塞米松 10mg，每天 1 次。不能恢复者，应考虑安置起搏器治疗。

第三节　肺 栓 塞

肺栓塞是射频消融治疗中严重并发症之一，栓子多为下肢深静脉血栓，大的栓塞很快导致呼吸、心跳停止而丧失抢救机会，因此主要在于预防。

一、原　因

术中鞘管肝素冲洗不及时，管内血凝块形成，冲入静脉。股动脉和股静脉穿刺部位加压过重、包扎过久。术后卧床时间过长，原有下肢静脉曲张，老年和高凝状态等因素均能够促使下肢静脉血栓形成并导致肺栓塞。肺动脉栓塞主要发生在解除卧位开始活动时。

二、诊　断

症状上表现为呼吸困难，胸痛，晕厥，烦躁，咯血，咳嗽，心悸；体征表现为呼吸急促，心动过速，血压下降，发绀，颈静脉充盈，肺内细湿啰音。辅助检查：示动脉血气分析呈显著的低氧血症，心电图表现为肺型 P 波，电轴右偏，$S_IQ_{III}T_{III}$ 型；胸片表现为楔形阴影，肺不张或肺纹理变细、稀疏、消失，肺动脉段膨隆，右心室扩大。扇扫示右心系统扩大，肺动脉高压，D_2 聚体升高 >500μg/L，肺通气灌注扫描和肺动脉螺旋 CT 有助于诊断。

三、预　防

术中如穿刺股动脉，应用肝素 5000～10000U；穿刺股静脉者，应用肝素 5000U。手术时间较长时应追加肝素，并适当补液。尽可能缩短卧床时间，及早活动，仅穿刺股静脉者下肢限制活动 4 小时，穿刺股动脉者 8 小时。对于下肢静脉血栓可能性大的患者，如老年、下肢静脉曲张和糖尿病等患者血管包扎 2 小时后应用肝素。预防应用低分子肝素 24 小时或补液 2000～2500ml/12h 内。

四、治　疗

肺栓塞患者无明显血流动力学障碍时，给予低分子肝素治疗；对于有血流动力学障碍的肺栓塞患者，可参照肺栓塞治疗指南给予治疗或 2000～2500。

第四节　迷走反射

迷走反射是射频消融治疗过程中最常见的并发症之一，可发生于消融手术过程中及术后。疼痛、情绪紧张、血容量不足等因素作用于皮层中枢和下丘脑，使胆碱能神经的张力突然增加，导致内脏及肌肉的小血管强烈反射性扩张，引起血压下降，心率迅速减慢等。

手术时间过长，空腹时间过长，精神高度紧张，消融过程中引起疼痛。导管撤出时速度过快，刺激心脏和血管壁。拔除留置鞘管按压止血过程中，颈部压迫过重或时间太长，其他部位弹力绷带包扎过紧。

可发生消融治疗过程中和消融后，表现为血压低、心率慢、恶心、呕吐、大汗甚至意识模糊，但需首先除外心包填塞，方可诊断。

术前使用安定，减轻患者紧张情绪。尽可能缩短手术时间，如手术时间过长应注意补充生理盐水。术中避免引起疼痛。如已引起疼痛应减少消融功率、温度及时间，必要时使用吗啡。穿刺或拔管时手法要轻柔。迷走反射一旦发生，可静脉推注阿托品和 / 或多巴胺，补液，以升高心率、血压。必要时经静脉鞘管快速补液。

第五节　气　胸

最常见于锁骨下静脉穿刺。少量气胸，肺萎陷在 30% 以下者，多无明显症状；大量气胸，病人出现胸闷、胸痛和气促症状，气管向健侧移位，患侧胸部叩诊呈鼓音，听诊呼吸音减弱或消失，透视下可见不同程度肺萎陷，胸膜腔积气。少量气胸可自行吸收，大量气胸需胸膜腔穿刺抽气，必要时留置引流管。经过及时正确处理，气胸一般不会导致死亡。但是，对于肺功能本来就有严重障碍者，若发生大量气胸未及时识别，也会导致死亡。若一侧锁骨下静脉穿刺引起气胸，则推荐采用右颈内静脉穿刺，放置冠状窦导管。不宜同次在对侧锁骨下静脉穿刺，以免出现双侧气胸导致死亡。

第六节　血管并发症

一、假性动脉瘤和动静脉瘘

假性动脉瘤的形成是由于血管壁穿刺部位的损伤不能闭合，血液进入血管周围组织形成局部血肿，血肿周壁机化形成瘤腔，收缩期动脉血经过动脉与瘤腔之间的通道流入瘤腔内，舒张期血流回流到动脉。假性动脉瘤形成与穿刺部位过低误穿股浅动脉、术中使用大口径导管、拔除鞘管后按压方法不得当、术后制动不佳等所致，一般发生在术后 24～48 小时。若患者自觉穿刺部位疼痛，在穿刺部位有搏动性包块，搏动感可传到包块边缘，并可闻及收缩期血管杂音，应考虑假性动脉瘤形成。Doppler 超声检查可以明确诊断。假性动脉瘤绝大多数能自然愈合，对于较大的假性动脉瘤，可在超声介导下局部压迫封堵血管通道，治疗成功率可达 80%，亦有报道瘤体内注入凝血酶治疗。一般不需外科手术，随访 6 周后再决定是否需外科手术。

动静脉瘘的形成与穿刺有关，多因穿刺位置过低，穿刺静脉时先刺入小动脉分支所致动静脉相通，在穿刺部位可闻及双期血管杂音，或可触及震颤，Doppler 超声检查可以明确诊断。大样本观察很多动静脉瘘 1 年后可自然闭合，处理方法以局部加压包扎为首选。

二、冠状动脉损伤

若消融导管误入左冠状动脉主干，致左冠状动脉主干损伤，尤其是在冠状动脉内误放电，则可导致患者死亡。跨主动脉瓣操作时，电极进入左冠状动脉主干，对正常左主干一般不会造成损伤，但是当合并左主干病变时，会导致损伤甚至闭塞。误在左冠状动脉左主干内消融，部分左室流出道室速消融部位在主动脉窦内冠状动脉左主干开口旁，可误在左主干内记录到"理想"靶点图并误放电。行右侧旁路消融或右心房峡部消融时，如过度消融可引起右冠状动脉和回旋支动脉痉挛、损伤，甚至引起闭塞导致急性心肌梗死。

如果行右侧旁路消融或右心房峡部消融时，心电监护发现 II、III、aVF 导联 ST 段抬高，患者诉胸痛，立即终止放电，如终止放电后，仍有胸疼，需行冠状动脉造影；部分左室流出道室速消融时，选择合适靶点后，为避免消融时损伤左主干，同时行冠状动脉造影确定左主干开口位置，并保留冠脉造影导管以防消融导管跳入冠脉，消融部位与冠脉开口不应小于 5mm。

三、大动脉血栓与栓塞

动脉损伤或栓塞导致肢体出现缺血性合并症的发生率低于 0.05%，发生原因是操作过程中导丝或导管使粥样硬化斑块物质从主动脉壁剥脱，随血流流到脑动脉、肾动脉、肠动脉或下肢动脉。肾动脉栓塞多表现腰痛，血尿。肢体动脉栓塞表现为肢体疼痛、苍白、脉搏消失、感觉异常和瘫痪。术后应常规检查肢体脉搏搏动情况，如脉搏消失，若无局部压迫过重，应迅速加强抗凝治疗和观察，神经功能丧失是立即行外科手术的一个明确指征，采用栓子摘除术或血管重建术效果更好。

四、锁骨下动脉损伤

穿刺锁骨下静脉时会误穿锁骨下动脉，如果没送入鞘管，拔除穿刺针，按压穿刺部位少时即可，如已经送入鞘管，可保留钢丝，小心慢慢撤除鞘管，密切观察患者生命体征，注意血压、心率，判断有无大出血，如血压下降，立即重新置入鞘管，需行外科手术治疗或用封堵器治疗。

（金元哲　曹　江）

第二十二章 心脏三维标测系统

第一节 三维磁场定位系统 (Carto)

Carto 标测系统是三维电解剖标测系统的一种。通过带有磁性的导管在心脏中不断位移，根据其位置相对于固定磁场的空间位置变化，重构心脏的三维立体解剖图。通过电极导管在心脏或心脏表面的逐点位移，感知心脏的电流变化，在解剖图上插绘电位变化图，激动顺序标测图，完成三维电解剖标测。其优点是直观性强，减少 X 线的照射剂量。不足之处仍需逐点完成标测，只适合标测激动顺序稳定的心脏节律，不适合标测激动顺序多变的心脏节律。此外，完成 Carto 标测需要特制的磁性电极导管，不能应用普遍电极导管。Carto 标测为虚拟心脏图像，用于指导射频消融，如同在心脏影子上放电一样，精度有限。

一、系统组成 (图 22-1)

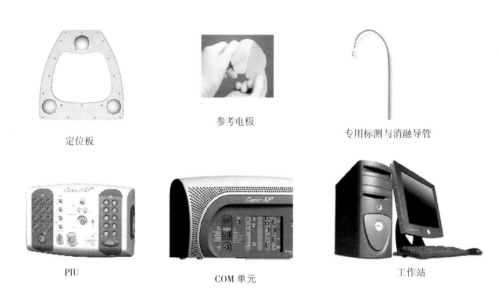

定位板

参考电极

专用标测与消融导管

PIU

COM 单元

工作站

图 22-1 Carto 系统组件

(一) 定位板 (体外低磁场发生器)

置于检查床下的定位板由三个体外低磁场发生器构成。三个磁场发生器排列成正三角形，每个磁头产生约 0.05Gs 的磁场。通过计算机可以对定位板上方的磁场进行分区编码以及空间定位。

(二) 参考定位电极 (Ref-Star with QwikPatch)

参考电极顶端带有磁场感应器，放置于患者背部第七胸椎左侧正位心脏投影对应部位，可提供三维空间参考零点，补偿患者的移动误差。

(三) 消融标测 / 定位导管 (Navistar™ Cathter)

该导管的外形与结构与普通射频导管相似，顶端置有三个微小的位置磁感应器。当导管进入定位板的磁场时，由传感器接收到的磁场信号和电极接收到的局部心电信号通过导管尾端的连线传入 Carto 磁 / 电处理器进行处理。在整个操作过程中采集心电信号、电压及磁场定位信号，标测并指导消融，其标测消融采用同一导管。

（四）人机界面单元（Patient Interface Unit）

连接标测消融导管、Carto定位导管、多导电生理记录仪、射频消融仪和Carto处理器，使各个系统有效地共同工作。

（五）Carto处理器（CARTO™ XP Unit）

是Carto系统的核心，内置磁场和心电放大处理器。标测消融导管记录到的磁场、心电信号传入Carto处理器后，经过放大，并加以数字化后传入计算机工作站作进一步处理。

（六）计算机工作站（PC Work Station）

经处理器初步处理后的原始数据，将由具有强大计算功能的小型计算机工作站处理，显示出心腔的三维解剖图像、电激动传导顺序、电压分布范围以及消融导管的位置。同时还可以像常规电生理系统一样显示局部心电信号的形态、振幅和周期。

二、工作原理

Carto系统通过类似于全球定位系统的原理来确定心腔内每一点在空间的位置。多部位取点后通过计算机重建心房几何构形，在此基础上，该系统可以实时显示消融导管在心腔的空间位置及其移动方向、判断消融线的连续性和完整性，误差小于1mm。

Carto系统的磁场是由三个排列成正三角形的置于体外的三个定位板所发出。当大头导管进入心脏后，放置在大头导管顶端的磁场感应器将接收到磁场信号振幅、频率及周期的变化（图22-2），再将这些参数

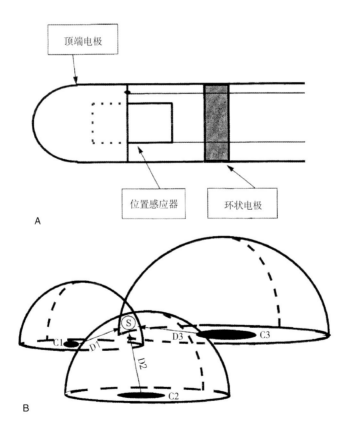

图22-2 Carto系统原理图

A. 为定位/消融导管，由头端电极（TIP ELECTRODE）、环状电极（RING ELECTRODE）和镶嵌于导管内的定位感知器（LOCATION SENSOR）组成，用于定位、标测及消融。B. 为定位处理。由放置于导管床下面可产生磁场的3个线圈（C1、C2、C3）和贴于患者背部的感知器（S）构成，线圈产生磁场的强度与距离呈函数关系，感知器(S)可测量磁场强度，从而可确定距每个线圈的距离（D1、D2、D3），用于判断患者术中位置和消融导管位置。

传入到磁电处理器内，将导管顶端在磁场内的三维位置（X、Y、Z）以及导管顶端所指的方向、导管顶端弯曲的前后径由计算机工作站处理后显示出来。由于心脏在不停地跳动，通过时间记录到的心电信号触发，可以记录到某一特点的心动周期。在具体操作时，当导管和室壁的接触良好、心动周期稳定时，可以自动或手动将此点的电磁定位和局部心电信号的变化记录下来。

导管同时记录到整个心动周期局部的电位变化（图 22-3）。局部激动电位（LAT）是 Carto 系统标测时的重要参数。一般系统本身自动将局部单极电图的最早激动波作为局部电激动的初始，但也可由操纵者任意确定或标测后重新确定。LAT 决定标测点除极的时间顺序，对标测后重建心腔内电激动传导方向，速度和顺序起决定作用。

当记录到两点后，计算机自动将其连成一条线，记录到三点则构成一平面。当标测到一定数量的位点后，即形成三维图像（图 22-4），以不同的颜色来表示除极的早晚。以红色表示除极最早的地方，以蓝色表示除极较晚的区域（图 22-5）其他颜色和激动时间完全是相对的，它取决于窗口的设定。一般在一个心腔记录到 30~50 个点就可满意地获得心腔解剖图像以及电激动传导的路径，费时 10~30 分钟，视操作者的熟练程度和所标测心腔的难易程度而定。一般标测点越多，取得的图像越精确，但费时也越多。所以，一般只需对整个心腔进行粗略标测，而对感兴趣的地方进行精细的标测。具体某一点的标测见图 22-6。

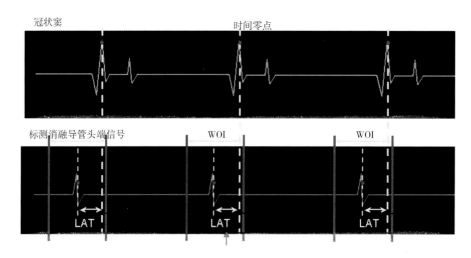

图 22-3　时间标记点（时间零点）
LAT：相对局部激动时间。

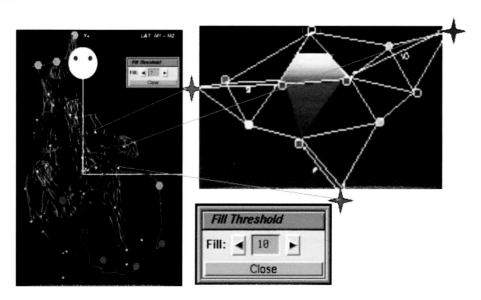

图 22-4　通过取点重建心腔的三维图像

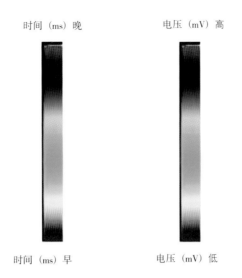

图 22-5　解剖结构图上颜色的意义

颜色的意义可以人为设定。激动时间图：红到紫表示激动时间的前后；电压图：利用颜色的明暗表示心电信号振幅的大小。

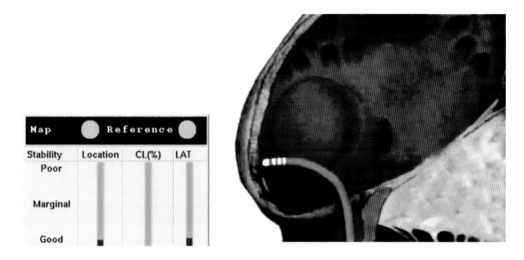

图 22-6　如何获得一点

Location：位置稳定性；CL：心动周期稳定性；LAT：局部激动时间稳定性。

三、系统功能

Carto 操作系统为最新的 WINDOWS NT 操作系统，此系统稳定，可同时多窗口同时记录显示操作，有右键快捷功能，操作简单方便。可三维重建心腔的结构并能标测和记忆心脏的电学活动，可显示 16 导联心内电生理图及 12 导体表心电图，有病案管理系统。立体显示特殊的解剖结构及位置，如冠状窦、上下腔静脉、二尖瓣及三尖瓣、各肺静脉等。并可做解剖标记，如希氏束、双电位、靶点、起搏点。动态显示激动传导的方向、速度及路径，电压标测可显示正常心肌、缺血心肌和瘢痕区。Carto XP 可完成如下三维图形：

（一）电解剖图

三维构建心脏的解剖结构并可对特殊结构作解剖标记。此图提供心内膜的解剖结构（图 22-7）。电解剖图可为电激动图也可为等色图或其他图。它是其他图的基础。

（二）电激动图

利用不同颜色，显示不同心脏部位的电激动顺序，确定激动的局灶和折返环的环路（图 22-8）。

（三）电压图

根据心腔内不同部位的电压大小，三维显示瘢痕区域、低电压区域和正常心肌组织（图 22-9）。

（四）网眼图

用以检查标测点的数目和分布，可以减少假腔，获得更接近真实心腔解剖的心电解剖图（图 22-10）。

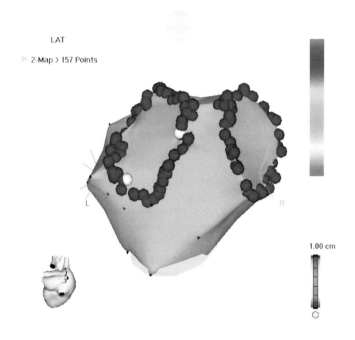

图 22-7　左心房电解剖图
左心房后前位电解剖图，最下方浅灰色区为二尖瓣口。黑点或白点为消融径线的标记。

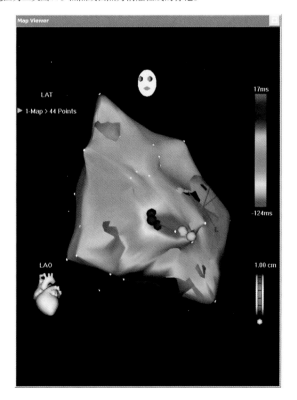

图 22-8　电激动图
此图在解剖结构图的基础上，其表面颜色的深浅程度代表不同的激动时间。

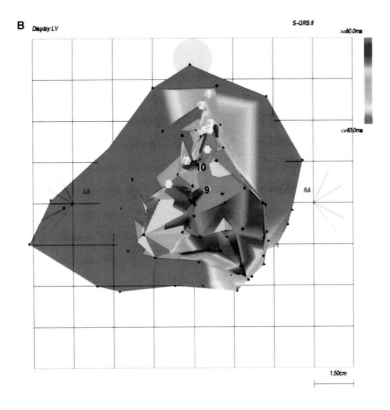

图 22-9　电压图

根据心腔内不同部位的电压大小，三维显示瘢痕区域、低电压区域和正常心肌组织。在解剖图上用颜色的深浅程度代表不同部位电压的数值。

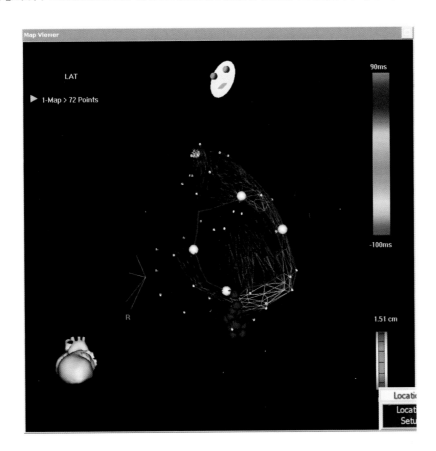

图 22-10　网眼图

用以检查标测点的实际数目，以求获取更趋完美、更趋实际的心电解剖图。

（五）Carto 融合技术（Carto Merge）

Carto Merge 是将 Carto 心脏三维电解剖图与多排螺旋 CT 或 MRI 增强扫描所获得的心腔血管的三维解剖图融合起来，以真实地反映患者心腔大血管解剖形态和相互位置关系的新型技术。

术前病人进行多排螺旋 CT 或 MRI 心脏增强扫描，在心电门控技术下，获得心房舒张期（永久性房颤患者则获得心室收缩期）心脏各腔室及进出心脏大血管的图像原始计算机数据，将数据输入 Carto Merge 系统，进行心脏各腔室和大血管的三维重建，获得包括上腔静脉、右心房、右心室、肺动脉、肺静脉、左心房、左心室和主动脉等心脏各解剖结构的三维图形。手术过程中心脏三维图形与患者心脏解剖结构的融合一般由两步来完成。第一步是用 NaviStar 导管确定具有解剖标记作用的数个位点，如肺静脉与心房的交界处，或左右肺动脉的分叉处等。所选择的标记点应该在 X 线影像上较容易确定，并可在心脏三维图形上准确识别出这些标记点的相应位置，然后应用这些标记点使术前所获得的心脏三维图形与患者的心脏解剖结构进行初步融合；第二步是应用 NaviStar 导管在目标心腔的不同壁各采取数十个点，如左心房的前后和上下壁各取一些点，应用这些点对心脏三维图形和患者的心脏解剖结构进行进一步的精确融合（图 22-11）。

图形融合完成后即可在心脏三维图形上设计消融部位或消融线，在该三维融合图形的指导下进行消融。不同患者的肺静脉形态及相互位置关系变化多样，利用心脏三维融合图进行消融，避免手术过程中想当然地进行圆形或近似圆形的线性消融，可以根据每名患者的肺静脉实际特点设计和实施不同形状的线性环肺静脉消融。另外，在环肺静脉线性消融中，利用融合的心脏三维图形可以实时地了解消融导管远端与心房壁的贴靠情况，从心脏外和心腔内（应用 Carto Merge 的内镜技术）观察导管远端的位置，有助于随时发现消融导管是否移位，是否滑入肺静脉内、心耳内或偏向心房侧，有外科直视手术一样的效果，避免重复和无效消融放电，有利于保证消融损伤的透壁和连续性。

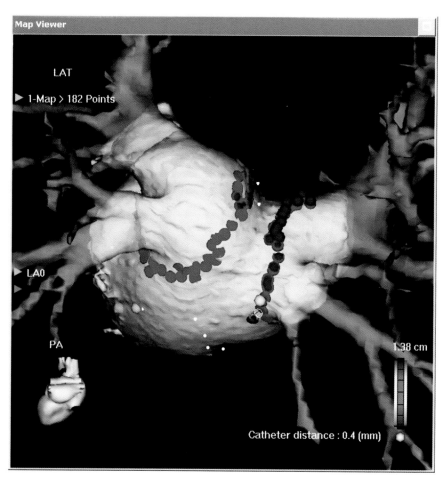

图 22-11　Carto 融合技术下的左房重建

四、标测过程

(一) 设置参考电图 (reference electrogram)

即参考导联的心电信号。参考电图是整个导管标测过程的基点标志。基点的时间用来确立标测导管在某点的相对激动时间，并保证在每个心动周期的同样时间段取样。所有在三维图像上电生理时间信息是相对基点的数值，基点为零。例如，标测窦性心律时旁道的心室插入点，体表心电图某一导联选为参考电图。基点为最大斜率 dv / dt 处，这样所有通过标测导管在不同解剖位置的局部激动时间信息都是相对体表导联的基点。因此整个标测过程中，心脏节律必须规则、稳定，参考导联的基点对每一取样点保持一致。

在选择参考电图、基点和取样点上有很大的灵活性。任何体表某一导联或心内双极或单极导联均可以作为参考电图。基点可为最大值或最小值或最大、最小斜率处。取样允许选择和去除整个心动周期或个别心内电图的某一部分。需特别注意的是：尽管在不同心脏节律如窦性、心律失常或起搏时均可标测作图，但不允许在作某一图中有不同的节律。只允许在一种心脏节律下取样作图，以保证标测的心脏激动顺序与解剖结构相一致。

(二) 放置解剖参考 (anatomical reference)

标测导管一旦进入心脏，其相对病人身下固定磁场的位置即被确定。因此，当导管从某一位置向另一位置移动时，Carto 系统跟踪这种移动。然而，存在几种移动伪差。如果病人在术中手术台上移动（几乎所有病人或多或少都有移动），心脏的真正位置相对固定磁场就会发生移动，将显示出心内导管移动。这种移动伪差可应用解剖参考来克服。该参考电极导管与标测导管一样，顶端带线圈感受器，固定在心内或体表某一位置，当病人移动时，解剖参考上的感受器随着病人一起移动。因而 Carto 系统总在计算标测导管与解剖参考电极的相对位置变化，基本消除这种移动伪差。解剖参考可选择在心内或体表。心内解剖参考可校正病人移动和呼吸时心脏相对位置移动的影响，另外可作为起搏和记录腔内电图之用。但一旦发生移位，需要重新标测。固定在体表的解剖参考不会移动，可校正病人移动，但仅能部分校正呼吸移动。一般应用体表解剖参考，电极固定在病人背后第七胸椎稍偏左侧处。

(三) 确定兴趣窗口 (window of interest)

兴趣窗口为取样的时间区间。在此区间内确定标测导联的局部激动时间。相关窗口的时间区间不应超过标测过程中某一特定心脏节律的周长，否则会产生一个相关窗口内标测导联出现两次激动的情况。相关窗口的边界应根据所标测心律相对参考电图的预期激动时间设定，一般相关窗口选择比心动过速周期低 5 ~ 10ms。

(四) 三维心腔重建

选定参考电图、放置解剖参考电极及确立相关窗口后，标测导管在 X 线指导下进入所标心腔内。通常在透视下首先在心腔的边界取样 3 ~ 6 个点，然后在非透视下移动标测导管，当其与心内膜接触稳定时取样接受该点。取点可以有序，也可以任意；可人工，也可自动进行。标测导管的稳定性直接影响取点及成图的质量。其稳定性有三方面标准：①位置稳定性，为两次连续心跳间导管移动距离，以毫米计。②心动周期稳定性，为最后 1 次心动周期与平均心动周期的差值。③局部激动时间稳定性，为连续两次心跳的局部激动时间差值。根据取样心内膜诸点获得的位置和心内电图，实时重建心腔的三维解剖，每取样获得一个新点，该图被实时更新。其实时重建的图形为取心内膜各点所组成的多面体。心内膜邻近三点呈三角形，为多面体的一个面。局部激动时间根据早晚分别以红、黄、绿及紫色代表叠加着色在三角形上。三角填充阈为可以着色的邻近点间最长距离。当邻近点间距离超过此预设阈值，点间连接为框架线，无颜色显示，直至取样增加插入点使邻近点间距离在预设阈值以下。一般设定值为 25 ~ 30mm。填充阈值越小，需取点越多。三角填充阈值的设定和取点的数目取决于心律失常类型和所标位置。如心房扑动消融时需在三尖瓣环与下腔静脉间峡部高密度取点。

(五) 心律失常机制分析

即根据电解剖图分析心律失常产生的基质及发生机制。Carto 系统将心内电生理信息与空间解剖结构结合起来，有助于了解不同心律失常机制及起源的特殊心内结构。若为局灶性，如局部微折返或自律性增高机制，将表现为激动时间的全范围小于心动过速周长；同时可标测到心动过速的起源和传导径路。如果为大折返激动，则激动时间范围将等于心动过速周长，且最早和最晚激动点在空间位置上很接近；同时可发现折返激动的环路、缓慢传导区、关键峡部。明确心律失常机制后，综合电生理和解剖标测，制定消融的策略与部位。

（六）导航消融

消融过程无须在X线下完成，导管可在系统导航下到达拟定的消融部位。消融放电可在窦性节律下完成，也可在心动过速时完成，最后诱发心动过速观察消融成功与否。

五、临床应用

（一）典型心房扑动

应用Carto可以大大地缩短房扑消融的手术时间，特别是X线照射时间。与标测其他心律失常不同的是，消融房扑只需在下腔静脉、三尖瓣环峡部标测8～10个点即可，加上对希氏束和冠状窦口定位，标测时间仅需数分钟（图22-12）。由于可以三维显示消融线径与希氏束及冠状静脉窦口的关系，应用Carto可以明显降低房室传导阻滞的并发症，减少放电次数。此外，Carto还可以二维和三维的形式显示激动波传导的走向，使确定峡部的双向阻滞更加明确，从而提高成功率，大大降低复发率。

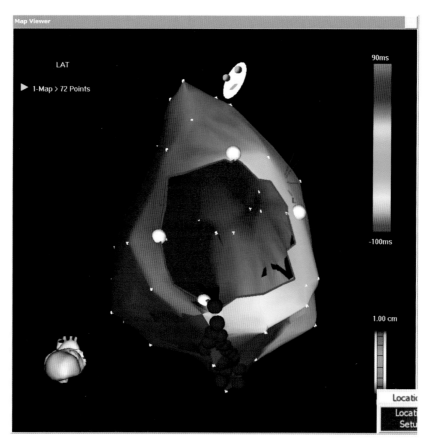

图22-12 典型心房扑动

左前斜位右房三维重建电激动图，红色部分激动最早，紫色部分激动最晚，为逆时针方向房扑。

（二）局灶性房速

Carto系统使导管消融局灶性房速变得非常简单有效。利用Carto系统的定位和位移排除定点功能，可以非常迅速地找到局灶性房速的激动传出点（图22-13）。

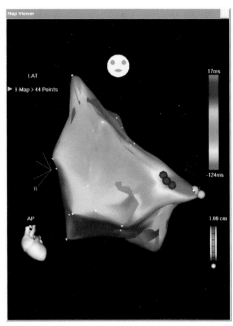

图 22-13 局灶性房速

（三）先心病手术后切口性房速或房扑（图 22-14）

先心病术后切口处形成一个传导阻滞带，其两端若不与生理性传导阻滞区如房室环或腔静脉口相连，则可以形成房速或房扑的折返基础。应用 Carto 系统可以三维形式清楚地显示心动过速与瘢痕组织及其周边组织的关系，直观地显示关键峡部、缓慢传导区及其出口。

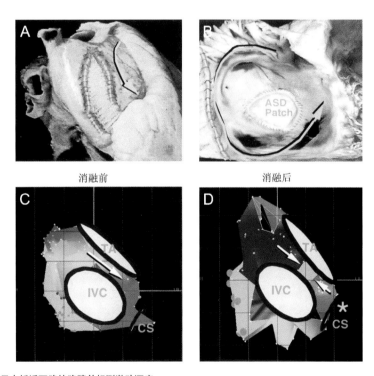

消融前　　　　　消融后

图 22-14 应用 Carto 系统显示大折返环路的路障并标测激动顺序

A.病人右心房手术切口的解剖示意图。该患者曾行房间隔修补术，经右房入路，图示手术切口及右房的瘢痕区域；B.右房心腔内解剖示意图。示房间隔缺损及手术补片区。该区域对心房激动顺序影响不大；C.切口折返性心动过速中重构的三维电解剖图。心房的手术切口使激动顺序在右心房中逆时针方向折返，其激动顺序与典型房扑类似。在右房底部留有相对狭窄的峡部区域（图中箭头所示）；D.右房底部成功消融后的三维电解剖图 Carto 显示冠状静脉窦（CS）起搏峡部完全阻滞。（引自 Lesh MD：Catheter ablation of atrial flutter and tachycardia.In Zips DP and Jalife J. edition：Cardiac electrophysiology:from cell to bedside.Philadelphia，WB Saunders 2000，1009-1027）

（四）心房颤动

目前针对心房颤动的消融策略是肺静脉前庭环形消融，在破坏房颤基质的基础上同时达到肺静脉电学隔离的终点。该方法必须借助于三维标测系统才能完成（图 22-15）。

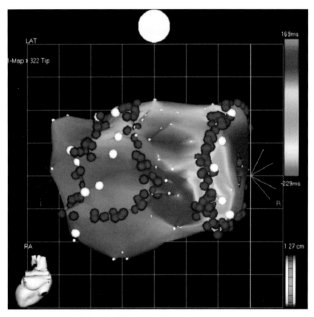

图 22-15　心房颤动肺静脉前庭环形消融术

（五）缺血性心脏病室性心动过速

冠心病室性心动过速绝大多数与心肌梗死后瘢痕组织有关。瘢痕组织内存活心肌的延迟电活动及缓慢传导是构成心动过速的电学基础。应用 Carto 系统标测，以三维形式显示了冠心病室速的"8"字折返环和电兴奋在心室内的传导。在共同通道上放电可成功地终止室速。Carto 系统的电压标测较为可靠，可清楚地显示瘢痕区、病变区及健康区。在瘢痕区内或其周边寻找碎裂电位并结合起搏标测，也可以发现心动过速在瘢痕内的关键径路及其出口，以此指导消融也可成功根治心动过速。此过程在窦律下即可完成，特别适合于血流动力学不能耐受的冠心病室速（图 22-16）。

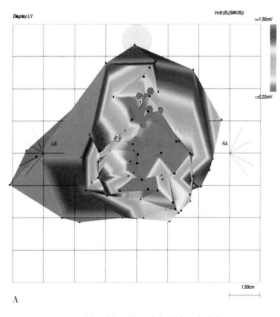
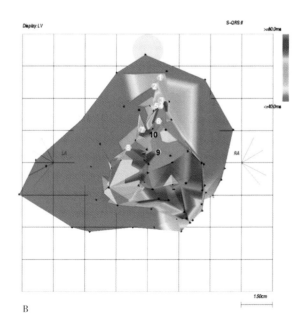

图 22-16　Carto 系统标测缺血性心脏病室性心动过速

第二节　三维非接触标测系统（Ensite 3000）

对于复杂性、非持续性或血流动力学不稳定性的心律失常的标测消融，常规标测技术显得力不从心。有限几个常规标测接触式电极显然难以全面准确地反映三维心腔的激动情况。心内非接触式标测技术EnSite 3000可展示标测心脏的全心腔激动，直观显示心动过速的起源、传导径路、折返激动的环路、缓慢传导区域、关键峡部，因此可帮助分析疑难心律失常的机制，制定相应的消融策略，达到根治心律失常的目的。其窦性节律下的动态基质标测可分析心律失常发生的电学基质，而这些电学基质是常规检测手段和标测方法无法发现的。EnSite 3000的另一突出优势表现在仅根据一个心搏或一个心动周期即可进行分析，其导航消融也可在窦性节律下完成，特别适用于心动过速不能持续或心动过速发作时血流动力学不稳定的患者。Ensite 3000的Navx功能，可实时显示消融大头电极的空间位置，并可定位记忆消融靶点。

由于Ensite 3000通过导管电极阵远场电位逆运算求近场电位，故准确性有限。Ensite 3000虽有助于理解复杂心律失常的电生理机制及运行过程，但其三维构成为虚拟的心内膜结构，在其指导消融治疗时，如同在心脏的"影子"上消融，故准确性有一定限制。

一、系统组成

（一）人机界面单元

将MEA采集到的信号与同时采集的心电信号一起经滤波、放大并数字化处理后输入到计算机工作站中。

（二）非接触球囊电极导管（图22-17）

非接触导管技术是Ensite 3000的核心。导管直径9F，顶端呈猪尾状。紧靠猪尾端有一球囊，球囊容积约8ml，球囊表面为64个电极的电极网即多极矩阵（MEA），球囊充盈后可使电极网以恰当的形状排列在心腔内，球囊支撑电极网以保证电极位置的相对稳定。电极网由64根直径为0.076mm（0.003in）的涂绝缘层不锈钢丝编织而成，运用激光刻蚀而成64个均匀分布的电极长度为0.635mm（0.025in），电极网和球囊既可张开，也可收起，导管近端有操纵杆，用于控制球囊张开与回收。球囊收拢后导管直径为9F，可采用9F动脉鞘经皮穿刺导入。导管中心为空腔，用于通过0.813mm（0.032in）导丝，以使导管到位，并通过此腔，保持肝素盐水的冲洗，在电极网的上方与下方各有一个环状电极 E_1 与 E_2，用于与消融导管形成回路。在导管中部距离球囊16cm处，有一环状电极作为网状电极的参考电极。总共67个导管头端电极与尾部插头上的插针一一对应，系统对于心内膜电信号的检测与消融导管的导航均由此导管同步完成。

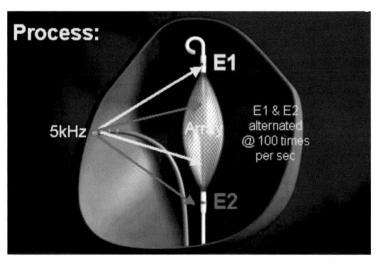

图22-17　非接触球囊电极导管

图中网状部分即球囊，由64个电极组成。球囊上下方各有一环状电极E1和E2

（三）接线盒与系统参考电极板

用于连接球囊电极、各标测导管、参考电极以及体表心电图电极，将各类信号传送到人机界面单元。装有普通导管 32 极的输入插口及 12 导体表心电图。系统参考电极板常贴于患者腹部，作为系统的无关电极。

（四）系统工作站

人机界面单元送来的信号，经过系统工作站的高速计算，显示出心脏内的三维解剖图像、电激动传导顺序、电压分布范围及消融标测导管位置，同时可虚拟显示腔内 3000 多个位点的心内电图，显示局部心电的形态及振幅。

（五）Navx 体表电极

Ensite Navx 标测技术不使用心腔内球囊式多电极矩阵，而采用胸壁多电极矩阵，主要功能是提供心腔解剖构型和消融电极的导航。为 EnSite Navx 新系统的专用电极，为三对电极板沿 X、Y、Z 三根轴线放置，其作用类似于球囊电极两端的电极圈，主要用来构建三维几何构型和系统导航，不能处理任何心电信号。

（六）滤波器

Ensite 3000 的滤波器范围由 0.5~32Hz 的高通逐级可调，而常规电生理为固定 30Hz 高通频率。宽大的滤波范围使系统对信号的再现与分析更加全面，对于缓慢变化的电位及不同频率变化的电传导更具意义。

二、工作原理

（一）非接触式多电极矩阵（MEA）

心内膜除极过程是心内膜电位由正转负的过程。Ensite 系统将心腔壁分为 3360 个点。不难理解，每一个点随时都在发生电位变化。3360 个点的空间电位变化可构成一个变化的电场，电场在心腔血液介质中呈均匀分布。球囊导管上 64 个电极可以探测心腔内 64 个不同位置的电位。根据 Laplace 方程（s2V=0），空间电场与电场内某点的电势存在逆运算关系，因此，通过有限元方法，可以将电极记录到的电位，通过逆运算可得出心内膜上原始电信号发出位点的电位。

MEA 表面电极探查到的电活动是由球囊所在心腔的心内膜电场产生的。其感知到的电势带入 LaPlace 方程（s2V=0）计算来获得心内电活动图。虽然所有位于球囊表面的电极都受影响，但距离脉冲起点最近的球囊电极受到的影响最大。在每一个球囊电极和每一个心内膜发射电脉冲的位点之间，随着距离增大影响程度逐渐减小。MEA 表面的电场强度依赖于 MEA 多极矩阵的几何形状及其与心内膜的空间关系。而球囊在被制造时，其表面电极矩阵的几何形状就被确定了。此时，利用建立在 LaPlace 方程运算基础上的边界元素法（BEM），根据多极矩阵表面的电势强度，计算出心内膜各位点的模拟电图。然而，心腔内的噪声干扰也产生一定的电势，这可导致重建心内膜电图时产生较大的错误。系统自身可通过"规整技术"来克服这一缺陷。而特殊的心内结构如乳头肌等，对模拟电图的影响相当小。

非接触导管放置心腔内后，将与系统相连接的消融导管或其他导管放入该心腔，其上的电极发射出 5kHz 的射频信号，与 E1、E2 形成交变回路。当消融导管处于不同位置时，则与 E1、E2 之间的交变电场的角度就会发生变化，电极网上的 64 个电极探测到的 5.68kHz 的信号就会随之变化。通过非接触导管随时可以检测到消融导管的空间位置。而消融导管在心内膜壁移动时，可记录下每一个位置，以每秒钟 100 次的速度采集位置信息，并在一些关键部位注上适当的标识。随着导管在心腔内的滑动，通过对各关键解剖部位采点，建立起心腔立体结构。此采集的位置以球囊为中心，以远点覆盖近点，在距体表心电图 R 波一定时段的舒张期进行，故得到的是舒张晚期最大心内膜几何构型。这一过程在每次手术时只需在手术开始时完成一次，时间一般为 5~15 分钟，当然在手术过程中对一些复杂结构或感兴趣区域可以随时详细构建。在标测过程中可随时显示任一导管的位置，并为其导航。

（二）Ensite Navx

将三对能发出 5.kHz 低压电场的电极片，分别贴于前胸—后壁、左腋下—右腋下和颈部—大腿内侧，构成 X、Y、Z 轴三维空间电场，用以感知标测和消融导管在心腔内的三维空间位置。参考电极可设置于体表、冠状静脉窦、主动脉等部位，用以确定标测和消融导管的相对空间位置。采用 Ensite Navx 构建心房几何图像，在 X 线影像和心腔内电图指引下，电极导管沿心内膜拖动时，系统便建立心腔内运动轨迹并产生心内膜几何构型。在心内膜构建过程中，系统自动储存每一方位最远的心内膜接触点，并自动按相应程序平滑地构建图像，由此产生标测心腔的高分辨几何构型。系统采集样点在舒张期完成，舒张期根据体表心电图确定，因此 Ensite Navx 通常得到的是舒张晚期的心内膜几何构型。

三、系统功能

（一）三维等电势图的重建

将非接触式多电极矩阵（MEA）获得信号，转换成心内膜局部电位信号，再将其电位信号以不同颜色标识，给出彩色的等电势图。每秒钟 1200 次的采样率，可高分辨地实时显示心腔等电势图。心内非接触式标测技术（Ensite3000），通过非接触式多电极矩阵（MEA），可实时再现心内膜上电激动的变化过程，显示出最早激动点、激动传导过程、扩散过程以及复极过程及三维立体彩色图。

（二）三维等时序图

通过非接触式多电极矩阵（MEA），将心内膜上 3360 点的电位变化时间，与任意一参考时间作比较，将其先后顺序（即提前或落后的毫秒数）用不同的颜色标识，即可得到等时序图。

（三）虚拟电图

从 3360 点中选择出一些感兴趣点，用单极或双极波形图的方式显示出来。单极电图为心内膜上标测位点的电位波形，参考电极为导管中部的环状电极。单极电图较为真实全面地显示电变化的过程，对于判断低电位兴奋起源点，缓慢传导区，兴奋传导过程有重要意义。双极电图代表两点之间电位差的波形图，与常规双极导管记录的双极电图一致。

（四）导航与三维心腔立体结构的重建

通过非接触球囊导管及放置在同一心腔内的其他导管（消融导管），可重建心腔三维立体结构，并可通过非接触导管，随时检测消融导管的空间位置，实施导航功能。

（五）Ensite Navx 构建三维心腔

采用 Ensite Navx 构建三维心腔，不再需要放置非接触球囊导管，在 X 线影像和心腔内电图指引下，电极导管沿心内膜拖动时，系统便建立心腔内运动轨迹并产生心内膜几何构型。

四、标测过程

非接触球囊导管在标测心腔展开后，先用可控导管采取解剖标志比较明确的样点，如希氏束、冠状静脉窦口、腔静脉入口、大动脉根部、房室瓣环和心尖部等，然后再沿各方位详细采集并标识重要的解剖标志，完成标测心腔的三维几何构型。构型建立完毕后，记录窦性节律以便基质标测，然后诱发心动过速行激动标测。任一心内激动被系统存储后，系统便自动计算出几何构型上 3360 个等电势点，在模型上显示等电势图和各位点的虚拟电图，由此分析各激动的起源、传导径路、折返激动的整个环路和关键峡部。心律失常分析完毕后，制定相应的消融策略，然后系统导航消融导管至拟定的消融点进行消融，最后再次诱发心动过速验证消融成功与否。在整个标测过程中，MEA 必须相对固定，同时给患者肝素化，保持 ACT（Activated Clotting Time）水平在左心系统为 250～300 秒，右心系统为 200～250 秒。

五、临床应用

（一）室性心动过速

可用于各种室速，仅感知一个心动周期，即可标测出最早激动点、缓慢传导路径，扩布的出口（图22-18）。通过导管的导航功能，进行消融治疗。对于冠心病室速，Ensite 3000 首先在窦性心律下进行瘢痕标测，找出低电位区或缓慢传导区，再与心动过速时的除极过程进行比较，找到异常激动发生与传导的规律，以确定消融方案。通常采取多点消融、线性消融与大面积隔离性消融相结合的方案，方能达到满意效果。

右室流出道室性心动过速。右室流出道室性心动过速是局灶性心动过速，非接触标测可很快寻找到心动过速的起源和传导方向。在心动过速的起源处，单极虚拟电图呈"QS"型。少数起源于心肌内的心动过速在单极电图的起始部可有较小的"r"波。在心动过速的起源处，进行局灶消融，或在心肌激动的爆发点上方，进行线性消融，均可消除心动过速。

左室特发性室性心动过速。常规电生理标测消融左室特发性室速时，以最早浦氏电位为标测目标，而有些微小的浦氏电活动在双极记录中不易被发现。非接触标测可发现这些很早激动的微小电活动，此处放电可终止心动过速。于最早激动和心肌爆发激动之间线性消融，可成功根除心动过速。于窦律下标测左后分支，于心肌激动上方1cm处横向线性消融，也可成功消融心动过速。

缺血性心脏病室性心动过速。这一类心动过速的标测与Carto相似，首先标测低电压区（瘢痕组织区域），然后标测心动过速，观察其折返激动的环路、缓慢传导区及其出口。最后导航消融导管至瘢痕组织内的激动通道或瘢痕组织周边的传导出口进行消融，对此类心动过速的消融成功率可达70%左右。

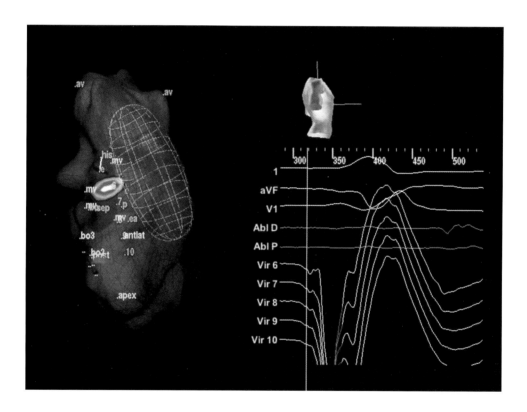

图22-18 左室特发性室速
在左室立体结构等电势图内，白色部分为特发性室速最早激动点。

（二）房性心动过速

房速多为局灶性，非接触标测可快速追踪到心动过速的起源，同时结合局部虚拟单极电图的形态，标测结果更具准确性。一般局灶性心动过速的心腔激动时间不超过整个心动周期的1/3。经系统导航到局部消融可成功根治心动过速。依据等电势图可以很方便地找到最早激动点（图22-19）。对于术后瘢痕性或其他器质性心脏病房速，先进行瘢痕标测，再进行消融。

大折返性房性心动过速的心腔激动时间占整个心动周期。非接触标测可直观显示整个折返环路、关键峡部、缓慢传导区及其出口。其窦性节律下的动态基质标测可发现低电压区（或瘢痕区），在标测心动过速后可发现该区域与心动过速折返环路的关系。标测后在心动过速的关键峡部或缓慢传导区的出口处行线性消融可成功阻断心动过速。

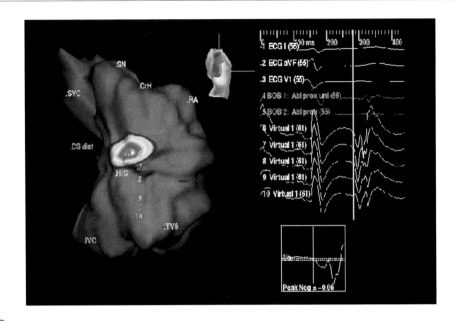

图 22-19　右房房速

本图显示右房立体结构右侧位，在终末嵴中上部可见房速最早激动点。

（三）心房扑动

Ensite 3000 可以清楚地展示右房内经峡部的大折返环以及峡部缓慢传导的情况。常规在三尖瓣环 6 点位置到下腔静脉。Ensite 3000 可清楚地显示消融点的位置，从而可以确保消融线的连续性（图 22-20）。不典型房扑多为右房终末嵴的裂隙或瘢痕组织造成，也包括左房房扑。通过 Ensite 3000 多可找出维持房扑形成环路的关键峡部或缓慢传导区。如线性消融后仍未出现峡部双向阻滞或心房扑动仍持续存在，EnSite 3000 可在原消融线径上标测出传导的 "缺口"，以便有的放矢地 "补点" 消融，实现峡部双向阻滞。

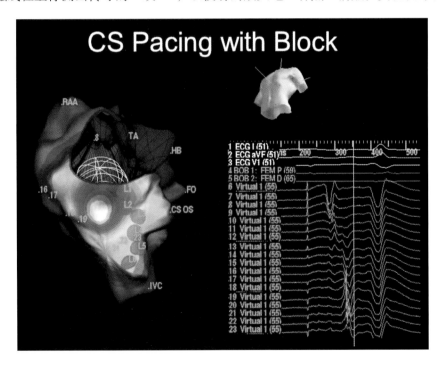

图 22-20　心房扑动

右心房立体结构左前斜足位，清楚地显示峡部消融点的连续性。

（四）心房颤动

利用 EnSiteNavx 系统的体表电极构建左心房的三维几何构型。可使用任何普通电极导管（普通消融大头导管、环状电极或冠状窦电极），系统能实时显示心腔内导管的位置及导管移动。在构建左心房时，首先将导管分别放入各个肺静脉开口，并拖动至左心房，通过观察导管运动、记录肺静脉电位并结合肺静脉造影，确定并标记肺静脉开口位置。然后在左心房内拖动导管，系统会自动将导管的运动轨迹与系统自动设定的中点呈柱状三维构建。在每一方位，系统自动识别距中心最远的导管位置构建左心房。应当尽可能地拖动导管至心房的不同位置，如后壁、侧壁、顶部和前壁。在采样完成之后，根据左心房形状，适当修正左心房构型。在得到满意的左心房几何构型之后，在肺静脉开口位置，预设环肺静脉消融线。

首先通过心腔内电图确定局灶行房颤源位于左房还是右房，再采用 Ensite 3000 等电势图寻找最早激动点（图 22-21）进行消融。对于肺静脉驱动机制的房颤，Ensite 3000 有助于快速了解最早激动点的起源肺静脉 Ensite 3000 可清楚地显示肺静脉－左房传导路径，直接显示消融位点，可保证消融线的完整无隙（图 22-22）。

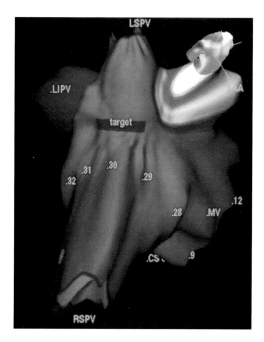

图 22-21 心房颤动
左心房立体结构右前斜头位，等电势图显示房早最早激动点来源于左心耳（LAA）。

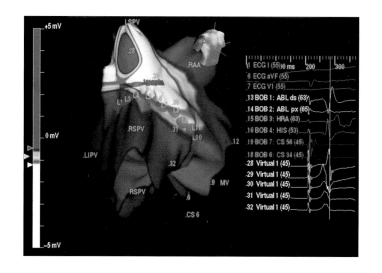

图 22-22 心房颤动
左心房立体结构右前斜位，右上肺静脉（RSPV）口环状消融后，心房起搏时电激动不再进入右上肺静脉。

（赵 学 姚 焰）

第二十三章　肺静脉前庭放射状线性消融治疗阵发性房颤

　　肺静脉及肺静脉前庭是房颤触发和维持的重要基质。大规模数据分析揭示，目前主流的肺静脉电隔离术成功率和复发率均不够理想，阵发性房颤如此，持续性房颤更是如此。房颤消融从局灶策略发展到环肺静脉策略可谓突飞猛进，然而，随着肺静脉电隔离术的成熟，房颤消融却停滞在平台期，难于突破瓶颈。值得重视的原因之一是房颤消融策略缺乏理念上的突破，肺静脉电隔离只是应用了堵的理念，而疏的理念尚待发展。

　　据报道，大多数阵发性房颤甚至持续性房颤患者在经不完全电隔离的环左房肺静脉线性消融后，能长期维持窦性心律。目前，碎裂电位（CFAEs）被认为是房颤复发的重要原因，并被视为房颤消融的潜在位点。同时，心房内的大量折返也被认为是房颤得以发生和持续的基础。而碎裂电位及大量折返的存在均需要以紊乱并易于激动的心房组织作为基质。目前认为，外科迷宫手术的机制即是在心房的重要部位形成切口以减少这些易激动的心房基质，从而治疗房颤。

　　肺静脉前庭放射状线性（PAR）消融，通过对心房基质的有序疏理，破坏房颤形成的可能机制，从而阻止房颤的发生和持续。

第一节　一般操作

　　手术前停用所有抗心律失常药物至少5个半衰期。术前3天应用肝素进行抗凝。术中予芬太尼及咪唑安定止痛及镇静。6F多极电生理导管通过左侧锁骨下静脉置入冠状窦（CS）。通过右侧股静脉进行房间隔穿刺及消融。使用8F穿刺针进行1次房间隔穿刺，应用肝素抗凝。分别于左前斜45°及右前斜45°进行肺静脉造影，明确各肺静脉口位置，接着使用CARTO系统进行左心房的三维重构。

　　在消融后，需进行标准的心房起搏程序，以检测房颤的可诱发性。即从冠状窦远端及左心耳位置发放burst刺激以能够1∶1夺获心房的最小周期被作为起搏频率。以2倍阈值、脉宽2ms，持续10s的burst电刺激进行房颤诱发。总共进行10次burst刺激诱发房颤，其中5次自冠状窦发放，5次自左心耳发放。定义超过30s的不规则的快速房性心律失常为房颤。

　　射频能量的设置：最高温度43℃，功率25～35W，冷盐水流速17ml/min。局部双电位减小90%或者小于0.05mV被认为是点消融有效的标志。对于有证据显示出现房扑（AFL）的患者，将进一步行三尖瓣峡部消融，以双向电阻滞作为消融终点。

第二节　PAR消融方法

　　PAR消融方法是一种基于左房形态学设计的消融线（图23-1）。取肺静脉前庭存在局部双电位（肺静脉电位及左房电位）处或房颤时的CAAEs位点作为消融靶点。所有的放射状线性消融线起自肺静脉口，终于肺静脉—左房交界处（即肺静脉电位消失处）。消融线在图中被分别标示为line 1、line 2、line 3。将肺静脉口视为钟面，在左上肺静脉（LSPV），line 1始于2点钟方向（LSPV开口前上壁），沿左心耳上缘至心房前上壁；line 2起自12点钟方向，朝向心房上壁；line 3起自9点钟方向，朝向心房后壁。在左下肺静脉，line 1起自3点钟方向，沿左心耳下缘，朝向心房前壁；line 2起自6点钟方向，朝向心房下壁；line 3起自9点钟方向，朝向心房后壁。在右上肺静脉（RSPV），line 1起自9点钟方向，朝向心房前壁；line 2起自12点钟方向，朝向心房上壁；line 3起自3点钟方向，朝向心房后壁。在右下肺静脉，line 1起自9点钟方向，朝向心房前壁；line 2起自6点钟方向，朝向心房下壁；line 3起自3点钟方向朝向心房后壁。沿着消融线前后移动消融导管并检查局部电位，重复2次，以确保

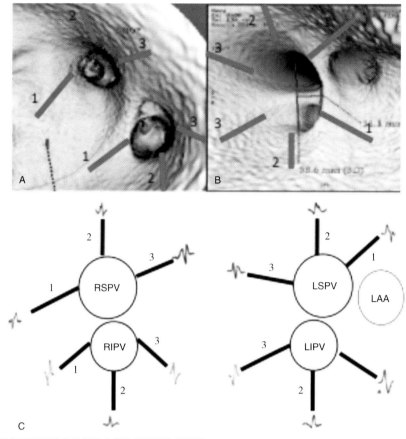

图23-1 基于解剖及电位标测所设计的肺静脉前庭放射状线性消融线
A、C 右上及右下肺静脉所组成的右侧肺静脉前庭
B、D 左下及左下肺静脉所组成的左侧肺静脉前庭
A、B 解剖学指导下的消融线设计。图中黑线表示消融线位置。消融线起自肺静脉口，终于PV-LA交界处。
C、D 肺静脉前庭电标测指导下的消融线设计概念图。消融位点为双电位（肺静脉电位+左房电位）或CFAE电位处。消融线起自肺静脉口，终于仅可见左房电位处。图中黑线表示消融线位置。每个肺静脉的3条消融线标记为1、2、3。

消融线的完整。在必要情况下，利用电刺激检查消融线上起搏夺获的特征以确认消融线的完整性。

该术式的终点为完成所有的预设消融线、房颤转复为窦性心律并且在上述的burst电刺激下无法被诱发房颤。如果在完成所有消融线后，房颤仍持续存在，每个肺静脉的1条或者2条消融线将向着肺静脉远端延长小于5mm的长度，或者在每个肺静脉口增加1条消融线。在消融前后，可使用消融导管标测记录肺静脉电位。

第三节　临床应用

目前，一项注册多中心随机对照研究采用与电隔离相对照的方法，对PAR消融的安全性及有效性进行了检验。

该研究将84名阵发性房颤患者进行随机化分组，PAR消融组（42例）的患者接受肺静脉前庭放射状线性消融（PAR），电隔离组（44例）患者接受环肺静脉消融。所有患者随访至少12个月。手术结束后，口服华法林抗凝，使INR维持在2~3，并且服用抗心律失常药物3个月。随后如果情况允许，继续口服美托洛尔治疗。当两组患者首次房颤复发后，重新开始服用抗心律失常药物（仅当心律平无效时，才使用胺碘酮），直至随访结束。在3个月空白期后，每3个月进行一次为期3天的检查以评估病情，每次随访均要求进行心电图检查。在每次随访结束时，随访医生还需要就患者病情进行全面评估。定期行动态心电图检查随访，同时，指导患者每天检查并记录自己的心率及心律（1周至少5天），每次3min，并告知房颤复发时可能出现的症状（心悸、呼吸短促、胸部不适、疲劳、眩晕等）。

在术前及术后6个月，患者窦性心律时进行左房CT血管造影检查。在CT各个肺静脉口层面半自动测量各肺静脉外侧缘距离作为各肺静脉口最大直径。术前及随访结束时，患者窦性心律时进行心脏彩超，在心尖观、2腔观及4腔观通过改良Simpson's法测量EF值。在胸骨旁长轴观进行左房内径测量。

心律监测均采用盲法，由2名未参加本研究的体检医师进行。将3个月空白期至随访结束时，通过心电图或检查设备记录到的持续至少30s以上的房颤（包括房扑及房性快速心律失常）定义为房颤复发。

定义主要不良事件为：心脏填塞、明显的肺静脉狭窄（肺静脉直径减少50%以上）、食管损伤、大出血（需输血）、需经心包穿刺的心包积液、膈神经麻痹、卒中及急性冠脉综合征。

主要终点事件为在空白期过后维持窦性心律的患者比率。次要终点为房颤复发、术后并发症及不良反应，左房内径及左心室EF变化。

该研究中所有病人在手术前均能诱发出房颤。PAR消融组中，所有病人的预设消融线均顺利完成且房颤均无法被再次诱发。其中38名患者采用每个肺静脉3条消融线方式消融，4名患者在左上及右上肺静脉采用了4条消融线的方式；另有3名患者因局部监测到CAFEs电位，将1条或者2条消融线向肺静脉口延长了小于5mm的长度，这3名患者的房颤最后均被终止，且未能再次诱发。有一名病人进行了左心耳消融以消除异位触发电位。另外，有2名患者进行三尖瓣峡部至腔静脉线性消融，并证实为双向阻滞。典型的消融CARTO影像如图23-2所示。PAR消融后，所有肺静脉均未被隔离，且能监测到肺静脉电位。在对照组，所有44名患者均完成肺静脉电隔离，2名患者加做左房顶部消融线，3名患者加做二尖瓣峡部消融线，1名患者加做了腔静脉—三尖瓣峡部消融线。未采用burst刺激检验电隔离的手术有效性。两组手术后即时有效率均达到100%。

两组患者的平均手术时间分别为：PAR消融组（161±21）min，电隔离组199±39min（P＜0.01）。平均曝光时间分别为：PAR消融组（25±5）min，电隔离组（32±9）min（P＜0.001）。随访期间，PAR消

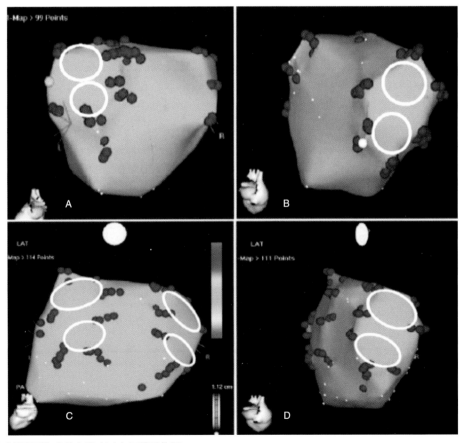

图23-2 CARTO系统不同角度的左房（LA）三维重构图
肺静脉口（PV）以白色圆圈表示，黑点则表示消融线。
上排：每个肺静脉3条放射状消融线的病例。A 左侧肺静脉前庭消融图像；B 右侧肺静脉前庭消融图像。
下排：左上及右上肺静脉4条消融线，左下及右下肺静脉3条消融线的病例。C 双侧肺静脉前庭消融图像；D 右侧肺静脉消融图像。

融组有2例（5%）患者接受了2次手术。其中1名患者接受了肺静脉电隔离消融，另一名接受了左心耳局部消融，在2次手术中，均未发现肺静脉电隔离表现。在电隔离组，有4名（9%）患者接受了再次手术，均在手术中发现肺静脉电位再联接。

两组患者的随访中位时间为14（15～12）个月。在首次手术后的第14个月，PAR消融组有31/42名（74%）患者在未服用抗心律失常药物的情况下仍维持窦性心律，相较于肺静脉电隔离组的22/44名（50%）患者有显著差异（P=0.0249）。同样在首次术后第14个月，加上服用抗心律失常药物仍维持窦性心律的患者人数在内，PAR消融组为36/42名（86%），与电隔离组的26/44名（59%）存在显著差异（P=0.006）。在PAR消融组，有6名（14%）患者在术后且服用抗心律失常药物的情况下仍出现房颤复发，包括3例房颤，2例房扑及1例房速。而在电隔离组，共有18例（41%），包括16例房颤，1例房扑及1例房速。COX多因素回归分析显示，仅消融策略是房颤复发的独立相关因素（hazard ratio，0.31；95% confidence interval，0.12～0.78；P=0.013）

相比于电隔离组，PAR消融组患者的左房内径在术后明显减小。亚组分析显示，左房内径减小主要发生在房颤未复发的病人，而PAR组较电隔离组更为显著。

整个研究中未观察到包括心脏填塞、显著肺静脉狭窄（＞50%狭窄）、膈神经麻痹、手术相关的TIA及卒中或者心房食道瘘等不良事件。在术后2天内，发现2/86例（2%）无菌性心包积液，每组各1例，但均无需行心包穿刺。另外在消融过程中部分患者出现短暂的窦性心动过缓，PAR消融组7例，电隔离组4例，均无需行心脏起搏治疗。

第四节　讨论

这是首个关于全新的PAR消融的前瞻性多中心随机对照研究报告，该研究表明该术式是一种简单、安全并且有效的阵发性房颤消融策略。研究提示肺静脉前庭基质的有序改良对于消除房颤发生和维持十分重要。当然，大量随机出现的微折返，自主神经，Marshall韧带，CFAE区域，甚至潜在的心律失常位点——促发灶均被认为是房颤发生、维持的可能机制。所有这些重要机制均可以被PAR消融所阻断。

就阵发性房颤术后窦性心律的维持时间及左房结构改善方面，PAR消融较肺静脉电隔离更为有效。14个月的随访显示，阵发性房颤患者经PAR消融且不服用抗心律失常药物的情况下，成功率可达74%。COX多因素回归分析显示，消融策略是房颤复发的唯一独立相关因素。Wilber等近期报道，至9个月随访终点，阵发性房颤肺静脉电隔离成功率仅为66%；2年的随访显示，单次肺静脉前庭电隔离的成功率仅为57%（病例大多数为阵发性房颤）。这些研究结果显示，PAR消融疗效至少并不差于肺静脉电隔离。有趣的是，我们还观察到PAR消融能减小左房内径。这些数据与先前的报道一致，并且支持窦性心律的维持是减小左房内径的关键因素。另外，接受新的消融术式的患者未出现明显的并发症，这提示，该术式至少同肺静脉电隔离一样安全。

PAR消融是一种与肺静脉电隔离完全不同的房颤消融策略。放射状线性消融的目的是使肺静脉前庭基质得到序改良，环肺静脉消融的目的则是利用在前庭制造电流阻碍将异位触发位点隔离开来。另一种改良基质的消融策略将目标定为CFAEs电位，但是该技术因缺乏解剖学定位可能导致遍及整个前庭的大量且过度的消融。而PAR消融采用统一的消融方式，使得该术式能轻易地缩短手术时间及曝光时间。另外，自左房到肺静脉的电位联系能有效的限制在PAR消融任意2条相邻消融线之间的区域，所以肺静脉不被电隔离。因此，LASSO导管在该术式中可能并不需要，并且室间隔穿刺只需进行一次就足够了。

PAR消融的主要消融目标是双电位。在房颤过程中，肺静脉口内的CFAE电位被认为是房颤发生的病灶。我们观察到，如果沿着消融线能记录到CFAE电位，朝向肺静脉口＜5mm的延长消融有时能终止房颤，这与之前观察到的结果是相符的，这提示在肺静脉口可能需要更多的电消融。据报道，由于消融线漏点的存在，不完整的消融线也经常导致心律失常，消融线漏点可采用起搏夺获来检验识别。由于本研究中的消融线长度较短，检查消融线的完整性不费多少时间。

目前的研究尚无法完全解释PAR消融的有效机制。然而，该策略可喜的临床疗效可能与多种因素有关。房颤发生及维持的基质目前被定位于肺静脉前庭。通常情况下，12条放射状消融线能有效覆盖双侧肺静脉前庭区域。由于肺静脉前庭被纵向的放射状消融线分隔成许多小的区域，电流难以再形成环路，由此，便阻断了局部环状电流的形成。由于肺静脉前庭的完整结构被分割，多重随机衍生波无法形成，即如同外科迷宫术所产生的效果。肺静脉前庭甚至肺静脉口沿线上的局部紊乱电位将被消除。另外，4个主要的左房自主神经节（GP）以及神经轴在消融过程中均可能成为消融目标，尤其是左上肺静脉附近的左上 GP，左下肺静脉附近的左下 GP，右上肺静脉附近的右前 GP，右下肺静脉附近的右下 GP。Marshall 韧带可能会被左下肺静脉 line 1 和 line 2 消融线及左上肺静脉 line1 消融线阻断。GP位置与CFAE电位区域一致，这也是放射状线性消融的主要目标。另外 GP 消融，可能导致肺静脉的去神经化。

该研究主要目的是评估 PAR 消融在阵发性房颤治疗中的安全性和有效性，所以仍需要对该疗法在持续性及慢性房颤中的价值进行进一步研究。另外，随访时间相对较短，不过这些病人的更长期的随访仍在进行中。PAR 消融目前局限在肺静脉前庭进行，目前仍不清楚在其他区域进行时（如右房、冠状窦），是否仍能成为一种有效的房颤消融策略。

该方法较肺静脉电隔离所需手术时间更短，曝光时间更少。它只需要一次房间隔穿刺，并且能节省不必要的 LASSO 导管。结果显示 PAR 消融是一种很有潜力的、有效的、值得进一步研究的阵发性房颤消融策略。

参考文献

[1] 2012 HRS/EHRA/ECAS Expert Consensus Statement on Catheter and Surgical Ablation of Atrial Fibrillation：Recommendations for Patient Selection，Procedural Techniques，Patient Management and Follow-up，Definitions，Endpoints，and Research Trial Design[J]. Europace，2012，14：528-606.

[2] Xue Zhao，Jiayou Zhang，Jianqiang Hu et al. Pulmonary Antrum Radial-Linear Ablation for Paroxysmal Atrial Fibrillation[J]. Circ Arrhythm Electrophysiol，2013 Apr 1；6（2）：310-317.

（赵 学）

向您推荐我社部分优秀图书

冠状动脉造影与临床（第3版）　　　　　　98.00元

冠状动脉腔内成形术　　　　　　　　　　98.00元

心内科进修医师教程　　　　　　　　　　45.00元

心电图口袋书（第2版）　　　　　　　　25.00元

心电图临床实习图谱（第3版）　　　　　48.00元

心电图读图技巧与误区　　　　　　　　　60.00元

心脏外科手术图谱　　　　　　　　　　　68.00元

高血压与脑卒中　　　　　　　　　　　　88.00元

临床心脏听诊（赠光盘）　　　　　　　　22.00元

局部解剖学彩色图谱（第2版）　　　　　70.00元

解剖学与组织胚胎学图谱　　　　　　　　49.00元

人体解剖学彩色图谱（第2版）　　　　　75.00元